高等卫生职业教育创新实验(训)教材

作业治疗技术学习与实训指导

主　编　严　巍

副主编　李婉莹　孙　启

编　委　(以姓氏笔画排序)

　　　　马璐瑶　郑州澍青医学高等专科学校
　　　　司雷婕　郑州澍青医学高等专科学校
　　　　孙　启　郑州大学附属郑州中心医院
　　　　严　巍　郑州澍青医学高等专科学校
　　　　李婉莹　郑州澍青医学高等专科学校
　　　　赵宿睿　郑州澍青医学高等专科学校

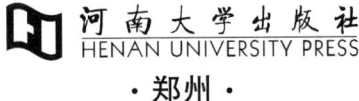

·郑州·

图书在版编目(CIP)数据

作业治疗技术学习与实训指导/严巍主编.——郑州：河南大学出版社,2022.9
ISBN 978-7-5649-5345-4

Ⅰ.①作… Ⅱ.①严… Ⅲ.①康复医学-高等职业教育-教学参考资料 Ⅳ.①R49

中国版本图书馆 CIP 数据核字(2022)第 185173 号

策划编辑	阮林要
责任编辑	聂会佳
责任校对	林方丽
封面设计	史林英

出版发行　河南大学出版社
　　　　　地址:郑州市郑东新区商务外环中华大厦 2401 号　　邮编:450046
　　　　　电话:0371-86059750(高等教育与职业教育分公司)
　　　　　　　　0371-86059701(营销部)
　　　　　网址:hupress.henu.edu.cn
排　版　郑州宁昌印务有限公司
印　刷　郑州市运通印刷有限公司
版　次　2022 年 9 月第 1 版　　　　　　　　　　印　次　2022 年 9 月第 1 次印刷
开　本　787 mm×1092 mm　1/16　　　　　　　　印　张　17.75
字　数　389 千字　　　　　　　　　　　　　　　定　价　63.00 元

本书如有印装质量问题,请与本社联系调换。

编审委员会名单

主 任 委 员　王左生　孟宪锋　徐玉芳
副主任委员　王　晨　潘守政　江开春　贺　生
委　　　员　王丙申　侯小丽　任　文　李福琴
　　　　　　　张佩琛　严　巍　王宪龄　高洪君
　　　　　　　李　省　廖仲夏　齐　蕊

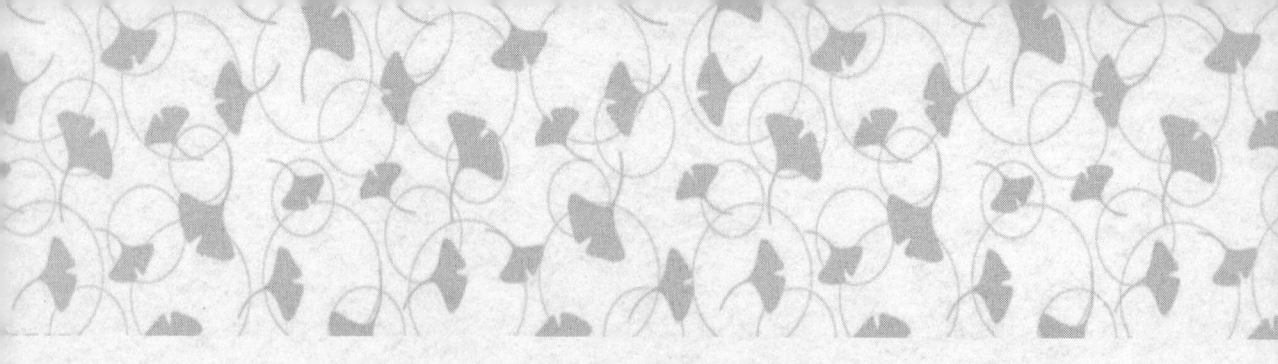

作业治疗技术学习与实训指导
立体教材编者名单

主　编　严　巍

副主编　李婉莹　孙　启

编　委　（以姓氏笔画排序）

马璐瑶　郑州澍青医学高等专科学校
司雷婕　郑州澍青医学高等专科学校
刘云龙　郑州澍青医学高等专科学校
孙　启　郑州大学附属郑州中心医院
严　巍　郑州澍青医学高等专科学校
李婉莹　郑州澍青医学高等专科学校
项阳阳　郑州澍青医学高等专科学校
赵宿睿　郑州澍青医学高等专科学校

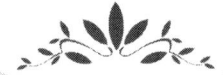

前 言

本教材以康复治疗技术人才培养方案为依据,以教材《作业治疗技术》为基础,为适应康复治疗专业教育和课程体系改革,将培养高素质、高技能型卫生人才作为目的,以适应康复治疗师实际临床工作任务和国家卫生资格考试的需要而编写。本书可供高职高专康复治疗类专业实训教学及学生巩固所学知识复习使用。

全书包括两部分内容:第一部分为作业治疗技术学习指导,主要依据教材对每章内容从学习目标、学习内容精要、岗位对接、习题及参考答案等方面进行学习指导,帮助学生巩固理论知识,提高综合分析问题的能力。岗位对接包括案例教学以及资格证相应考点梳理。习题注重理论与临床实践的结合,旨在培养学生分析问题与解决问题的能力,学会举一反三,融会贯通。第二部分为作业治疗技术实训指导,主要包括十三个实训项目。实训指导分别对实训目的、实训学时、实训器材、实训内容与步骤、实训总结、注意事项、思考题、案例实操等八个方面提出具体详细的指导要求,同时配有操作示例与病例图片,突出实践性与可操作性,便于师生在作业治疗技术实训课中参考应用。

本书以学生够用、实用为原则,保留经典且注重知识的更新,删除陈旧内容,适当增补新理论、新知识和新技术。在编写过程中结合临床,吸收临床中有资历、有经验的作业治疗师作为编委,为本书编写提供资源。同时结合未来康复医学发展趋势,参照国际 OT 教育标准,满足教与学的需求。

在此,对各位编委老师的辛勤付出及出版社编辑的大力支持和帮助表示感谢。由于编写水平有限,编写时间相对仓促,书中难免出现不足之处,希望各位同仁及学生在使用本教材过程中提出宝贵意见,以便今后修订完善。在此我们表示诚挚的感谢!

编 者
2022 年 6 月

目 录

第一部分 学习指导

第一章 作业治疗概述 ·· 003
 第一节 概述 ·· 003
 第二节 作业治疗的发展简史 ·· 007
 第三节 作业治疗的基本理论 ·· 009
 第四节 常用作业治疗器械设备 ··· 010

第二章 作业评定及活动分析 ··· 018
 第一节 概述 ·· 018
 第二节 作业评定 ·· 018
 第三节 作业活动分析 ·· 037

第三章 日常生活活动能力训练 ··· 052
 第一节 概述 ·· 052
 第二节 日常生活活动能力训练内容及步骤 ·· 053
 第三节 日常生活活动能力训练的方法 ·· 055
 第四节 良姿位的摆放及原则 ·· 061
 第五节 日常生活活动训练注意事项 ··· 065

第四章 认知功能障碍的作业治疗 ·· 070
 第一节 概述 ·· 070
 第二节 注意障碍的作业治疗 ·· 072
 第三节 记忆障碍的作业治疗 ·· 075
 第四节 失认症患者的作业治疗 ··· 080
 第五节 失用症患者的作业治疗 ··· 086
 第六节 单侧空间忽略 ·· 089

第五章　感觉统合治疗 …… 102
第一节　概述 …… 102
第二节　感觉统合的评定 …… 106
第三节　感觉统合的治疗 …… 108

第六章　治疗性作业活动 …… 118
第一节　概述 …… 118
第二节　生产类作业活动 …… 120
第三节　手工艺类作业活动 …… 123
第四节　艺术类作业活动 …… 125
第五节　体育类作业活动 …… 127
第六节　游戏类作业活动 …… 130
第七节　园艺类作业活动 …… 133
第八节　其他治疗性作业活动 …… 135

第七章　压力治疗 …… 143
第一节　概述 …… 143
第二节　常用压力衣及附件 …… 147

第八章　辅助技术 …… 157
第一节　概述 …… 157
第二节　辅助技术的应用程序 …… 159
第三节　常用辅助器具 …… 162
第四节　节省体能技术 …… 163

第九章　助行器 …… 170
第一节　概述 …… 170
第二节　杖类助行器 …… 171
第三节　助行架 …… 173
第四节　轮椅 …… 175

第十章　矫形器 …… 181
第一节　概述 …… 181
第二节　低温热塑矫形器的制作 …… 183
第三节　常用上肢吊带的制作 …… 187
第四节　矫形器的使用及注意事项 …… 188

第十一章　社区作业治疗及环境改造 …… 194
第一节　概述 …… 194
第二节　社区环境的评定及改造 …… 195
第三节　社区作业治疗的注意事项 …… 196

第十二章　职业康复 ·· 201
　　第一节　概述 ·· 201
　　第二节　职业能力评定 ·· 203
　　第三节　职业能力训练 ·· 208
　　第四节　职业技能培训 ·· 210
　　第五节　工伤预防 ·· 211
　　第六节　职业康复个案管理 ··· 213

第二部分　实训指导

实训一　作业活动分析 ·· 221
实训二　作业需求评定 ·· 224
实训三　日常生活活动能力训练 ·· 229
实训四　认知功能评定 ·· 232
实训五　认知功能障碍作业治疗 ·· 245
实训六　感觉统合治疗 ·· 250
实训七　治疗性作业活动训练 ··· 252
实训八　压力治疗 ··· 254
实训九　助行器的适配与使用训练 ··· 257
实训十　辅助器具的制作与使用 ·· 260
实训十一　轮椅训练 ··· 262
实训十二　环境评定与改造 ·· 266
实训十三　职业康复 ··· 269

参考文献 ·· 272

第一部分　学习指导

第一章 作业治疗概述

【学习目标】
1. 掌握作业治疗的基本概念，作业治疗的目的、分类、适应证及禁忌证。
2. 熟悉作业治疗师职责，作业治疗的注意事项，临床常用的作业治疗器械、设备。
3. 了解作业治疗的发展简史、作业治疗的基本理论。
4. 结合康复医学治疗技术（士/师）考试大纲，掌握作业治疗的定义、作业治疗的作用与原则等相关知识，构建知识体系。

【学习内容精要】

第一节 概述

一、作业

（一）作业的概念

作业是指人类的活动、劳作、事件或从事的工作。作业没有特定形式，任何活动只要符合对人类个体"有意义"的定义就可被视为作业活动。

（二）作业的范围与内容

作业范围主要包括日常生活活动、工作/生产性活动、休闲活动三个方面，三者之间互相关联，见表1-1。作业活动关心的是生物-心理-社会范畴，其特征包括生物学方面、心理方面及社会方面。

表 1-1 作业范围与活动内容

作业范围	作业活动	作业活动举例
日常生活活动	自理性活动	进食、穿衣、刷牙、洗脸、修饰、如厕、洗澡、床上活动、坐、站、走、跑、上下楼梯、驱动轮椅等
	家务活动	烹饪、清扫、购物、收拾房间、照顾家庭等
	休息与睡眠	间歇休息、夜间休息、午间休息等
工作/生产性活动	受薪工作	全日制工作、兼职工作、业余打工等
	无薪工作	做义工、志愿者、社工或参加社会活动,例如小区集会、公益活动、宗教活动等
	学业活动	上课、完成作业、参加社团或运动会等学校活动
休闲活动	主动式休闲活动	跑步、散步、钓鱼、下棋、打麻将、练习瑜伽、打太极或气功等
	被动式休闲活动	听音乐、看电视、听广播、读书、看报等
	交际活动	与家人或朋友的交际活动,如打电话、聊天、聚会等
	艺术活动	书法、绘画、弹琴、跳舞等

作业的活动内容分类有时会根据活动对象的角色不同、所处环境的改变发生变化。因此,对于个体来说,某项作业活动归属于哪一类范畴,要考虑个体的需要、完成作业活动的环境以及特殊的生活情境等。作业活动在不同年龄的人群中也有不同的演变。

(三) 作业的层次

作业层次包括角色、活动、任务、行动、能力/技巧五个方面,见表 1-2。

表 1-2 作业的层次

作业层次	作业层次意义	举例
角色	在已有期望、责任和权利的社会中的角色和位置	如父亲、儿子、哥哥、老板、同事
活动	有目标及指定的工作,对参与者有特定意义,且与多项任务有关	如打球、购物、与朋友逛街等
任务	具有共同目的和行动的结合,对参与者具有意义	如书写一张去超市购物的清单
行动	可认识的及看得见的行为	如拿取、行走、站立、触摸
能力/技巧	支持作业表现的一般特性或者个人特性	如空间感知能力、分析推理能力、动手操作技巧等

二、作业治疗

作业治疗(occupational therapy,OT)是康复医学的一个重要组成部分,是通过有目的性和选择性的作业活动,如日常生活活动、手工操作技巧、休闲娱乐活动等,来促进患者的功能恢复,提高患者的生存质量,从而早日回归家庭和社会的一门康复治疗技术。作业治疗的对象、目的、分类、适应证、禁忌证及注意事项总结见表1-3。

表1-3 作业治疗的对象、目的、分类、适应证、禁忌证及注意事项总结

作业治疗的对象	主要包括老年退化和先天发育障碍的人,如弱智;因创伤、疾病致永久残障,如脑卒中、精神性失眠及聋哑人士等 注:有短暂疾病如流感、轻度损伤等不会导致永久性残损的人,一般不需要接受作业治疗服务
作业治疗的目的	①增强肢体尤其是手的灵活性及协调性 ②增加功能活动的控制能力和耐力 ③调节患者心理状态及改善认知功能 ④恢复患者的日常生活和工作能力 ⑤提高生存质量 ⑥使其早日回归家庭,重返社会
作业治疗的分类	按作业治疗的名称分类:手工艺作业,日常生活活动训练,治疗性游戏作业,园艺作业,木工作业,编织作业,金工作业,制陶作业,认知作业,计算机操作、书法、绘画作业等
	按治疗内容分类:日常生活活动训练,文娱治疗,园艺治疗,自助具、矫形器制作及训练和假肢训练,就业前功能评定和功能性作业活动等
	按治疗目的和作用分类:用于减轻疼痛的作业,用于增强肌力的作业,用于改善关节活动度的作业,用于增强协调性的作业,用于改善步态的作业,用于改善整体功能的作业,用于调节心理、精神和转移注意力的作业,用于提高认知能力的作业等
	按作业治疗的功能分类:功能性作业治疗,职业作业治疗,娱乐活动,作业宣教和咨询,环境干预,辅助技术
作业治疗的适应证	①神经系统疾病:如脑卒中、脑外伤、脑瘫、脑炎、脑瘤术后所致瘫痪、帕金森病、阿尔茨海默病、脊髓损伤、脊髓灰质炎后遗症及各种原因引起的周围神经损伤等所致的功能障碍 ②运动系统疾病:如四肢骨折、截肢、各种关节炎、关节置换术后、手外伤、软组织损伤等所致的功能障碍 ③其他系统疾病及各种原因所致的功能障碍:如心肺系统疾病、糖尿病、烧伤、小儿精神发育迟滞、先天性畸形、学习障碍及精神心理障碍性疾病等

续表1-3

作业治疗的禁忌证	①严重的精神、意识障碍且不能合作的患者 ②急、危重症及病情不稳定的患者 ③需要绝对休息的患者 ④出血倾向者
作业治疗的注意事项	①根据治疗的目的选择作业治疗的内容与方法 ②根据患者的功能状态选择适宜的作业活动 ③根据患者的个人爱好、兴趣,因人而异地选择作业活动 ④根据患者所处的环境,因地制宜地选择作业活动 ⑤根据患者的身体情况选择作业活动的强度

三、作业治疗与运动治疗的关系

1.作业治疗与运动治疗的联系　二者都是康复医学的重要组成部分,遵循相同的生物力学和神经生理学原理。常常相互配合应用,并可结合心理、言语、认知训练等其他康复治疗手段同时进行,以增加康复治疗的综合效果。

2.作业治疗与运动治疗的区别　见表1-4。

表1-4　作业治疗与运动治疗的区别

项目	作业治疗	运动治疗
治疗目标	改善和提高患者的日常生活和工作能力	使患者运动功能最大限度地发挥
治疗范围	躯体、心理功能障碍	躯体功能障碍
治疗手段	日常生活活动、生产性和休闲娱乐活动以及辅助器具的使用和训练等	肌力训练、神经肌肉促进技术、牵引、手法治疗、器械训练、医疗体操等
治疗重点	体现患者的综合能力,增加功能活动的控制能力和耐力,增强手的灵活性、手眼的协调性,以上肢或手的精细、协调运动为主	增加肌力及关节活动度,改善运动协调性、运动耐力及躯体平衡
患者参与	主动参与	主动为主,被动为辅
趣味性、积极性	强	弱

四、作业治疗师

作业治疗师是经过专业培训,具有作业治疗从业资格,为服务对象提供作业治疗服务的专业人员。

(一)作业治疗师的职责与角色

1.管理者　协助管理与患者作业行为和作业表现相关的个人内在因素、时间因素、作业活动、环境因素等。

2.教授者　教导患者完成各种作业活动所需技能,以满足患者完成家庭、工作、学习以及休闲娱乐活动所需的技能要求。

3.赋能者　促进患者从事有意义、有目的的作业活动,使其更好地恢复及保持良好的功能状态。

4.推动者　关注服务对象良好的健康状态。

(二)作业治疗师专业守则

借鉴中国香港注册职业治疗师专业守则,对我国作业治疗师提出以下规范。

(1)作业治疗师应尊重所有人士的权利和尊严,服务不分地位、文化程度及国籍等。

(2)作业治疗师应全心全意工作,随时随地保持最高的专业水平,并坚持不懈地改进和提升其专业知识及技能。

(3)作业治疗师必须清楚自己专业技能的范围及局限,提供自身专业能力以内的服务,并在需要时将患者转介给其他适合的健康专业人员。

(4)作业治疗师在实施服务时,严守职业操守,尊重患者隐私,患者的问题仅限于和负责其治疗工作的其他医疗人员讨论。

(5)作业治疗师应当尊重OT同行和其他专业相关人士,善于合作,在适当的情况下,根据医疗判断提供治疗服务。

(6)作业治疗师应当对计划和提供社会服务保持积极的兴趣。

(7)作业治疗师必须确保专业尊严不受牟利动机影响,并有责任向有关部门举报非法活动或不道德行为。

(8)确保不将任何需要具备作业治疗师技术、知识及判断的工作交由资质不符人士,并确保其监管或聘请的人士具备相应的工作能力。

第二节　作业治疗的发展简史

作业治疗的发展简史见表1-5。

表 1-5　作业治疗的发展简史

地区	时期	发展简史
国际作业治疗的发展	古希腊时期	医学家希波克拉底(公元前 460—379 年),用骑乘、劳动等方法治病
	18 世纪	作业治疗的奠基人:法国医生、学者和哲学家——菲利浦·皮诺尔(Philippe Pinel),将工作和休闲活动作为治疗精神病患者的方法
	20 世纪	1914 年,美国建筑师 George Barton 正式提出作业治疗的名称 1914 年,世界上第一所正式的作业治疗学校——美国法维尔职业学院成立 1915 年,被誉为 OT 之父的 William Rush Dunton 撰写了《作业治疗——护士手册》;Susan Tracy 是史上首位作业治疗师 1917 年,美国成立全国作业治疗促进会(1920 年更名为美国作业治疗师协会) 1922 年,作业治疗先驱,著名的精神病学家——阿道夫·梅耶(Adolph Meyer),明确了作业治疗的概念并阐述其理论 第一次世界大战,作业治疗的对象扩展到注重肢体障碍的患者,作业治疗的应用范围逐渐被扩展,但人们更多地还是将其作为医疗的辅助手段来应用 第二次世界大战,作业治疗逐渐成为康复医学的一个重要组成部分 1952 年,在英国成立世界作业治疗师联盟(WFOT) 1954 年,第一届世界作业治疗大会在苏格兰举行,以后每四年召开一次国际会议 20 世纪 60 年代初,美国作业治疗学家——玛莉·赖利(Mary Reilly)提出:作业疗法的核心就蕴藏在其早期的方法之中。其焦点应置于人类的作业活动上
我国作业治疗的发展	远古时代	我国古代早已有类似作业治疗的实践,例如用舞蹈治疗关节运动障碍等方法,但没有形成系统理论
	20 世纪 80 年代	20 世纪 80 年代康复医学引进后才开始引入作业治疗的概念,随后部分单位开始派专业人员赴国外学习作业治疗 1989 年,原卫生部发布了《医院分级管理办法(试行草案)》,要求二、三级医院必须设立康复医学科并应设立作业治疗科(室),促进了国内第一批作业治疗室的建立
	20 世纪 80 年代	1988 年,中国康复研究中心开始进行作业治疗人才的培训 1989 年,同济医科大学附属同济医院(现华中科技大学附属同济医院)开始在 WHO 康复培训班开设较系统的作业治疗课程
	21 世纪	2006 年,首都医科大学的作业治疗课程得到 WFOT 的认可 2011 年,在康复治疗专委会设立了作业治疗学组 2017 年 12 月,成立了中国康复医学会作业治疗专业委员会 2018 年 5 月 18 日,中国康复医学会作业治疗专委会成为世界作业治疗师联盟(WFOT)正式会员

> **知识链接**
>
> **世界作业治疗日**
>
> 从2010年起,世界作业治疗师联盟(简称WFOT)将每年的10月27日定为世界作业治疗日,旨在提高社会对作业治疗的认知和对作业治疗师在为患者的康复及回归家庭与社会发展作用的肯定。世界作业治疗日当天将在全球范围内组织各种作业治疗相关的教育或促进活动。
>
> 世界作业治疗师联盟成立于1952年,是作业治疗领域唯一的全球性组织。2018年5月18日,在南非开普敦举行的世界作业治疗师联盟理事会议上,经过表决全票通过中国康复医学会作业治疗专委会成为其正式成员。这是中国作业治疗专业发展史上一个重要的里程碑,标志着中国作业治疗师进入国际大家庭。

第三节 作业治疗的基本理论

目前较为流行的几种作业治疗模式有作业表现模式(occupational performance model, OP)、人类作业模式(model of human occupation, MOHO)、人-环境-作业模式(person-environment-occupation model, PEO)及重建生活为本作业治疗模式,见表1-6。

表1-6 常见的作业治疗模式

模式名称	理论观点	主要内容
作业表现模式(OP)	作业表现是人从事某作业活动时的表现,是作业治疗的根本目标。个体的作业表现受作业技能和作业情景的影响。作业技能是指完成作业所需的基本功能,是作业活动的基本组成部分。作业情景是指个体所处的环境和不同时期的生活处境,是影响作业表现的重要外在因素	①作业活动行为范围:包括日常生活活动、工作及生产活动、休闲活动等 ②作业活动行为技能:包括感觉运动技能、认知技能、社会心理技能等 ③作业活动行为情景:包括时间范畴、环境范畴等
人类作业模式(MOHO)	人类作业模式强调两个要点:一是人的行为是动态的,并因其所处的环境不同而有差异;二是作业对个人自我组织很重要,作业活动可对人的内部特征、动机和表现产生影响	(1)人的内在特征:①意志力,自我评价、价值观、兴趣;②习惯性,习惯、角色;③执行能力

续表1-6

模式名称	理论观点	主要内容
人类作业模式（MOHO）	同上	(2)外在环境：①个体进行的作业活动所用的物品；②个体活动的空间；③在特定情况下可用、预期或要求的作业活动的形式或任务；④构成个体背景的社会团体；⑤周边的文化、政治、经济力量
		(3)作业活动层次：作业参与、作业表现、作业技能
		(4)作业适应：作业认同感、作业能力
人-环境-作业模式（PEO）	作业表现是人、环境及作业三者之间相互作用的结果	(1)人(person,P)：躯体、情感、认知等
		(2)环境(environment,E)：建筑环境、自然环境、文化环境、社会环境、制度环境等
		(3)作业(occupational,O)：自我照顾、生产力、休闲活动
重建生活为本作业治疗模式	把基本功能转化成生活能力，以建立能维持身心健康的生活方式	能力阶梯、重建生活六步曲、三元合一重建过程、作业治疗核心手段、作业活动效果八要素和重建生活为本作业治疗36项目

第四节 常用作业治疗器械设备

临床常用的作业治疗器械设备及作用，见表1-7。

表1-7 常用作业治疗器械设备及作用

名称	主要作用
可调式OT桌	作业训练桌，高度可根据患者需要调节
OT综合训练台	改善手指功能，提高手眼协调功能，提高患者感知及大脑对图形的识别能力，并能训练上肢稳定性、协调性，提高上肢活动能力
滚筒	对运动失调的患者进行平衡、协调训练，抑制患侧上肢屈肌痉挛，诱导患侧上肢分离运动的出现，改善上肢各关节活动度

续表 1-7

名称	主要作用
木钉板	提高手指的精细动作,肩关节活动范围的改善,训练躯干旋转、缓解躯干痉挛,训练患者手、眼协调功能
磨砂板	增强上肢的运动控制能力,改善上肢肌力与协调动作能力,进行关节活动度的作业训练
肩抬举训练器	训练上肢抬举功能,诱发分离运动,通过在抬举两端负重,还可以做抗阻运动,增加上肢的肌力和耐力,改善患者肩关节的活动度
体操棒与抛接球	改善上肢活动范围,提高肢体协调控制能力,提高平衡能力
绕珠	训练上肢稳定性、训练上肢的协调性、提高上肢的活动能力
腕关节旋转训练器	改善腕关节各个活动范围,进行抗阻训练,增强腕关节活动的力量
重锤式手指训练桌	手指屈伸抗阻肌力训练,改善指关节活动范围,进行上肢抗阻屈、伸训练
螺丝、螺母	改善手指功能,提高手的协调性、灵活性,进行手的感觉功能训练
滑轮吊环训练器	健肢带动患肢进行关节牵引、肌力训练,改善关节活动范围
套圈	训练患者手、眼协调功能,训练患者立位平衡
手动功率车	训练患者上肢各个关节活动度,增强上肢肌力,提高上肢协调能力,增加心肺功能
手功能组合箱	手的协调性、灵活性训练,手-眼协调性训练
手指阶梯	改善手指功能,提高手的灵活性、协调性及手的感觉功能练习
几何、动物图形插板	训练患者感知能力,大脑对图形的识别训练

> **知识链接**
>
> "作业治疗实践模式——河流模式"
>
> 河流模式阐述了人与社会环境之间的生命体验,把人生喻为流动的河流,所有的元素,包括环境、社会和人被形容成不可分割的整体。动态的流水正如在人与环境之间获得的和谐生活,生活幸福就如同河流强大平顺,生活不幸或身体不适时就像河水流到弯道或是流水不畅,停止流动正如生命终结。
>
> 河流模式的要素有石头/岩石、木头/漂流木、河沙、河床、河水/河流。石头是阻碍因素,是生命中的障碍与挑战,是阻挡生活状态的遭遇,是造成个体生活崩解/身体失能的各种因素;木头是支持因素,是生命中的优势长处也是个性特性,如性格、价值观、信念、态度、技巧、技能、经验以及社会资产等;河沙是环境因素,包括家居环境、社会环境、文化环境、虚拟环境等;河水是生命本身与生命能量,是生活状态与整体日常活动,是指过去、现在、将来的生活状态、工作经历、患病历程、自我管理和休闲娱乐活动等。需要通过分析这些因素之间的联系和相互影响来认识个案。
>
> 生命不可能十全十美,就算有一些问题也不会影响河水的流动,这时个体的生活还是可以顺利地运作。但是当生活的问题和障碍越来越多、环境越来越差,那么河水的流动就会受到影响,生活就会出现不顺,包括生理、心理、社会层面的问题相继显现出来。

【岗位对接】
康复医学治疗技术(士/师)考试大纲内容精要

(一)作业治疗的定义(专业知识——熟练掌握)

作业治疗师应用有目的、经过选择的作业活动,对躯体和心理功能障碍者,以及不同程度的丧失生活自理和劳动能力的病、伤、残者进行治疗和训练,以增强躯体、心理、社会功能,恢复或改善其生活自理能力、学习和劳动能力,达到最大的生活自理,提高其生存质量的康复治疗方法。作业治疗实施过程中所采用的基本方法是作业活动,包括生活、工作或生产劳动、休闲游戏、社会交往等活动形式。

(二)活动特点(专业知识——掌握)

(1)针对性。
(2)科学性。

(3)趣味性。
(4)主动性。
(5)调节性。

(三)治疗作用与原则(专业知识——熟练掌握)

1.治疗作用　①改善躯体感觉和运动功能;②改善认知和感知功能;③改善心理状态;④提高生活自理能力。

2.治疗原则　①选择作业治疗的内容和方法需与治疗目标相一致;②根据患者的愿望和兴趣选择作业活动;③选择患者能完成80%以上的作业活动;④注意对全身功能的影响;⑤作业治疗的选择需与患者所处的环境条件相结合。

(四)作业治疗与运动治疗的区别(专业知识——掌握)

作业治疗与运动治疗的区别,见表1-4。

(五)作业治疗操作技术(专业实践技能——掌握)

1.作业治疗处方　包括作业治疗的项目、目的、方法、强度、持续时间、频率及注意事项等内容。作业治疗遵循循序渐进、从轻到重、从简到繁的原则,而且根据患者的不同情况,对作业活动进行调整,以适应患者的需要。

2.作业治疗剂量　包括作业的强度、实施的频度以及完成制定的作业所需要的时间。

3.作业治疗注意事项　①患者主动参与;②合理设置环境;③定期评定;④注意安全;⑤注重认知与感知训练。

【习题】

一、选择题

(A型题)

1.作业活动的层次不包括　　　　　　　　　　　　　　　　　　　　　　(　　)
A.能力/技巧　　　　　　　　B.任务
C.环境　　　　　　　　　　D.角色
E.活动

2.具有共同目的和行动的结合,对参与者具有意义的作业层次是　　　(　　)
A.任务　　　　　　　　　　B.行动
C.活动　　　　　　　　　　D.角色
E.能力/技巧

3.史上首位作业治疗师是 （   ）
A.希波克拉底 B.阿道夫·梅耶
C.George Barton D.Susan Tracy
E.William Rush Dunton

4.认为作业表现是人、环境及作业三者之间互动的结果的作业模式是 （   ）
A.MOHO B.PEO
C.OP D.COPM
E.OTM

5.在选择作业治疗时,应选择患者能完成(   )以上的作业活动
A.60% B.70%
C.80% D.90%
E.100%

6.下列哪项属于作业疗法的治疗重点 （   ）
A.改善肌肉力量 B.纠正步态异常
C.消炎、止痛 D.促进平衡功能的稳定
E.促进日常生活自理程度

7.下列属于作业治疗特点的是 （   ）
A.治疗范围为躯体功能障碍
B.治疗目标为最大限度地发挥患者的运动功能
C.需要患者主动参与
D.患者参与程度为主动为主,被动为辅
E.趣味性较弱

8.作业治疗的类别不包括 （   ）
A.物理因子治疗 B.日常生活活动能力训练
C.压力治疗 D.环境改造
E.治疗性作业活动

(X型题)

1.作业治疗的适用对象包括 （   ）
A.弱智 B.小儿脑性瘫痪
C.烧伤 D.阿尔茨海默病
E.严重的精神障碍者

2.作业活动包括 （   ）
A.受薪工作 B.学业活动
C.交际活动 D.艺术活动
E.睡眠

3.作业活动的特性包括 （   ）
A.针对性   B.科学性
C.趣味性   D.主动性
E.调节性
4.下列哪项属于作业治疗处方的内容 （   ）
A.治疗目的   B.治疗持续时间
C.治疗注意事项   D.作业治疗的项目
E.作业治疗的方法
5.作业治疗实施过程中所采用的基本方法包括 （   ）
A.休闲活动   B.社会交往
C.生活自理   D.家务劳动
E.工作

二、判断题

（   ）1.作业治疗的对象包括轻度损伤或流感的患者。
（   ）2.心肺系统疾病、糖尿病的患者也可以采用作业治疗为其进行治疗。
（   ）3.作业表现模式包括作业活动行为范围、作业活动行为技能、作业活动行为情境。
（   ）4.作业治疗相对运动治疗更加关注患者的躯体功能。
（   ）5.自理性活动包括上下楼梯、驱动轮椅以及照顾家庭。

三、填空题

1.作业范围主要包括_____、_____、_____三个方面，三者之间互相关联。
2.作业的层次包括_____、_____、_____、_____、_____五个方面。
3.作业治疗的治疗目标为_____；运动治疗的治疗目标为_____。
4.作业治疗师的角色包括_____、_____、_____、_____。
5.中国康复医学会作业治疗专委会成为世界作业治疗师联盟（WFOT）正式会员是在_____年_____月_____日。

四、名词解释

1.作业
2.作业治疗
3.PEO模式

五、简答题

1.简述作业治疗的目的。

2.作业治疗的注意事项包括哪些?
3.请叙述作业治疗与运动治疗的关系。

【参考答案】
一、选择题
(A型题)
1.C 2.A 3.D 4.B 5.C 6.E 7.C 8.A
(X型题)
1.ABCD 2. ABCDE 3. ABCDE 4. ABCDE 5. ABCDE
二、判断题
1. × 2.√ 3.√ 4. × 5. ×
三、填空题
1.日常生活活动 工作/生产性活动 休闲活动
2.角色 活动 任务 行动 能力/技巧
3.改善和提高患者的日常生活和工作能力 使患者运动功能最大限度地发挥
4.管理者 教授者 赋能者 推动者
5.2018 5 18

四、名词解释
1.作业:作业是指人类的活动、劳作、事件或从事的工作。
2.作业治疗:是通过有目的性和选择性的作业活动,如日常生活活动、手工操作技巧、休闲娱乐活动等,来促进患者的功能恢复,提高患者的生存质量,从而早日回归家庭和社会的一门康复治疗技术。
3.PEO模式:是指人-环境-作业模式。PEO模式认为作业表现是人、环境及作业三者之间相互作用的结果。

五、简答题
1.简述作业治疗的目的。
答:①增强肢体尤其是手的灵活性及协调性;②增加功能活动的控制能力和耐力;③调节患者心理状态及改善认知功能;④恢复患者的日常生活和工作能力;⑤提高生存质量;⑥使其早日回归家庭,重返社会。
2.作业治疗的注意事项包括哪些?
答:①根据治疗的目的选择作业治疗的内容与方法;②根据患者的功能状态选择适宜的作业活动;③根据患者的个人爱好、兴趣,因人而异地选择作业活动;④根据患者所处的环境,因地制宜地选择作业活动;⑤根据患者的身体情况选择作业活动的强度。
3.请叙述作业治疗与运动治疗的关系。
答:联系点:二者都是康复医学的重要组成部分,遵循相同的生物力学和神经生理学原理。常常相互配合应用,并可结合心理、言语、认知训练等其他康复治疗手段同时进行,以增加康复治疗的综合效果。

不同点。①治疗目标:作业治疗为改善和提高患者的日常生活和工作能力;运动治疗为使患者运动功能最大限度地发挥。②治疗范围:作业治疗为躯体、心理功能障碍;运动治疗为躯体功能障碍。③治疗手段:作业治疗为日常生活活动、生产性和休闲娱乐活动以及辅助器具的使用和训练等,运动治疗为肌力训练、神经肌肉促进技术、牵引、手法治疗、器械训练、医疗体操等。④治疗重点:作业治疗为体现患者的综合能力,增加功能活动的控制能力和耐力,增强手的灵活性、手眼的协调性,以上肢或手的精细、协调运动为主;运动治疗为增加肌力及关节活动度,改善运动协调性、运动耐力及躯体平衡。⑤患者参与:作业治疗为患者主动参与,运动治疗为患者主动为主,被动为辅。⑥趣味性、积极性方面:作业治疗趣味性强,运动治疗趣味性较弱。

(严 巍 李婉莹)

第二章 作业评定及活动分析

【学习目标】

1. 掌握作业评定的概念,作业评定的目的,作业需求评定,作业活动分析的概念与内容。
2. 熟悉日常生活活动能力评定、认知与知觉功能的常用作业评定方法,作业活动分析的方法。
3. 了解生活质量、社会心理功能、职业能力、环境与运动功能的评定方法。
4. 结合康复医学治疗技术(士/师)考试大纲,掌握作业评定及活动分析的相关知识,构建知识体系。

【学习内容精要】

第一节 概述

作业评定及活动分析是对一项作业活动的基本组成部分以及患者完成该项活动时应该具备的功能水平的认识过程。在对患者进行康复治疗前,治疗师应针对患者的情况做出具体的判断,逐步分析患者在回归家庭与社会的过程中需要的基本技能,观察和了解每个作业活动的基本动作组成和顺序。结合患者的需求、兴趣、爱好和生活习惯及环境因素等,制定出适合患者的个性化治疗方案。

第二节 作业评定

一、概念

康复评定是收集评定对象的病史和相关资料,提出假设、实施检查和测量,并对结果进行比较、综合、分析解释,形成结论和障碍诊断的过程。作业治疗技术中的功能评定是一个获取患者作业能力信息、发现存在问题、提出治疗目标和计划的过程。通过作业评定,可以发现患者的作业表现障碍、分析障碍的原因、确定治疗目标以及指导作业治疗方案的形成。

二、目的

(1)明确患者的作业表现障碍、功能障碍及其程度。
(2)制定适宜的治疗目标。
(3)确定治疗方案。
(4)判断治疗效果。
(5)比较治疗方案的优劣,及时调整治疗计划。
(6)留下医疗文书依据。

三、常用的作业评定方法

(一)日常生活活动能力评定

日常生活活动(ADL)是指一个人为了满足日常生活的需要每天所进行的必要活动。包括基础性日常生活活动(BADL)和工具性日常生活活动(IADL)两部分。

1.基础性日常生活活动能力评定 常用的量表包括Barthel指数、改良Barthel指数、功能独立性量表(FIM)。

(1)Barthel指数:Barthel指数(BI)是目前临床应用最广、研究最多的一种ADL能力评定方法。Barthel指数评定量表,见表2-1。

评出分数后,可以按下列标准判断患者ADL独立程度(5级):0~20分为极严重功能缺陷,ADL完全依赖;25~45分为严重功能缺陷,ADL重度依赖;50~70分为中度功能缺陷,ADL中度依赖;75~95分为轻度功能缺陷,ADL轻度依赖;100分为ADL自理。

60分以上者为虽然有轻度残疾,但生活基本自理;40~60分者为中度残疾,生活需要帮助;20~40分者为重度残疾,生活需要很大帮助;20分以下者为完全残疾,生活完全需要帮助。

表2-1 Barthel指数评定量表

项目	评分标准	得分
1.穿衣	0=依赖	
	5=需一半帮助	
	10=自理(系、开纽扣,关、开拉锁和穿鞋)	
2.修饰	0=需帮助	
	5=独立梳头、刷牙、洗脸、剃须	

续表 2-1

项目	评分标准	得分
3.吃饭	0=依赖别人	
	5=需部分帮助(夹菜、盛饭;切面包、抹黄油)	
	10=全面自理	
4.如厕	0=依赖别人	
	5=需部分帮助	
	10=自理	
5.大便	0=失禁或昏迷	
	5=偶尔失禁(每周<1次)	
	10=能控制	
6.小便	0=失禁或昏迷或需由他人导尿	
	5=偶尔失禁(每24小时<1次,每周>1次)	
	10=能控制	
7.洗澡	0=依赖	
	5=自理	
8.转移(床—椅)	0=完全依赖别人,不能坐	
	5=需大量帮助(2人),能坐	
	10=需少量帮助(1人)或指导	
	15=自理	
9.活动(步行)(在病房及其周围,不包括走远路;平地45米)	0=不能步行	
	5=在轮椅上独立行动,较大依赖	
	10=需1人帮助步行(体力或语言指导)	
	15=独立步行(可用辅助器)	
10.上楼梯(上下一段楼梯,使用手杖也算独立)	0=不能	
	5=需帮助(体力或语言指导)	
	10=自理	
总分		
评价者		

(2)改良Barthel指数(MBI):是在BI内容的基础上进行的改良,将每一项得分都划分为5个等级。改良Barthel指数与BI相比,具有更好的敏感度,能较好地反映等级间变化和需要帮助的程度。MBI评分内容及标准见表2-2。

表2-2 MBI评分内容及评分标准

ADL项目	完全依赖1级	最大帮助2级	中等帮助3级	最小帮助4级	完全独立5级
修饰	0	1	3	4	5
洗澡	0	1	3	4	5
进食	0	2	5	8	10
如厕	0	2	5	8	10
更衣	0	2	5	8	10
大便控制	0	2	5	8	10
小便控制	0	2	5	8	10
上下楼梯	0	2	5	8	10
床椅转移	0	3	8	12	15
平地行走	0	3	8	12	15
(坐轮椅*)	0	1	3	4	5

注:*只有当被检查者不能行走且使用轮椅时进行评分。总分60分以上提示被检查者生活基本可以自理,40~60分者生活需要帮助,20~40分者生活需要很大帮助,20分以下者生活完全需要帮助,40分以上者康复治疗的效益最大。

(3)功能独立性量表(FIM):FIM评定的内容包括六个方面共18项功能,其中包括身体方面项目13项,认知功能项目5项,FIM评定内容及动作要点,见表2-3。评定项目每项分7级,最高得分为7分,最低为1分,FIM评分标准,见表2-4。总分最高分为126分(运动功能评分91分,认知功能评分35分),最低分为18分,得分越高,代表受检者的独立水平越高。

FIM量表结果判定为:得分为126分,为完全独立;得分为108~125分,为基本独立;得分为90~107分,为极轻度的依赖或有条件的独立;得分为72~89分,为轻度依赖;得分为54~71分,为中度依赖;得分为36~53分,为重度依赖;得分为19~35分,为极重度依赖;得分为18分,为完全依赖。

表 2-3　FIM 评定内容及动作要点

评定内容		评定时动作要点
Ⅰ.自理活动	1.进食	食物以通常习惯的方式放在桌上或托盘中后,患者是否可以完成:①使用合适的餐具将食物送入口中;②咀嚼;③吞咽
	2.梳洗修饰	包括:①刷牙(含挤牙膏);②洗脸(不含端脸盆的动作);③洗手;④梳头;⑤刮胡子或化妆等 4~5 项(女性不化妆,男性留胡子时为 4 项)
	3.洗澡	包括洗和擦干的动作,范围从颈部以下分为 10 个区(10%),依次为左上肢、右上肢、胸部、腹部、会阴部、臀部、右大腿、左大腿、左小腿和足、右小腿和足,不含背部,盆浴、淋浴均可
	4.穿上身衣	包括穿脱腰以上的各种内外衣,穿脱假肢或矫形器。动作要点包括取衣、穿、脱、系扣
	5.穿下身衣	包括穿脱裤、裙、袜、鞋,亦包括穿脱假肢和矫形器。动作要点包括套裤腿、上提裤子、系带(扣)、穿袜、穿鞋
	6.如厕	包括清洁会阴部,如厕前脱裤,如厕后提裤
Ⅱ.括约肌控制	7.排尿管理	包括排尿的控制水平和使用控制排尿所需的器械和药物
	8.排便管理	包括排便的控制水平和使用控制排便所需的器械和药物
Ⅲ.转移	9.床椅间转移	包括转移过程中的所有动作,如站起、转身移动、坐下。坐在轮椅中时则包括接近床、椅;合上车闸;提起足托,拆扶手,转移并返回等动作
	10.转移至厕所	包括(坐)到便器上和从便器离开两个动作
	11.转移至浴盆或淋浴室	包括进出浴盆或淋浴室的过程。坐在轮椅中时则包括接近浴盆或淋浴室;合上车闸;提起足托,拆扶手,转移并返回等动作
Ⅳ.行进	12.步行/轮椅	包括在平地上行走 50 米或驱动轮椅 17 米
	13.上下楼梯	上 12~14 级或下 4~6 级台阶
Ⅴ.表达	14.理解	包括视理解(文字、手语、姿势)或听理解
	15.表达	包括语言的口头表达或非口头(文字、交流工具、手势)表达
Ⅵ.认知	16.社会交往	指在社交和治疗场合与他人相处以及参与集体活动的技能,通过言行表现,反映患者如何处理自身利益与他人之间的关系
	17.解决问题	包括解决复杂的问题和日常生活问题。复杂问题包括管理银行账务、参与制订出院计划、服药、解决和别人发生的冲突、求职等;日常生活问题如需要转移时请求帮助,饭菜变质时要求更换,需要护士帮助时知道按呼叫铃等
	18.记忆	在社区或医院环境下,认识常见的人、记住日常活动及履行他人的要求

表 2-4　FIM 评分标准

无须帮助	活动中不需要他人给予帮助
7分:完全独立	1.不需要考虑安全问题
	2.在合理的时间内完成
	3.不需要修改、使用辅助用具
6分:有条件的独立	1.需考虑安全保证的问题
	2.需要比正常长的时间
	3.需要辅助用具
依赖——需他人帮助	有条件的依赖:患者付出≥50%的努力,根据所需的辅助水平评出5、4、3分
5分:监护或准备	1.需要帮助者,但不必给予身体接触的帮助
	2.需要帮助者做准备工作
	3.需要帮助者的督促、提示
4分:最小量接触性辅助	1.所需要的帮助不多于轻接触
	2.自己付出≥75%的努力
3分:中量辅助	1.所需要的辅助>轻触
	2.自己付出50%~70%的努力
依赖——完全依赖	患者付出<50%的努力,需要最大量和完全的辅助或者不能进行
2分:最大量辅助	患者主动用力完成活动的25%~49%
1分:完全辅助	患者主动用力<25%,或完全由他人帮助

2.工具性日常生活活动能力评定　常用的量表包括功能活动问卷(FAQ)、Frenchay活动指数、工具性日常生活活动能力量表。

(1)功能活动问卷(FAQ):FAQ(表2-5)是目前 IADL 量表中效度较高的,且项目较全面。FAQ 评分越高表明障碍程度越重,正常标准为<5,≥5 分为异常。此表信度在 0.8 左右。在效度方面,与精神功能试验的相关系数多大于 0.7,是目前 IADL 表中效度最高的,而且 FAQ 项目全为 IADL 内容,因此,评定 IADL 时应首先使用。

表 2-5　功能活动问卷(FAQ)(问患者家属)

项目	正常或从未做过,但能做	困难,但可单独完成或从未做	需要帮助	完全依赖他人
	0分	1分	2分	3分
1.每月平衡收支的能力、算账的能力				
2.患者的工作能力				
3.能否到商店买衣服、杂货和家庭用品				
4.有无爱好,会不会下棋和打扑克				
5.会不会做简单的事,如点炉子、泡茶等				
6.会不会准备饭菜				
7.能否了解最近发生的事件(时事)				
8.能否参加讨论和了解电视、书、杂志的内容				
9.能否记住约会时间、家庭节日和吃药				
10.能否拜访邻居、自己乘公共汽车				

（2）Frenchay 活动指数:该量表不仅可以评定受检者的自理能力,还能评定其日常生活工具使用能力和社区参与能力。根据受检者最近 3 个月或 6 个月实际完成该活动的频率进行评分,分值越高代表活动功能越好。评定内容见表 2-6。

表 2-6　Frenchay 活动指数

第一部分——过去三个月					
项目	说明	从来没有	一周少于1次	一周1~2次	大部分时间
准备正餐（并非只是简餐）	需要参与计划、准备与烹饪主餐的大部分活动,不仅仅是做简餐或加热已准备好的食物	0	1	2	3
清洗餐具	必须清洗全部的餐具并完成必要的步骤,如洗、擦和放置,而非偶尔冲洗一件	0	1	2	3
项目	说明	从来没有	3个月内1~2次	3个月内3~12次	至少一星期1次
洗衣服	计划洗衣及干洗,用机洗、手洗或洗衣店洗。完成必要的步骤,如放入、取出、晾挂、折叠	0	1	2	3

续表 2-6

第一部分——过去三个月

项目	说明	从来没有	3个月内 1~2次	3个月内 3~12次	至少一星期1次
轻体力家务活	除尘、擦拭、熨烫、整理小物件或床单	0	1	2	3
重体力家务活	所有重体力家务活,包括整理床铺,清洁地板、炉灶和窗户,吸尘,移动椅子等	0	1	2	3
商店购物	无论购物数量多少,应在计划与购买日常用品中扮演重要角色。必须到商店去,而不仅是推购物车。可包括去银行或去邮局	0	1	2	3
参与社交活动	外出去公园、电影院、剧院、茶馆/酒吧、与朋友聚餐等。到目的地后,患者必须主动参与包括由患者发起的在家中的社交活动,例如被邀请的家人或朋友,他们来访的目的不是照看,而是参与活动	0	1	2	3
户外步行超过15分钟	持续步行至少15分钟(期间允许为调整呼吸而短暂停顿),约走1.5千米。如果步行距离足够,也可包括步行去购物	0	1	2	3
参与喜好的活动	需要一定程度的主动参与和思考,如在家栽花种草、针织、画画、游戏、运动等(不仅是看电视中的运动节目)。可以是脑力活动,例如:阅读专业杂志,进行股票交易或逛街	0	1	2	3
驾车/骑车或乘坐公交汽车	需要驾车/骑车(而不只是乘客),或独立搭乘公交汽车/长途汽车并乘车外出	0	1	2	3

第二部分——过去六个月

项目	说明	从来没有	6个月内 1~2次	6个月内 3~12次	至少一星期1次
外出旅游或开车兜风	乘长途汽车、火车,或驾车/骑车去某地游玩。不是常规的社交性外出(如:购物或拜访当地朋友)。患者必须参与计划与决策。不包括由机构组织的旅游,除非患者可以自主决定是否参加,旅游的重点是为了快乐				

续表 2-6

第二部分——过去六个月					
项目	说明	从来没有	轻度	中度	中度
园艺或庭院的劳动	轻度:偶尔除草或清扫路径 中度:经常除草、拔草、修剪等 重度:所有必需的劳动,包括挖掘	0	1	2	3
维修汽车或房屋修理小家电	轻度:修理小物件、换灯泡或插头 中度:大扫除,挂画,常规的汽车/自行车保养 重度:粉刷/装饰,所有必需的保养	0	1	2	3
项目	说明	没有	6个月内1次	两星期少于1次	两星期1次
读书	是整本书籍,不是期刊、杂志或报纸。可以是有声读物	0	1	2	3
项目	说明	没有	一星期少于10小时	一星期10~30小时	一星期多于30小时
有薪工作	患者从事有报酬的工作,而不是志愿性的工作。工作时数是以六个月为基础的平均数。例如:在过去六个月内,只工作了一个月,每周18小时,可记为每周最多10个小时	0	1	2	3

(3)工具性日常生活活动能力量表:见表 2-7。

表 2-7 工具性日常生活活动能力量表

以最近一个月的表现为准	
1.上街购物【□ 不适用(勾选"不适用"者,此项分数视为满分)】 □3.独立完成所有购物需求 □2.独立购买日常生活用品 □1.每一次上街购物都需要有人陪 □0.完全不会上街购物	勾选 1 或 0 者,列为失能项目

续表 2-7

以最近一个月的表现为准	
2.外出活动【□ 不适用(勾选"不适用"者,此项分数视为满分)】 □4.能够自己开车、骑车 □3.能够自己搭乘大众运输工具 □2.能够自己搭乘出租车但不会搭乘大众运输工具 □1.当有人陪同可搭出租车或大众运输工具 □0.完全不能出门	勾选1或0者,列为失能项目
3.食物烹调【□ 不适用（勾选"不适用"者,此项分数视为满分)】 □3.能独立计划、烹煮和摆设一顿适当的饭菜 □2.如果准备好一切佐料,会做一顿适当的饭菜 □1.会将已做好的饭菜加热 □0.需要别人把饭菜煮好、摆好	勾选0者,列为失能项目
4.家务维持【□ 不适用（勾选"不适用"者,此项分数视为满分)】 □4.能做较繁重的家事或需偶尔家事协助(如搬动沙发、擦地板、洗窗户) □3.能做较简单的家事,如洗碗、铺床、叠被 □2.能做家事,但不能达到可被接受的整洁程度 □1.所有的家事都需要别人协助 □0.完全不会做家事	勾选1或0者,列为失能项目
5.洗衣服【□ 不适用（勾选"不适用"者,此项分数视为满分)】 □2.自己清洗所有衣物 □1.只清洗小件衣物 □0.完全依赖他人	勾选0者,列为失能项目
6.使用电话的能力【□ 不适用（勾选"不适用"者,此项分数视为满分)】 □3.独立使用电话,含查电话簿、拨号等 □2.仅可拨熟悉的电话号码 □1.仅会接电话,不会拨电话 □0.完全不会使用电话	勾选1或0者,列为失能项目
7.服用药物【□ 不适用（勾选"不适用"者,此项分数视为满分)】 □3.能自己负责在正确的时间用正确的药物 □2.需要提醒或少许协助 □1.如果事先准备好服用的药物份量,可自行服用 □0.不能自己服用药物	勾选1或0者,列为失能项目

续表2-7

以最近一个月的表现为准	
8.处理财务能力【□ 不适用（勾选"不适用"者,此项分数视为满分）】 □2.可以独立处理财务 □1.可以处理日常的购买,但需要别人协助与银行往来或大宗买卖 □0.不能处理钱财	勾选0者,列为失能项目

注：上街购物、外出活动、食物烹调、家务维持、洗衣服等五项中有三项以上需要协助者即为轻度失能。

（二）认知与知觉功能评定

1.认知功能评定　认知功能的范围比较广泛,包括了整体认知功能、定向力、注意、记忆、执行功能、自我觉察等。常用的评定方法包括格拉斯哥昏迷量表（GCS）、简易精神状态评定量表（MMSE）、蒙特利尔认知评估（MoCA）、认知能力检查量表（CCSE）、洛文斯顿作业疗法认知评定成套量表（LOTCA）、神经行为认知状况测试（NCSE）、认知功能筛查量表（CASI）等。

（1）格拉斯哥昏迷量表（GCS）：评定是从睁眼、语言反应和运动反应三方面进行的,昏迷程度以三者分数相加来评估,得分越高,表示受试者意识状态越好。GCS总分为15分,最低分为3分。得分15分,表示意识清醒;12~14分为轻度意识障碍;9~11分为中度意识障碍;8分以下为昏迷。患者GCS总分达到15分时才有可能配合检查者进行认知功能评定,具体评分内容见表2-8。

表2-8　格拉斯哥昏迷评分量表

观察项目	反应	得分
睁眼（E）	自发性睁眼	4分
	呼唤睁眼	3分
	刺痛睁眼	2分
	对刺激无反应	1分
语言反应（V）	对人物、时间、地点等定向问题清楚	5分
	可应答,但有答非所问的情况	4分
	言语不流利,但字意可辨	3分
	言语模糊不清,字意难辨	2分
	任何刺激均无言语反应	1分

续表 2-8

观察项目	反应	得分
运动反应(M)	可按指令做出动作	6 分
	能确定疼痛的部位	5 分
	对疼痛刺激有肢体躲避反应	4 分
	疼痛刺激时,上肢异常性屈曲(去皮质强直)	3 分
	疼痛刺激时,上肢过伸(去大脑强直)	2 分
	对疼痛刺激无反应	1 分

（2）简易精神状态评定量表(MMSE)：MMSE 是一种广泛使用的认知功能筛查工具。主要评定受试者的定向力、注意力、简单计算、记忆、语言、动作计划和视空间能力,见表 2-9。评分标准:满分为 30 分。

表 2-9 简易精神状态评定量表

评定项目		评分
定向力 (10 分)	今年是哪一年	1,0
	现在是什么季节	1,0
	现在是几月份	1,0
	今天是几号	1,0
	今天是星期几	1,0
	你住在哪个省	1,0
	你住在哪个县(区)	1,0
	你住在哪个乡(街道)	1,0
	咱们现在在哪个医院	1,0
	咱们现在在第几层楼	1,0
记忆力 (3 分)	告诉您三种东西,我说完后,请您重复一遍并记住,稍后还会问您:皮球、国旗、树木(各 1 分,共 3 分)	3,2,1,0
注意力和计算力(5 分)	100-7=？连续减 5 次(93、86、79、72、65。各 1 分,共 5 分。若错了,但下一个答案正确,只记一次错误)	5,4,3,2,1,0
回忆能力 (3 分)	现在请您说出我刚才让您记住的那些东西	3,2,1,0

续表2-9

评定项目		评分
语言能力 (9分)	辨认能力:出示手表,问这个是什么东西	1,0
	辨认能力:出示钢笔,问这个是什么东西	1,0
	复述能力:我现在说一句话,请跟我清楚地重复一遍(四十四只石狮子)	1,0
	阅读能力:我给您一张纸,请您按我说的去做,"用右手拿着这张纸(1分),用两只手将它对折起来(1分),放在您的左腿上(1分)"	3,2,1,0
	三步命令:(出示写有"请闭上您的眼睛"的卡片)请您念一下这句话,并按上面的意思去做	1,0
	书写能力:请您写一句完整的句子(要有主语、谓语、宾语)	1,0
	结构能力 (出示图案)请你照上面图案画下来	1,0

(3)蒙特利尔认知评估(MoCA):MoCA是一个用来对轻度认知功能异常进行快速筛查的评定工具。分别从注意与集中、执行能力、记忆、语言、视结构技能、抽象思维、计算和定向力8个方面进行评定(详见表2-10)。MoCA对识别轻度认知障碍及痴呆的敏感性和特异性较高,耗时约15分钟,总分30分,在不同地区、不同版本的MoCA的划界分有差异,中文版MoCA多以26分为分界线,≥26分为认知正常,若受试者受教育年限小于12年,应在得分基础上加1分。

(4)洛文斯顿作业疗法认知评定成套量表(LOTCA):LOTCA评定内容包括定向、视知觉、空间知觉、动作应用、视运动组织。可用于评定脑血管病、脑外伤及中枢神经系统发育障碍等原因引起的认知功能障碍,见表2-11。

表2-10 蒙特利尔认知评估量表(MoCA)

MoCA 量表						
姓名：	性别：	年龄： 岁	受教育程度：	日期：	总分：	
视空间与执行功能						得分
（连线测验图 戊-结束、甲、1-开始、乙、2、丁、丙、4、3）[ ] [ ]			复制立方体	画钟表(11点过10分) 轮廓[ ] 数字[ ] 指针[ ]		__/5
命名						
狮子 [ ]		犀牛 [ ]		骆驼 [ ]		__/3
记忆	读出下列词语,然后由患者重复上述过程,重复2遍,5分钟后回忆。		面孔	天鹅绒	教堂	菊花	红色	不计分
		第一次						
		第二次						
注意	读出下列数字,请患者重复(每秒1个)。	顺背[ ]	21854			__/2
		倒背[ ]	742			
	读出下列数字,每当数字1出现时,患者敲一下桌面,错误数大于或等于2不给分。	[ ]52139411806215194511141905112				__/1
100 连续减7	[ ]93	[ ]86	[ ]79	[ ]72	[ ]65	__/3
	4~5个正确给3分,2~3个正确给2分,1个正确给1分,全部错误为0分。					
语言	重复:我只知道今天张亮是来帮过忙的人。[ ]					__/2
	重复:狗在房间的时候,猫总是躲在沙发下面。[ ]					
	流畅性:在1分钟内尽可能多地说出动物名字。[ ]_____(N≥11个名称)					__/1

续表 2-10

\multicolumn{9}{c}{MoCA 量表}	
抽象	词语相似性:香蕉--橘子=水果[ ]火车--自行车 [ ]手表--尺子							__/2
延迟回忆	回忆时不能提醒	面孔 [ ]	天鹅绒 [ ]	教堂 [ ]	菊花 [ ]	红色 [ ]	仅根据非提示记忆得分	__/5
	分类提示							
	多选提示							
定向	日期[ ] 月份[ ] 年代[ ] 星期几[ ] 地点[ ] 城市[ ]							__/6

表 2-11 LOTCA 检查内容

项目	项目类别	方法	分数区间	备注
定向	1.地点定向	问患者当时所在地点、城市、家庭住址、入院前逗留之处	1-8	
	2.时间定向	问患者星期几、月份、年份、季节,不看钟表估计当时时间,住院有多久	1-8	
视知觉	3.物体识别	让患者通过命名、理解、近似配对、相同配对来识别8种日常用品的图片:椅子、茶壶、手表、钥匙、鞋、自行车、剪刀、眼镜	1-4	
	4.形状识别能力	让患者通过命名、理解、近似配对来辨认8个不同形状的几何图形:正方形、三角形、圆形、长方形、菱形、半圆形、梯形和六边形	1-4	
	5.图形重叠识别	让患者辨认香蕉、苹果、梨以及钳子、锯子、锄头三者重叠在一起的图形	1-4	
	6.物体一致性识别	让患者辨别从特殊角度拍摄到的4幅物品的照片:汽车、铁锤、电话和餐叉。给出小汽车的前挡风玻璃、电话的后面、餐叉的侧面、铁锤的侧面	1-4	
空间知觉	7.身体方向	让患者先后伸出右手、左脚,用手触摸对侧的耳朵、大腿	1-4	
	8.与周围物体的空间关系	让患者指出房间内前、后、左、右4个不同方向上的4个不同物体	1-4	
	9.图片中的空间关系	给患者看一幅图片,然后说出图片中人物前、后、左、右的物体名称	1-4	

续表 2-11

项目	项目类别	方法	分数区间	备注
动作运用	10.动作模仿	让患者模仿评定者的动作	1-4	
	11.物品使用	让患者示范如何使用 4 组物体:梳子、剪刀和纸、信封、铅笔和橡皮	1-4	
	12.象征性动作	让患者模拟刷牙、用钥匙开门、用餐刀切面包、打电话等动作	1-4	
视运动组织时间	13.复绘几何图形	让患者临摹圆形、三角形、菱形、正方体和一个复合图形	1-4	
	14.复绘二维图形	让患者按照给定的图案绘出几何图形,包括一个圆形、一个矩形、两个三角形以及一些相关的形状	1-4	
	15.插孔拼图	让患者按照给定的图案,用插钉在塑料插板上插出相应的图形	1-4	
	16.彩色方块拼图	让患者按照给定的图案,用彩色方块拼出相应的立体图形	1-4	
	17.无色方块拼图	让患者按照给定的图案,用无色方块拼出相应的立体图形,并说出需要多少个方块	1-4	
	18.碎图复原	让患者按照给定的图案,用 9 块图案拼出一个彩色蝴蝶	1-4	
	19.画钟	让患者在一张画有一个圆形的纸上画出钟面,注明数字,并标出长短针指在 10:15 上	1-4	
思维操作	20.物品分类	让患者根据提供的 14 种物品(帆船、直升机、飞机、自行车、轮船、火车、小汽车、锤子、剪刀、针、螺丝刀、锄头、耙子),按不同的原则分类,并命名	1-5	
	21. Riska 无组织的图形分类	让患者将 3 种不同颜色(深褐色、浅褐色、奶油色)和 3 种不同的形状(箭头、椭圆、1/4 扇形)的塑料片(共 18 块),按一定的意图(如颜色或形状)分类	1-5	
	22. Riska 有组织的图形分类	与 21 检查方法相似,患者按照评定者出示的分类方法对 18 块塑料片进行分类	1-5	
	23.图片排序 A	给患者 5 张顺序打乱但内容有联系的图片,让患者排成合理的顺序,并描述故事情节	1-4	

续表2-11

项目	项目类别	方法	分数区间	备注
思维操作	24.图片排序B	给患者另外6张顺序打乱但内容有联系的图片,让患者排成合理的顺序,并描述故事情节	1-4	
	25.几何图形排序推理	给患者看一组按一定规律变化的几何图形,让患者按照图形的排列规律,继续排列下去	1-4	
	26.逻辑问题	让患者看4个逻辑文图(每次看1题),然后回答	1-4	
注意力及专注力		根据整个评定过程中患者的注意力及专注力情况评分	1-4	

评定所需时间: 评定过程完成: 一次完成: 2次或以上完成:

(5)认知功能筛查量表(CASI):与MMSE类似,检查内容包括定向、注意、心算、瞬时记忆、短时记忆、结构模仿、语言(命名、理解、书写)、概念判断等,检查时间15~20分钟,总分30分,小于或等于20分为异常,见表2-12。

表2-12 认知功能筛查量表(CASI)

序号	检查内容	评分
1	今天是星期几?	1
2	现在是几月份?	1
3	今天是几号?	1
4	今年是哪一年?	1
5	这是什么地方?	1
6	请说出872这三个数字	1
7	请倒数刚才说出的数字	1
8	请说出2597这四个数字	1
9	请听清975三个数字,然后数1~10,再重复说出刚刚听过的数字	1
10	请听清7569四个数字,然后数1~10,再重复说出刚刚听过的数字	1
11	从星期日倒数至星期一	
12	9+3等于几?	1
13	再加6等于几(9+3基础上)?	1
14	18减去5等于几?	1
	请记住下面几个词,一会儿我问你:帽子、汽车、大树、26	1

续表 2-12

序号	检查内容	评分
15	快的反义词是慢,上的反义词是什么?	1
16	大和硬的反义词是什么?	1
17	橘子和香蕉属于水果类,红和蓝属于哪一类?	1
18	你面前有几张纸币,你看是多少钱?	1
19	我刚才让你记住的词中第一个词是什么?	1
20	第二个词是什么?	1
21	第三个词是什么?	1
22	第四个词是什么?	1
23	计算:100-7	1
24	再减去7等于几?	1
25	再减去7等于几?	1
26	再减去7等于几?	1
27	再减去7等于几?	1
28	再减去7等于几?	1
29	再减去7等于几?	1
30	再减去7等于几?	1
总分		30

2.知觉功能评定 临床上常见的知觉障碍有单侧忽略、躯体构图障碍、空间关系障碍、失认症及失用症。常用的评定方法包括 Albert 划消测试、线段二等分试验、画图试验、功能性测试,具体参见本书第四章内容。

(三)生活质量评定

生活质量(quality of life,QOL),是指个人在其所处文化和价值系统背景下,参照目标、期望和关注对自己生活状态的感受与评价。

生活质量评定的主要工具是量表,一般可分为两类:一类为普适性量表,用于一般人群生存质量的测定,如世界卫生组织生活质量测定简表(WHOQOL-BREF)、世界卫生组织生活质量量表-100(WHOQOL-100)、健康调查简表(SF-36)、生活质量指数、生活满意指数量表等;另外一类为疾病专用量表,用于特定人群的评定,如疾病影响调查表脑卒中用量表-30(SA-SIP30)。

(四)社会心理功能评定

社会心理功能是指与社会相互作用和处理情绪的一种能力,包括心理技能、社会技能、自我管理技能等。常用的社会心理功能评定方法包括焦虑自评量表(SAS)、抑郁自评量表(SDS)、汉密尔顿抑郁量表(HAMD)、汉密尔顿焦虑量表(HAMA)、社会支持评定量表、作业活动问卷、社会生活能力概况评定问卷、社会功能缺陷筛选量表等。

(五)职业能力评定

常用的职业能力评定法包括职业能力倾向自我评定量表、林氏就业评估量表、GUL-HEMP工作分析系统、Valpar工作模拟样本评估以及微塔法定向和工作评定测试等,详见本书第十二章内容。

(六)作业需求评定

作业需求评定可以通过阅读病历、访谈、观察等方法来确定患者的作业需求,也可以通过量表法进行评定。通常采用加拿大作业表现测量表(Canadian occupational performance measure,COPM)进行评定。COPM是一种基于以患者为中心的治疗模式设计的评定方法,通过半结构式访谈方式评价患者对作业表现的自我感知,是以患者意愿确立主要治疗目标的评定方法。体现了以患者为中心的作业实践模式。COPM具有较好的可靠性,有助于确定治疗目标和制订治疗计划,任何疾病和年龄均可使用。

知识链接

"以患者为中心的服务"

以患者为中心的服务(patient-centered care)是2014年公布的全科医学与社区卫生名词。在生物-心理-社会医学模式下,充分尊重每一位患者,正确处理治疗疾病与管理患者的关系,对患者做出整体评价和个体化干预计划,在诊疗中同时了解患者的病情、就诊目的、期望、担心、情感状态、文化价值观及有关就医背景等的服务。

作为一名优秀的作业治疗师,我们需要在患者首次就诊时,了解患者此次就诊的主要目的,并根据患者的就诊目的与期望,结合作业功能评定的结果,全面综合地制定个性化的作业治疗方案。

(七)环境评定

环境评定包括居住环境评定、工作环境评定及社区环境评定等。其中工作环境的评定包括外环境、工作所需躯体功能的评定及人体功效学分析、工作区的评定、公共设施与场所的评定,详见表2-13。居家环境评定与社区环境评定,详见本书第十一章内容。

表2-13 工作环境评定

评定内容	评定要点
外环境评定	停车场与办公地点之间的距离
	停车场有无残疾人专用停车位及其标志
	残疾人停车面积是否阻抑进行轮椅转移
	残疾人停车位是否便于停放和进出
	残疾人专用停车位数量
	停车场与路沿之间有无斜坡过渡
	建筑物入口有无供轮椅使用者专用的无障碍通道以及引导标识
工作所需躯体功能的评定及人体功效学分析	通过在工作现场进行工作模式与人体姿势或体位之间关系的评定,找出已经存在或潜在的、可引起康复对象肌肉、韧带、骨骼损伤的危险因素
工作区的评定	照明、温度、座椅种类、工作面的种类,高度和面积
	被评定者坐在轮椅中时,其活动空间以及安置的水平和垂直活动范围等
公共设施与场所的评定	如地面、上下电梯、洗手间、公用电话等

(八)运动功能的评定

运动功能的评定包括关节活动度、肌力、肌张力、运动控制、协调能力、耐力、精细运动等方面的评定。

第三节　作业活动分析

一、作业活动分析的概念

作业活动分析是指分析具体一个人在实际环境中想要做或需要做的作业活动的表现,是考察患者实际作业表现与作业活动需求与环境之间动态关系的过程。

作业活动分析的目的为明确患者在实际环境中特定的作业表现潜能和会遇到的潜在的问题。在患者的康复过程中,对于活动的分析程度将会影响着评定与治疗的质量,对患者回归家庭与社会有着指导意义。

> **知识链接**
>
> **活动分析**
>
> 活动分析是指在作业治疗过程中评估患者在活动中的主动性和活动的行为构成,是对一项治疗性活动的基本行为构成,以及患者能够完成该活动所应具备的功能水平的分析认识过程。在作业治疗流程中评估、干预和成效评估的每个步骤中,活动分析都是其中的一部分。
>
> 进行活动分析可以帮助治疗师理解活动的治疗价值,评定患者的作业表现,确定个体因素与环境因素对作业表现的影响,确定作业活动的分级或者调试的方法以改善作业表现。

二、作业活动分析的内容

作业活动分析的内容包括活动的名称,活动的适合性,活动所需的物品,活动所需要的空间,社会需求,活动的时间、顺序、模式,活动所需的技能,身体结构和功能,活动时的注意事项,活动的难易程度等。

三、作业活动分析的方法

1.活动行为评定　包括活动行为构成评定(表2-14)和活动行为场景评定(表2-15)。根据评定得分结果,确定患者完成作业活动的情况。同时得分结果有助于比较作业治疗前后的效果,可用于疗效的判断,为选择最佳的作业治疗方案提供依据。

表2-14　活动行为构成评定

项目名称:

行为构成	活动范畴	活动所需功能			目前患者功能			说明（如不需要可以标识为"无"）
		大	中	小	大	中	小	
A.感觉运动构成		—	—	—	—	—	—	—
1.感觉								
a.感觉意识								
b.感觉过程		—	—	—	—	—	—	—
(1)触觉								

续表 2-14

项目名称：

行为构成 \ 活动范畴	活动所需功能			目前患者功能			说明（如不需要可以标识为"无"）
	大	中	小	大	中	小	
(2)本体觉							
(3)前庭							
(4)视觉							
(5)听觉							
(6)味觉							
(7)嗅觉							
c.知觉过程	—	—	—	—	—	—	
(1)实体觉							
(2)运动觉							
(3)疼痛反应							
(4)躯体辨别							
(5)左右辨别能力							
(6)物体辨别							
(7)空间定位							
(8)视遮盖分辨							
(9)物体前后辨别							
(10)深度感知能力							
(11)空间关系辨别							
(12)局部定向							
2.神经肌肉骨骼	—	—	—	—	—	—	
a.反射							
b.关节活动度							
c.肌张力							
d.肌力							
e.耐力							
f.姿势控制							

续表 2-14

项目名称：

行为构成 \ 活动范畴	活动所需功能			目前患者功能			说明（如不需要可以标识为"无"）
	大	中	小	大	中	小	
g.姿势定位							
h.软组织完整性							
3.运动能力	—	—	—	—	—	—	
a.粗大运动协调							
b.越中线运动							
c.单侧性运动							
d.双侧整合运动							
e.运动控制能力							
f.改变惯性运动							
g.精细协调与灵活性							
h.手-眼协调能力							
i.听-运动控制能力							
B.认知整合与构成	—	—	—	—	—	—	
1.警觉水平							
2.定向定位							
3.辨认							
4.注意力维持							
5.活动开始							
6.活动终止							
7.记忆能力							
8.排序能力							
9.分类能力							
10.概念格式化							
11.位置归纳能力							
12.解决问题能力							
13.学习能力							

续表 2-14

项目名称：

行为构成 \ 活动范畴	活动所需功能			目前患者功能			说明 （如不需要可以 标识为"无"）
	大	中	小	大	中	小	
14.归纳能力							
C.社会心理技能构成	—	—	—	—	—	—	
1.心理能力	—	—	—	—	—	—	
a.价值观							
b.兴趣							
c.自我认识能力							
2.社会能力	—	—	—	—	—	—	
a.角色活动能力							
b.社会品行							
c.社交能力							
d.自我表达能力							
3.自我保护能力	—	—	—	—	—	—	
a.应对技巧							
b.时间控制能力							
c.自控能力							

表 2-15　活动行为场景评定

项目名称：

活动行为场景 \ 活动范畴	活动所需场景			目前患者场景			说明 （如不需要可以 标识为"无"）
	大	中	小	大	中	小	
A.时空方面	—	—	—	—	—	—	
1.年龄							
2.发育							
3.生命周期							
4.残疾状况							

续表 2-15

项目名称：

活动行为场景	活动范畴	活动所需场景			目前患者场景			说明 （如不需要可以 标识为"无"）
		大	中	小	大	中	小	
B.环境		—	—	—	—	—	—	
1.物质环境								
2.社会环境								
3.文化环境								

说明：①大：完成活动时的功能需要（或已有）较高级的水平，计3分。

②中：完成活动时的功能需要（或已有）普通的水平，计2分。

③小：完成活动时的功能只需要（或已有）较低的水平，计1分。

④无：完成活动时不需要（或不具有）此项功能，计0分。

2.简单分析法　参与此项作业活动的人是谁（who），何时进行此项作业活动（when），完成的作业活动是什么（what），在哪里完成作业活动（where），为什么要做这项作业活动（why），这项作业活动怎么完成的（how）。

3.详细分析法　对完成作业活动在运动、感觉、智能、知觉、情绪及情感、社会属性、自主性、文化背景等方面进行分析。

（1）运动：了解患者的姿势，物体的位置以及在活动中患者和物体的位置是否有变化；分析在运动中参与的关节、肌肉活动范围如何，规定的特殊动作及活动范围，单侧或双侧以及速度或节律。包括肌力、关节活动度、平衡、协调、姿势控制、反射、步态等。

（2）感觉：通过图形/背景、空间结构、形状、颜色和色泽辨别了解视觉，通过言语、声音信号理解判断听觉，通过特殊的气味明晰嗅觉，通过与烹调有关的活动了解味觉，通过温度觉、实体觉、位置觉和运动觉分析了解躯体感觉。

（3）智能：包括对学习能力、解决问题的能力、逻辑思维能力、交流能力和组织能力等进行分析。

（4）知觉：以各种类型的失认症、失用症、躯体构图障碍以及视觉辨别功能障碍的有无来确定。

（5）情绪及情感：活动要求可提供发明和独创性、破坏和进攻性，满足感，表达情感、态度和感受，控制冲动，独立性，现实感，应付应激。

（6）社会属性：活动要求可提供单独或小组活动，共同协作，相互交流，合用设备、工具、材料，考虑他人的需要和安全，竞争意识，现实感，角色的扮演。

（7）自主性：活动要求可提供发展计划、组织、发起和决策能力。

（8）文化背景：活动要求与患者的价值观、承担的角色和生活习惯相适应。

4.作业表现分级代码 作业表现分级代码(表2-16)是作业治疗师进行作业活动分析的重要工具之一,能够帮助作业治疗师迅速发现患者障碍出现在哪个层级上,有助于帮助治疗师分析导致问题的原因,并确定可能有效的解决办法,为患者回归生活与社会提供作业活动分级与简化的依据。

表2-16 作业表现分级代码

代码	类别	各层级的含义与内容
G	作业组别(occupational grouping)	根据主题进行分组,主要由个人或社会命名的一组作业活动,包括自理活动、生产活动、休闲活动
F	作业活动(occupation)	一组有意义的活动,持续或有规律地进行,特别是指主要的、占主导地位的活动
E	活动(activity)	包含一个或一组任务
D	任务(task)	一个或一组涉及工具使用的行动
C	行动(action)	一组有目的的、能被观察到的、有产品或结果的运动模式,可以涉及物料的使用,不能被动完成,所有的行动都含有身体、认知和情感的成分
B	运动模式(movement pattern)	能够被观察到的,由一个或多个关节完成的运动动作
A	随意运动(voluntary movement)	受意识控制、主动完成,围绕一个关节的简单运动,所有的随意运动都含有身体、认知和情感的成分

作业表现的水平与患者康复的结局关系密切,作业表现的层级越高,表明患者的个人能力水平越高,获得更高作业表现层级水平的功能独立的机会就越大。如果个体的作业表现层级仅限于随意运动或数量极少的运动模式水平,意味着依靠患者个人能力获得更高作业表现层级水平功能独立的机会就越小,需要更多地依赖于环境提供更多的支持,需要活动的简化或替换。

【岗位对接】

康复医学治疗技术(士/师)考试大纲与内容精要

(一)日常生活活动能力的定义(专业知识——熟练掌握)

日常生活活动(ADL)是指一个人为了满足日常生活的需要每天所进行的必要活动。包括基础性日常生活活动(BADL)和工具性日常生活活动(IADL)两部分。

1.基础性日常生活活动(BADL) 基础性日常生活活动是人维持最基本的生存、生活需要所必需的每日反复进行的活动,包括自理和功能性移动两类活动。自理活动包括进食、梳妆、洗漱、洗澡、如厕、穿衣等,功能性移动包括翻身、从床上坐起、转移、行走、驱动轮椅、上下楼梯等。

2.工具性日常生活活动(IADL)　工具性日常生活活动是人维持独立生活所必要的一些活动,包括使用电话、购物、做饭、家事处理、洗衣、服药、理财、使用交通工具、处理突发事件以及在社区内的休闲活动等。IADL 是在 BADL 基础上实现人的社会属性的活动,是维持残疾人自我照顾、健康并获得社会支持的基础。

(二)日常生活活动能力评定的目的、内容、方法(专业知识——掌握)

1.评定目的　①确立日常生活活动的独立程度;②确定哪些日常生活活动需要帮助,需要何种帮助以及帮助的量;③为制订康复目标和康复治疗方案提供依据;④为制订环境改造方案提供依据;⑤观察疗效,评估医疗质量。

2.评定内容　体位转移能力、卫生自理能力、行走及乘坐交通工具能力、交流能力、社会认知能力等。

3.评定方法　包括回答问卷法、观察法以及量表检查法。BADL 常用的评定量表包括 Barthel 指数、Katz 指数、PULSES、修订的 Kenny 自理评定等。IADL 常用量表有功能活动问卷(FAQ)、快速残疾评定量表(RDRS)等。其中 Barthel 指数是临床应用最广、研究最多的 BADL 评定方法,不仅可以用来评定患者治疗前后的 ADL 状态,也可以预测治疗效果、住院时间及预后。

(三)Barthel 指数的评定内容、标准、结果判断(专业实践能力——熟练掌握)

1.评定内容　Barthel 指数包括 10 项内容,根据是否需要帮助及其程度分为 0 分、5 分、10 分、15 分 4 个等级。

2.评分标准　具体内容详见本章节学习精要。

3.结果判断　具体内容详见本章节学习精要。

(四)工具性日常生活能力评定(专业实践能力——掌握)

功能活动问卷(FAQ)是 Pfeiffer 于 1982 年提出,并于 1984 年进行了修订。此表原用于研究社区老人的独立性和轻症老年性痴呆,评定内容、评分标准及结果分析详见本章节学习精要。

(五)生存质量评定(专业实践能力——掌握)

1.评定方法　生活质量(QOL)分为自我报告法、询问法和观察法。自我报告法是被调查者直接填写量表,回答有关问题,此方法能直接反映被调查者的思考方法,在调查项目的内容不能理解的情况下,可能有适度提示的情况。询问法是通过询问患者或家属来填写 QOL 量表，但有可能发生检查者诱导被检者思路的情况，所以谨慎把握调查的内容和项目很重要，必要时可由两名检查者共同参加调查。观察法是通过观察患者的表现给予评分。

2.评定标准　在量表评定中，通常将反映障碍程度的提问的备选答案分为 2~3 个等级或 5~6 个等级供被检者选择。每一个等级赋予一定的分值，得分结果用于被检者之间或个体变化的比较。

对于 QOL 评定有多种评定方法，各自具有不同的特点并反映生活质量的不同侧面（即侧重点不同）。各种评定量表（方法）的构成要素、分值的比较总结于表 2-17 中。

表 2-17　各种评定量表（方法）的构成要素、分值的比较

评定法构成要素	客观的 QOL							主观的 QOL				分类		评分制
	生物水平	个人水平	社会水平					幸福感满足感	生存价值	自我实现	心理状态	领域	项目	
	健康	ADL	人际关系	工作经济	参与社会	娱乐	环境							
WHO-QOL-26	○	○	○	○		○	○	○			○	5	26	5
自我填写问卷（QUIk）	○		○					○			○	4	50	2
人生的质量及 QOL 的评定法	○	○	○						○			5	29	5
健康状况调查问卷（SF-36）	○	○	○								○	8	36	5
ESCROW Profile		○										6	26	4
老年活动能力指标		○	○									3	12	2
PGC 改定版								○		○	○		17	2
日常生活满意度 A（LSIA）								○		○			20	3
日常生活满意度（SDL）								○		○		7		5

3.结果分析

（1）生活质量影响因素的分析：对各种因素进行研究，明确分析各因素之间的相关性，发现重要的相关因素，找出问题，判断患者不能完成生活自理、回归社会和家庭的影响因素。

（2）根据研究分析结果，找出影响生活质量的重要因素，提出有针对性的治疗方案。

(六)作业活动分析的概念(专业知识——掌握)

作业活动分析是对一项活动的基本组成成分以及患者能够完成该活动所应具备的功能水平的认识过程。

(七)作业活动特征与作业活动分析(专业实践能力——掌握)

1.作业活动的生物力学分析和神经发育分析
(1)生物力学分析。
(2)神经发育分析。
2.作业分析形式
(1)简单分析(6w分析法):①明确活动的方式(how);②选择活动类型(what);③分析选择活动的理由(why);④确定活动的场地(where);⑤参与对象(who);⑥确定时间(when)。
(2)详细分析:首先要对患者进行一般性情况的分析;明确活动的动作组成成分;逐一分析患者完成这些动作所需要的技能和素质,如运动、感觉、认知、心理等;除考虑上述方面技能和素质、标准外,还要根据患者性别、年龄、文化程度、个人兴趣、设备条件等进行选择。

总之,活动分析是从肌力运动、关节运动上对其连续动作进行部分的或整体的动态掌握,判断其中的哪一部分对治疗有效。作业活动分析的结果是帮助治疗师选择合适的、有治疗效果的作业活动,以便在开始制订作业治疗处方时就能做到心中有数,通过作业治疗改善患者的功能。作业治疗的作业项目要考虑到患者所有因素之后再选定。

【习题】

一、选择题

(A型题)

1.Barthel 指数得分为 65 分,提示患者自理程度为 （　　）
A.基本自理　　　　　　　　B.完全需要帮助
C.生活需要少量帮助　　　　D.生活需要大量帮助
E.完全自理程度

2.以下关于 FIM 量表说法错误的是 （　　）
A.FIM 评定包括六个方面,共 18 项
B.得分越高,说明患者的独立水平越高
C.总分最低分为 0,最高分为 126 分
D.不仅可评定躯体功能,还可对言语、认知和社交功能进行评定

E.得分18分,提示患者独立水平为完全依赖

3.在下列量表中,用于认知功能筛查,敏感性好,易操作的量表是 （　）

A.Barthel　　　　　　　　　　B.Frenchay 活动指数

C.FIM　　　　　　　　　　　　D.MMSE

E.FAQ

4.关于 LOTCA 认知评定,下列说法错误的是 （　）

A.评定内容包括定向、视知觉、空间知觉、动作应用、视运动组织

B.得分越高,认知功能提示越差

C.评定方法简单,实用,具有信度、效度高的特点

D.评定的时间约为 30 min

E.用于评定脑血管病、脑外伤及中枢神经系统发育障碍等原因引起的认知功能障碍

5.需要对患者进行活动分析的阶段是在 （　）

A.治疗开始　　　　　　　　　　B.治疗中

C.治疗结束　　　　　　　　　　D.治疗开始,治疗结束

E.治疗开始,治疗中,治疗结束

6.患者,男性,65 岁,脑卒中后 1 月。目前表现为可控制大小便,进食可在少量帮助下完成,其余项目均不能完成。根据患者目前情况,Barthel 指数评分为 （　）

A.60 分　　　　　　　　　　　B.45 分

C.15 分　　　　　　　　　　　D.20 分

E.25 分

7.不属于作业治疗评定内容的是 （　）

A.肌力评定　　　　　　　　　　B.认知评定

C.感觉评定　　　　　　　　　　D.心肺功能评定

E.社会心理功能评定

8.作业治疗评定是临床康复评定的一部分,除通常康复功能评定的基本内容外,作业治疗评估更强调哪项 （　）

A.患者整体活动的独立性　　　　B.患者肢体功能的水平

C.患者的认知状况　　　　　　　D.患者对治疗活动的配合程度

E.患者的生活独立水平

9.在作业表现分级代码中,一组有目的的、能被观察到的、有产品或结果的运动模式归属的类别是 （　）

A.行动　　　　　　　　　　　　B.作业活动

C.运动模式　　　　　　　　　　D.随意运动

E.作业组别

10.关于 COPM,下列说法错误的是 （　）

A.是一种以患者为中心,治疗师意愿为主要治疗目标的评估方法

B.包括患者对自身完成作业活动表现的满意度

C.COPM有助于确定治疗目标和制订治疗计划

D.COPM主要观察日常生活活动、工作和休闲活动三方面

E.帮助治疗师和患者确立功能受限的活动项目

(X型题)

1.在下列量表中,可以用于评估患者ADL的是 （ ）

A.WAB B.Barthel指数

C.Berg量表 D.FIM

E.FAQ

2.作业活动分析的具体内容包括 （ ）

A.患者的家庭生活背景

B.患者自身及家属的作业活动需求

C.完成作业活动时是否需要帮助

D.作业活动所需的技能

E.患者的性别

3.影响作业表现的主要因素包括 （ ）

A.从事作业个体的机体结构及功能效用

B.作业活动相关的物理环境因素

C.作业活动本身的特点

D.患者的角色特点

E.作业活动相关的社会环境因素

二、判断题

（　）1.作业活动既是作业治疗的手段,又是作业治疗应获得的目的。

（　）2.在作业治疗中,不能盲目地选一项活动作为作业治疗活动,而要了解这种活动的作用,分析患者对这种活动所需要的技能。

（　）3.COPM是一种以患者为中心的评估和指导作业治疗实践的工具。

（　）4.在Barthel指数中,得分60分以上者提示康复治疗的效益最大。

（　）5.在作业治疗评定时要重视发挥作业治疗师的主动性。

（　）6.作业表现的水平与患者康复的结局关系密切,作业表现的层级越低,表明患者的个人能力水平越高。

三、填空题

1.作业治疗的活动特性包括_____、_____、_____、_____、_____、_____、_____、_____、_____。

2.作业活动既是作业治疗的_____,又是作业治疗应获得_____。

3.格拉斯哥昏迷量表评分,按检查时患者的_____、_____、_____反映情况给予评分。

4.在 IADL 量表中效度较高且项目较全面,在 IADL 评定时提倡首先使用的量表是_____。

5.COPM 体现了_____作业实践模式。

6.LOTCA 评定内容包括_____、_____、_____、_____、_____五个方面。

四、名词解释

1.作业活动分析　　　　　　　　　2.生活质量

3.BADL　　　　　　　　　　　　4.IADL

5.以患者为中心

五、简答题

1.简述作业评定的目的。

2.Barthel 指数的主要内容。

3.作业活动分析的内容。

4.简述常用的作业评定方法包括哪些?

【参考答案】

一、选择题

(A 型题)

1.A　2.C　3.D　4.B　5.E　6.E　7.D　8.A　9.A　10.A

(X 型题)

1.BDE　2. ABCDE　3. ABCE

二、判断题

1.√　2.√　3.√　4.×　5.×　6.×

三、填空题

1.目的性　选择性　科学性　实用性　有效性　差异性　趣味性　主动性　灵活性　社会性

2.手段　目的

3.睁眼　语言反应　运动反应

4.功能活动问卷(FAQ)

5.以患者为中心

6.定向　视知觉　空间知觉　动作应用　视运动组织

四、名词解释

1.作业活动分析:是指分析具体一个人在实际环境中想要做或需要做的作业活动的

表现,是考察患者实际作业表现与作业活动需求与环境之间动态关系的过程。

2.生活质量:生活质量(QOL),是指个人在其所处文化和价值系统背景下,参照目标、期望和关注对自己生活状态的感受与评价。

3.BADL:基础性日常生活活动,是人维持最基本的生存、生活需要所必需的每日反复进行的活动,包括自理和功能性移动两类活动。自理活动包括进食、梳妆、洗漱、洗澡、如厕、穿衣等,功能性移动包括翻身、从床上坐起、转移、行走、驱动轮椅、上下楼梯等。

4.IADL:工具性日常生活活动,是人维持独立生活所必要的一些活动,包括使用电话、购物、做饭、家事处理、洗衣、服药、理财、使用交通工具、处理突发事件以及在社区内的休闲活动等。IADL是在BADL基础上实现人的社会属性的活动,是维持残疾人自我照顾、健康并获得社会支持的基础。

5.以患者为中心:是指充分尊重每一位患者,正确处理治疗疾病与管理患者的关系,对患者做出整体评价和个体化干预计划,在诊疗中同时了解患者的病情、就诊目的、期望、担心、情感状态、文化价值观及有关就医背景等的服务。

五、简答题

1.简述作业评定的目的。

答:作业评定与治疗强调以患者为中心,把患者的治疗需求作为基点。根据评定结果及活动分析,可以明确患者的作业表现障碍、功能障碍及其程度,为患者制定适宜的治疗目标及治疗方案。作业评定与康复评定相同,需要贯穿治疗的始终。通过各个阶段的评定,可以判断治疗效果、比较治疗方案的优劣,及时调整治疗计划,留下医疗文书依据。

2.Barthel 指数的主要内容。

答:Barthel 指数(BI)是目前临床应用最广、研究最多的一种 ADL 能力评定方法。评定内容包括进食、床椅转移、修饰、如厕、洗澡、步行、上下楼梯、穿衣、大便控制、小便控制等 10 项内容。满分为 100 分,评出分数后,可以按下列标准判断患者 ADL 独立程度(5级):0~20 分者为极严重功能缺陷,ADL 完全依赖;25~45 分者为严重功能缺陷,ADL 重度依赖;50~70 分者为中度功能缺陷,ADL 中度依赖;75~95 分者为轻度功能缺陷,ADL 轻度依赖;100 分者为 ADL 自理。

60 分以上者为虽然有轻度残疾,但生活基本自理;40~60 分者为中度残疾,生活需要帮助;20~40 分者为重度残疾,生活需要很大帮助;20 分以下者为完全残疾,生活完全需要帮助。

3.作业活动分析的内容。

作业活动分析的内容包括活动的名称,活动的适合性,活动所需的物品,活动所需要的空间,社会需求,活动的时间、顺序、模式,活动所需的技能,身体结构和功能,活动时的注意事项,活动的难易程度等。

4.简述常用的作业评定方法包括哪些。

(1)日常生活活动能力评定:基础性日常生活活动能力评定包括 Barthel、FIM、功能独立性量表,工具性日常生活活动能力评定包括功能活动问卷、Frenchay 活动指数、工具性日常生活活动能力量表。

（2）认知与知觉功能评定：认知功能评定包括格拉斯哥昏迷量表、简易精神状态评定量表、蒙特利尔认知评估、洛文斯顿作业疗法认知评定成套量表、认知功能筛查量表；知觉功能评定包括 Albert 划消测试、线段二等分试验、画图试验、功能性测试等。

（3）生活质量评定。

（4）社会心理功能评定。

（5）职业能力评定。

（6）作业需求评定。

（7）环境评定：包括居住环境评定、工作环境评定及社区环境评定等。

（8）运动功能的评定：关节活动度、肌力、肌张力、运动控制、协调能力、耐力、精细运动等方面的评定。

（李婉莹　司雷婕）

第三章 日常生活活动能力训练

【学习目标】
1. 掌握日常生活活动能力训练的概念、基本方法及临床常见疾病的体位摆放方法。
2. 熟悉日常生活活动能力训练的内容。
3. 了解日常生活活动能力训练的注意事项。
4. 能根据康复医学理论和作业治疗的特点,针对不同的患者开展日常生活活动能力的训练,制定出个性化的作业治疗方案。

【学习内容精要】

第一节 概述

一、概念

日常生活活动是指人们为了维持独立生活而每天所必须反复进行的、最基本的一系列身体动作,即进行衣、食、住、行、个人卫生等日常生活的基本活动,是每个人从事学习、生产劳动或娱乐活动的基础。日常生活活动分为基础性日常生活活动(BADL)和工具性日常生活活动(IADL)。

二、目的

(1)建立患者的自我康复意识,充分发挥其主观能动性,提高其自信心,重建独立生活的激情。

(2)建立或维持患者基本的日常生活活动,调动并挖掘其自身潜力,使其达到生活自理或把对他人的依赖程度降至最低。

(3)进一步改善患者的躯体功能,包括关节的灵活性、机体的协调性与平衡能力,以适应日后回归家庭、重返社会的需要。

(4)通过在日常生活环境中进行训练,并对特定动作进行分析,找出患者存在的主要问题,提出解决问题的方法;给予患者使用辅助具或自助具方面的建议,使其在辅助性装置帮助下,达到最大限度生活自理。

三、原则

(1) 了解患者及其家属对日常生活活动训练的要求,充分调动患者及家属参与训练的积极性。

(2) 了解患者目前的功能水平、病程阶段,找出影响其生活独立性的主要问题所在,提出相应的训练目标。

(3) ADL 训练应以目标为中心,满足患者的社会角色与个人需求。例如,对于年轻人需要重返工作者,训练的重点是放在患手而不是健手上,并尽早接受训练。

(4) ADL 训练应由易到难,从简单到复杂,突出重点。训练中,可将每一动作分解成若干个部分进行练习,熟练后再结合起来整体练习。

(5) ADL 训练最好让患者能在真实的,有居室、卫生间、厨房等家具设备的环境中进行,如家庭就是最好的 ADL 训练场所。

(6) ADL 训练时间最好与患者作息时间相吻合,如进食活动在中、晚餐中进行训练,更衣活动应在早晨或晚间进行训练。

(7) 患者在进行 ADL 训练时,可适时充分地配合其他治疗性活动和功能锻炼,以促进患者机体体能的恢复,增加关节活动度,增强肌力和提高动作的协调性等。

第二节　日常生活活动能力训练内容及步骤

一、日常生活活动能力训练内容

(一) 床上活动

床上活动包括床上翻身、床上卧位移动、桥式运动、床上坐起与躺下及床上移动等内容。

(二) 转移活动训练

转移活动训练包括站立与坐下、床-椅之间的转移及轮椅活动、室内外行走及乘坐交通工具等内容。

(三) 自我照顾训练

自我照顾训练包括更衣、饮食、个人卫生等内容。

(四)家务活动训练及社会活动训练

家务活动内容较为丰富,如洗衣、做饭、购物、清洁卫生、经济管理、照料小孩等。社会活动能力体现一个人在社会中的角色及适应行为和能力,其训练内容主要包括上街购物、使用交通工具、进餐馆就餐、到公共场所娱乐及与他人交流等。

二、日常生活活动训练的步骤

日常生活活动训练步骤可大致分为以下几个阶段。

(一)收集资料

日常生活活动训练开始之前需要收集相关的资料,主要包括以下几方面:身体因素、精神心理因素、社会和环境因素。

(二)评价分析

(1)分析患者的表现及与其表现有关的问题。

(2)观察患者并用基本成分来比较他的表现,选出患者可能完成的动作,并以此决定训练的程序,首先训练最常用的、较易掌握的动作。

(3)分析日常生活动作群是由哪些动作组成的,将其分解成一些基本动作,最后将基本动作结合起来,从而完成一项日常生活活动过程。

(三)确定目标

综合分析结果,根据患者的具体情况确定目标。训练目标可以由患者及治疗师共同协商确定。

(四)实施训练

结合患者的具体情况选择适当的训练方法。例如瘫痪的患者,可以通过各种适宜的方法来辅助和代偿其丧失的功能,改善和实现其独立性。

第三节 日常生活活动能力训练的方法

一、床上活动训练

(一)偏瘫患者的床上活动训练

1.偏瘫患者床上翻身

(1)偏瘫患者向患侧翻身。

(2)偏瘫患者向健侧翻身。

(3)偏瘫患者床上翻身注意事项。

1)偏瘫患者向患侧翻身时,患侧上肢应置于身体前方,稍外展,防止患侧肢体受压。

2)治疗人员站在患者的患侧保护患者。

3)偏瘫患者向健侧翻身首次不能完成时,治疗师可以协助完成屈髋屈膝及骨盆的转动。

4)偏瘫患者向健侧翻身时,尽量使患侧肩部前伸,患肢置于身体前方,防止患侧忽略导致患肩被牵拉脱位、疼痛。

2.偏瘫患者的床上卧位移动

(1)偏瘫患者床上横向移动。

(2)偏瘫患者床上纵向移动。

3.偏瘫患者桥式运动 桥式运动训练是偏瘫患者床上活动训练的难点,并对患者骨盆的控制、平衡稳定及以后的步态训练均有重要的意义。

(1)桥式运动的方法。

(2)桥式运动的注意事项。

1)患者抬起臀部时尽可能伸髋。

2)双足平放于床面,足跟不能离床。

3)患者不能完成时,治疗师可以协助固定患侧的膝部和踝部,当臀部抬起时在膝部向足端加压。

4)完成动作时双膝关节尽可能并拢,防止联带运动的出现,诱发痉挛。

4.偏瘫患者床上坐起

(1)偏瘫患者辅助坐起。

(2)偏瘫患者独立从健侧坐起:这种活动方式患者较容易完成,并且较为安全,但是可以引起患者出现联带运动模式,也容易使患者忽略其患侧。

(3)偏瘫患者独立从患侧坐起。

（4）偏瘫患者床上坐起的注意事项。

5.偏瘫患者床边坐位到卧位

（1）偏瘫患者独立从患侧躺下。

（2）偏瘫患者独立从健侧躺下。

（3）偏瘫患者辅助躺下。

（二）脊髓损伤患者的床上活动训练

不同节段脊髓损伤患者的预后不同，因此要到达的功能性目标也不同，如 C_6 完全性损伤患者伸肘、屈腕能力较弱，手功能丧失，患者只能利用上肢甩动的惯性，头颈、肩胛带的旋转带动躯干、骨盆及下肢转动完成翻身动作。C_7 完全性损伤患者因肱三头肌有神经支配，因此能较容易完成翻身动作。

1.脊髓损伤患者床上翻身　脊髓损伤患者受累肢体瘫痪，翻身困难，如果患者在床上长期固定于一种姿势，容易出现压疮，也不利排痰，久之可造成肺部感染，所以应每1~2小时翻一次身，以防止并发症。对早期患者应避免做脊柱的旋转动作，以免影响脊柱的稳定。急性不稳定期过后，可开始翻身训练。

（1）C_6 完全性损伤者独立从仰卧位到俯卧位翻身（向右侧翻身）。

（2）胸、腰段脊髓损伤患者的翻身训练：由于此类患者上肢功能完全正常，躯干肌肉部分麻痹或正常，下肢完全瘫痪或部分瘫痪，能够较容易地独立完成床上翻身，可采用 C_6 损伤患者的独立翻身方法或直接利用肘部和手的支撑向一侧翻身。

（3）四肢瘫患者在辅助下从仰卧位到侧卧位的翻身动作。

2.脊髓损伤患者床上坐起及躺下　脊髓损伤患者坐起时，需要躯干具备一定的肌力和至少一侧上肢的伸展功能，所以 C_7 损伤的患者可以从仰卧位直接坐起，而 C_6 损伤的患者则需翻身至侧卧或俯卧位后再坐起。

（1）C_6 完全性损伤者独立由仰卧位坐起。

（2）胸、腰段脊髓损伤患者独立由仰卧位坐起：T_1 以下脊髓损伤患者上肢功能完全正常，躯干部分瘫痪，下肢完全瘫痪，坐起动作的完成要比颈髓损伤患者容易。

（3）C_6 完全性损伤者利用上方吊环由仰卧位坐起。

（4）C_6 完全性损伤者独立由坐位躺下。

（5）胸、腰段脊髓损伤患者独立由坐位躺下，与由仰卧位坐起的方法顺序相反。

3.脊髓损伤患者床上长坐位移动　床上长坐位是指脊髓损伤患者在床上取屈髋、伸膝的坐位方式。现以 C_6 完全性脊髓损伤患者长坐位移动为例介绍训练方法，因该类患者肱三头肌瘫痪，缺乏伸肘能力，转移较为困难。而截瘫患者双上肢功能正常，较易完成床上长坐位移动。

（1）C_6 完全性损伤者床上长坐位纵向移动。

（2）C_6 完全性损伤者床上长坐位横向移动（向左移动）。

二、转移活动训练

转移活动训练是患者独立完成各项日常生活活动的基础,内容涉及坐站转换、轮椅转移等方面。

三、自我照顾训练

自我照顾能力的训练是患者或残疾人康复的重要内容,也是一个人回归家庭、重返社会的必经之路。下面以偏瘫患者和脊髓损伤患者为例介绍自我照顾训练方法。

(一)偏瘫患者的自我照顾训练

1.偏瘫患者更衣训练　偏瘫患者双上肢不能配合穿衣动作,常为单手操作,必要时对衣服、裤子、鞋等进行改造。

(1)偏瘫患者穿前开襟衣训练:患者取坐位,先穿患侧,后穿健侧。

(2)偏瘫患者脱前开襟衣训练:与穿衣相反,先脱健侧,再脱患侧。

(3)偏瘫患者穿套头上衣训练:患者取坐位,先穿患侧,后穿健侧。

(4)偏瘫患者脱套头上衣训练:与穿衣相反,先脱健侧,再脱患侧。

(5)偏瘫患者卧位穿脱裤子训练:脱的顺序与穿的顺序相反,只需躺着就可用健脚将患侧裤腿脱下。

(6)偏瘫患者坐位穿脱裤子。

(7)偏瘫患者穿脱袜子训练:脱袜子比穿袜子简单,动作模式类似。

(8)偏瘫患者穿鞋和脱鞋训练:患者可以像穿袜子那样穿上鞋,但脚要平放在地板上才能系上鞋带。如果穿系带子的鞋,鞋带的穿法应使患者能用单手系鞋带。

(9)偏瘫患者更衣训练注意事项。

1)患者学习自己穿脱衣服时,健侧肢体应具备基本活动功能,有一定的协调性、准确性和肌力。

2)如健侧肢体有关节活动受限疾病时,应将所穿衣服改制成宽松式,以方便患者穿脱,避免强行穿脱引起关节疼痛,或因穿脱困难而使患者失去信心。

3)内衣以质软、平滑、穿着舒适、穿脱方便、前开襟的为宜。

4)外衣以宽松式为好,纽扣以按扣或尼龙搭扣为宜。

5)西服应选择光滑衬里,领带为方便易结的"一拉得"或其他饰物。

6)穿脱裤子时,患者应具备坐位和控制平衡的能力,掌握桥式运动方法,以便能将裤子拉到腰上。裤子腰带可以改造,或用弹力带,或尼龙搭扣等,也可选用背带挂钩式裤子。

7)穿脱鞋袜时应注意选择软底、穿脱方便的鞋子,也可在鞋上安上尼龙搭扣等。

8)对弯腰有困难的患者,可用简易穿袜器及穿鞋器协助穿脱。

9)在穿鞋及穿袜子时患者不可用力过大,防止患侧上下肢出现联合反应影响动作完成。

2.偏瘫患者的饮食训练　进食和饮水的过程较为复杂,与咀嚼、吞咽、姿势、体位、体能和情绪密切相关。训练患者独立进食具有重要意义,不但可以减少患者的依赖性,还可以增强其自信心。

3.偏瘫患者梳洗及个人卫生的训练

(1)偏瘫患者洗脸、洗手训练:在水盆内清洁毛巾,如拧毛巾时可将毛巾绕在水龙头上用单手拧干。如有条件可在水龙头上装上把手,则便于用单手操作,也可以改造水龙头,如使用按压式水龙头、加长把柄的水龙头等。用背面带有吸盘的刷子固定于洗手池旁,将手在刷子上来回刷洗,清洁健手。亦可将毛巾放在洗脸盆边上进行健手清洗。

(2)偏瘫患者刷牙训练:用患手握住牙刷,健手挤牙膏。注意患手置于抗痉挛体位,也可使用经过改造的牙刷。

(3)偏瘫患者洗澡训练:洗澡对偏瘫患者来说是比较困难的。一般可以取坐位和站位的淋浴,也可使用浴缸。

1)淋浴:使用淋浴时,患者坐在简易洗澡椅上,打开水龙头,水温调至合适后才可以冲洗身体。洗澡过程中可用长毛巾或带长柄的海绵刷涂上肥皂后擦洗后背,肥皂可置于挂在脖子上的布袋里或专用的肥皂手袋里,防止从手中滑落。

2)浴缸洗澡:当偏瘫患者下肢能控制较好时,可使用浴缸洗澡。其步骤如下:①准备好洗浴用品和用水;②坐在紧靠浴缸的椅子上,脱去衣物;③双手托住患侧下肢放入浴缸内,随之放入健侧下肢;④健侧手抓住浴缸边缘或握持扶手,将身体转移到浴缸内,沿浴缸槽缓慢坐下;⑤洗涤时,可借用手套巾、长柄浴刷、环状毛巾擦洗;⑥洗浴完毕,走出浴缸,走出浴缸的过程与进入浴缸的过程相反。

3)偏瘫患者洗澡注意事项:①注意使用安全的体位与方式,节省体力;②学会使用辅助用具。

(4)修指甲:可用一种固定于小木条上的指甲刀,通过两个吸盘固定在一个支持面上,使患者能修剪指甲。可改造、加大指甲刀方便患者使用。

(5)偏瘫患者如厕训练:这是大多数患者最希望解决的问题,也是最难处理的问题之一。

(二)脊髓损伤患者的自我照顾训练

1.脊髓损伤患者的进食训练　四肢瘫患者大多不具备抓握功能,因此需要借助 C 形夹自助具及改良的日常生活餐具等来完成进食,但要求患者具备肘关节的屈伸功能。C_6-C_7 颈髓损伤的患者经过训练可独立完成进食,而 C_5 颈髓损伤患者则不能完成,需要由他人辅助。

(1)改进进食工具:如在饮食器具上增加、延长或加粗把手等。若患者难以端起茶杯,可改用塑料吸管等,也可使用自助杯、碗、盘。

(2)利用辅助装置:对肌力很弱的患者可使用肌腱辅助夹板或活动上肢辅助器改善患者独立进食的能力。

2.脊髓损伤患者的梳洗训练　截瘫患者上肢功能均较好,基本可独立完成梳洗活动,而四肢瘫患者则需要他人协助完成梳洗。

3.脊髓损伤患者的更衣训练

(1)脊髓损伤患者穿衣训练:上肢具备一定功能的患者可按正常的方式穿衣,例如先将一手伸入同侧衣袖并伸出手腕,同法完成另一手;然后躯干前屈双手上举,使衣服越过头并落于背后,整理衣服。四肢瘫患者由于躯干和双下肢瘫痪,双上肢和双手只有部分功能,平衡困难,所以穿衣时应注意:①采用一定的姿势和方法;②增大衣服尺寸;③选择有伸展性的布料;④改进纽扣,在拉链拉锁上装一个小环;⑤使用加长鞋拔;⑥使用各种类型的长把钳;⑦使用弹性鞋带等。下面介绍两种四肢瘫患者常用穿衣方法。

1)四肢瘫患者穿上衣训练方法:要求衬衫的袖口大,衣袖宽松,布料结实。同时,根据患者的平衡能力和扣紧衬衫所需要的时间来选择穿衣方法。

2)四肢瘫患者系扣方法:四肢瘫患者双手功能较差,常需借助技巧和自助具完成系扣动作。系扣方法如下:①徒手系扣,利用手指的残余功能抓住纽扣和纽扣孔,将纽扣慢慢通过纽扣孔,系扣时,可用牙齿拉紧衣服贴边;②用尼龙搭扣,用手掌的根部或手指将尼龙搭扣压在一起。

(2)脊髓损伤患者穿裤子训练:脊髓损伤患者穿裤子时应注意在操作时,维持身体的稳定性;当把裤腰拉过臀部时固定一侧,活动另一侧。穿裤子方法根据脊髓损伤平面不同,个人习惯不同,方法各异。下面介绍几种截瘫患者常用的穿裤子方法。

1)截瘫患者坐轮椅穿裤子训练:①患者坐在轮椅上,双手将一条腿置于另一条腿的膝部上方;②将抬起的一条腿伸入裤腿里,用手钩起裤腰拉过膝部,把脚放在脚踏板上;③重复以上动作穿进另一只裤腿;④然后把一只手伸进一侧裤腰的后侧,另一只手放在扶手板上,重心偏向这一侧,抬起另一侧臀部,同侧手伸进裤腰后侧,把裤腰拉过胯部。注意扶手成为维持平衡的支撑点,帮助患者能抬起臀部。

2)截瘫患者坐位穿裤子训练:①患者坐在床上,把裤子散开放在面前;②把手伸进小腿下面,屈膝,抬起下肢并使其外旋,使脚指向裤口,另一只手张开裤子,用双手把腿穿进裤腿内,再将腿放下;③以同样的方法穿另一条腿。当裤子穿到臀部时,用一只肘支撑着,身体向后倾抬起一侧臀部,把裤子拉过臀部。

3)截瘫患者侧卧位穿裤子训练:①患者侧卧位,用同侧肘部支撑床面,另一只手伸到小腿下,屈膝,把上面的腿拉近身体;②先穿上面腿的裤腿;③以同样的方法穿上另一条裤腿;④最后将躯干左右交替倾斜,分别将两侧裤子拉过臀部。

(3)四肢瘫患者系裤子训练:四肢瘫患者由于手功能较差,难以把裤腰系紧,为方便系裤需要改进裤腰。下面介绍两种常用方法。

1)改用松紧带:松紧带除了具有能把裤子系紧的功能外,还能使裤子易于穿着。

2)装上拉链:拉锁扣处可加一个指环带帮助拉上拉链,指环带大小应能让拇指通过。患者需要一只手抓住拉锁的基部,另一只手大拇指伸进指环带内,勾起环带向上关闭拉锁。

(4)截瘫患者穿鞋、袜训练。

1)截瘫患者穿鞋、袜的基本姿势:不同的脊髓损伤患者可以采取不同的姿势。

2)截瘫患者穿袜训练:要求袜口不能太紧,袜口里面也可缝上一个指环带,方便患者利用指环带撑开袜子。

3)截瘫患者穿鞋训练:要求鞋子大小合适,易于穿脱,或对鞋子进行改进,如在鞋扣上增加一个尼龙搭扣,也可在上面缝上一个指环带,便于扣紧鞋子,或在鞋后面装上一个指环带以助于将鞋穿上,还可借助鞋拔,使患者坐着不用弯腰便可较容易穿鞋。

四、家务活动训练

下面以偏瘫患者和四肢瘫患者为例介绍几种常见家务活动的训练方法。

(一)偏瘫患者的家务活动的训练

偏瘫患者一般需用单手活动技巧来完成家务活动。

1.单手切菜方法

(1)将菜板置于防滑垫上。

(2)用菜板上的不锈钢钉固定肉、菜等食物。

(3)单手操作进行切菜活动作业练习。

2.单手打鸡蛋方法

(1)用手掌轻轻抓住鸡蛋,轻碰其中心部位打破它。

(2)用拇指和食指将蛋清与蛋壳分开,完成打鸡蛋动作。

3.单手开启罐头 单手抓住罐头瓶,使用固定在墙上的开瓶器,旋转打开罐头瓶,亦可训练患者使用自己习惯的方法打开瓶盖,如将瓶子用双腿夹住,单手拧开瓶盖。

4.单手扫地、拖地 需用长把扫帚和簸箕。

(1)用患手和躯干夹住簸箕把手。

(2)再用健手持扫帚将垃圾扫入簸箕。

(3)拖地时,先把拖把杆固定在患臂下,然后用健手转动拖把拧干,再用健手持拖把慢慢拖地。

(二)四肢瘫患者的家务活动训练

1.简化家务活动

(1)使用双手操作:尽可能用双手去做对称性工作。

(2)合理设置操作区:控制器或开关放在容易触及的地方;尽可能坐着操作,如坐着熨衣服、洗物品及准备食品等。

(3)选择多用途的设备和炊具,减少不必要的活动。
(4)选择简单、方便的营养食品。
2.固定工作位置
(1)每一项工作固定在一定位置,供应品和设备也固定在一个地方。
(2)用手操作的工具需放在正确的位置,便于抓取,如炊具悬挂在可见范围。
(3)避免握持,如使用平底炊具、吸杯等稳定性好的用具,以便腾出双手。
(4)使用带有轮子的小桌移动物品。
3.注意事项
(1)家务活动的训练不仅要练习某一功能活动,而且应增加其他方法提高训练效果。
(2)教会患者用替代的方法代偿特殊缺陷。
(3)与患者一起讨论家务活动中的计划安排及家务活动中的安全问题。
(4)指导患者从事家务活动时正确地分配和保存体能,在劳作、休息、娱乐三者之间取得合理安排。
(5)必要时改造家居环境,室内物品必须实用而且易于使用。

五、社会活动训练

社会活动训练的主要目的是创造条件使患者能够与健全人一同学习、工作和参与文体活动,使他们更好地融入社会。通过参加适宜的职业培训,使其掌握某一工作技能,如电器修理、电脑操作、手工艺品制作等。同时文体活动还可以使患者身心愉悦,增强康复的信心。

第四节 良姿位的摆放及原则

一、偏瘫患者的体位摆放

(一)床上正确体位的摆放

偏瘫患者在进行体位摆放时,临床上一般应以侧卧位为主。除了进行健侧卧位、患侧卧位、仰卧位三种体位交替摆放外,还应注意定时翻身,避免出现压疮。

1.健侧卧位　健侧在下,患侧在上。健侧卧位有对抗偏瘫上肢屈肌痉挛和下肢伸肌痉挛的作用。

2.患侧卧位　患侧在下,健侧在上。由于患侧卧位可以增加患侧感觉输入,牵拉整个偏瘫侧肢体,有助于防治痉挛。

3.仰卧位　尽量少采取。主要是因为仰卧位时受颈紧张反射和迷路反射影响而易出现异常姿势。而且仰卧时间过长容易引起骶尾部、足跟外侧或外踝部发生压疮。

(二) 保持正确的坐位姿势

1. **保持正确的床上坐位姿势**　有效的坐姿要求骨盆提供稳定的支持,躯干保持直立位。临床中无论采取何种方式的坐位都必须掌握两侧对称的原则。

2. **保持正确的轮椅坐姿**　离床后患者常采用轮椅坐位和椅坐位。保持正确的轮椅坐位和椅坐位,可防止患者出现向座位下滑和半卧在轮椅上的倾向。

二、脑瘫患儿的良姿位

在日常生活中随时注意矫正异常姿势、保持正确体位,是预防关节挛缩和畸形的重要手段。治疗师应根据患儿各关节的异常姿势,设计出正确的姿势模式。

1. **侧卧位**　此为患儿主要卧位姿势,侧卧位有利于阻断原始反射,改善痉挛状况以及患儿姿势和动作的对称。

2. **仰卧位**　因为患儿在仰卧位时易出现角弓反张,所以仰卧位使用较少。需要仰卧时可用软枕垫在肩下面,使患儿肩部前倾和内旋,此法可缓解患儿四肢的肌紧张。

3. **俯卧位**　屈肌张力增高的患儿可采取此体位。

4. **站立**　脑瘫患儿独站是行走的基础。

三、脊髓损伤患者的良姿位

脊髓损伤患者急性期卧床阶段,正确的姿势摆放不仅有利于维持脊柱稳定,而且对预防压疮、关节挛缩及痉挛均非常重要。应于发病后立即按照正确体位摆放患者。脊髓损伤患者常见的正确卧位姿势有仰卧位和侧卧位。

1. **仰卧位**

(1) 头部及上肢体位:头下枕一薄枕,将头两侧固定,需要保持颈部过伸展位时,在颈部垫上圆枕。四肢瘫患者双侧肩胛下垫薄枕使双肩向前,确保双肩不后缩。双上肢放在身体两侧的软枕上,肘伸展,用毛巾卷将腕关节保持30°~45°背伸位,手指自然屈曲,有条件可使用手功能位矫形器。截瘫患者上肢功能正常,采取自然体位即可。

(2) 下肢体位:双侧髋关节伸展但不旋转,在双下肢之间放1~2个枕头,以保持髋关节轻度外展,防止发生髋关节屈曲、内收挛缩,并可防止股骨内侧髁和内踝受压。膝关节伸展,膝下可放小枕头,以防止膝关节过伸展。双足底可垫枕,以保持踝关节背屈,预防足下垂的发生,有条件可使用踝足矫形器。足跟下放小软垫,以防止出现压疮。

2. **侧卧位**　双肩均向前伸,肩关节屈曲。下方上肢的肘关节屈曲,前臂旋后;下肢髋、膝关节伸展。上方上肢伸展位、置于胸前枕头上,腕关节自然伸展,手指自然屈曲;下肢髋、膝关节屈曲位,肢体下垫软枕与下方肢体分开,踝关节自然背屈,踝关节下垫一软枕以防止踝关节跖屈内翻。背部用长枕等给予支持以保持侧卧位。注意四肢瘫患者双手应取功能位。

四、截肢患者的良姿位

患者截肢后由于残端肌肉力量不平衡,容易导致关节挛缩。患肢关节一旦出现挛缩,将对假肢的设计、安装及步行训练带来严重影响。因此,假肢装配前将患肢保持在避免关节挛缩、能充分发挥残肢功能的良好体位非常重要。

1.小腿截肢　截肢后易发生膝关节屈曲挛缩,应保持髋、膝关节伸展,尤其在轮椅坐位时要注意。

2.大腿截肢　截肢后易发生髋关节屈曲、外展、外旋挛缩,应保持髋关节伸展、内收体位。可取健侧卧位,使患者髋关节保持在内收的功能位;也可适当采取俯卧位,有利于髋关节伸直。

五、颈椎病患者的良姿位

颈椎病患者需要保持颈部的正确姿势,以减少颈部疼痛的发生。

1.卧位　首先要选择适合患者的枕头,理想的枕头应该能适应颈椎的弧度,使颈部肌肉得到充分放松。枕芯最好用谷皮、荞麦皮等充填,软硬适中,而不宜用海绵、棉絮等物。枕头的形状以中间低两端高为佳,可利用中间凹陷部来维持颈椎的生理曲度,同时对头颈部可起到相对制动与固定作用。正确的姿势头应位于枕中部,应保持头部轻度后仰的姿势,防止颈椎扭曲,保持自然生理屈曲。

2.坐位　尽量保持自然端坐位,头部保持略微前倾,背部有良好支撑。长时间在电脑前工作者,桌面和座椅的高度要适中,使眼睛与显示屏在同一水平,避免颈部过度前屈。需要长时间伏案工作者,应调整桌面的高度与倾斜度,使桌台适合于自身高度。

3.立位　患者站立时,头部保持水平位置,避免颈部前屈,下颌稍内收,放松颈部肌肉,保持颈椎稳定。

4.日常生活和工作中良好姿势的保持　颈椎病患者在洗漱时要保持颈部挺直,避免低头。日常生活中要定期改变体位,无论进行任何活动,要安排间歇休息,若感到颈部不适,应立即停止活动,适当休息让颈部放松,避免加重局部损伤。

六、腰腿痛患者的良姿位

1.卧位　腰腿痛患者卧位时要注意保持脊柱的正常曲线,床垫不可太软,要能支持身体重量,防止躯干下坠造成腰椎后凸。慢性腰腿痛患者仰卧时,可用毛巾卷垫在腰部下方,以保持腰部正常的生理弧度。

2.坐位　患者取坐位时,腰部挺直,避免弯腰弓背,靠背垫于腰部保持腰椎正常弧度。臀部后靠,小腿自然下垂,双足着地。座椅不宜太软、太深或太高,如果座椅偏高,为避免双足悬空,可在足下垫一个小凳子。工作台高度应合适,避免背部过度弯曲。

3.立位　站立时头部保持水平位置,下颌稍内收,肩平直,胸部微向前倾,下腹内收,腰后微凹,可以防止背部肌肉处于持续性的紧张状态。无论采取哪种体位姿势,如果持续时间较长,要注意定时改变姿势及动作方式或做放松运动。

七、人工髋关节置换术后患者的良姿位

1.术后早期的体位摆放

(1)手术当天,患者仰卧位,在手术侧肢体下方垫软枕,使髋、膝关节稍屈曲,术侧足穿防旋转鞋(丁字鞋),避免下肢外旋,并缓解疼痛。

(2)手术后1~7天,撤除软垫,尽量伸直手术侧下肢,以防屈髋畸形。保持术侧下肢处于外展中立位,可在双腿间放置三角垫,但须防止手术侧髋关节置于外旋伸直位。为防止患者向对侧翻身引起髋外旋,床头柜应放在手术侧。取健侧卧位时,两腿之间垫上软枕,防止髋关节屈曲大于45°~60°。

(3)不同手术入路对体位的要求:根据手术入路不同,对体位有不同限制。手术后入路,应避免患髋过度屈曲超过90°、内收、内旋,特别是屈曲、内收、内旋的联合动作。手术侧方入路和前侧入路应避免患侧下肢的过度伸展、内收、外旋,特别是伸展、内收、外旋的联合动作。所有患者均应避免伸髋外旋。

2.体位摆放注意事项

全髋关节置换术后早期,有四种危险而应避免的体位:①髋屈曲超过90°;②下肢内收超过身体中线;③伸髋外旋;④屈髋内旋。

八、烧伤患者的良姿位

(一)烧伤患者体位摆放的原则

烧伤后组织愈合过程中,往往伴有疼痛和不适感觉,如果患者所处体位能避免创面或植皮部位的紧张,就可以减少疼痛和不适感觉。因此患者为了减少痛苦,通过移动肢体至放松位,使烧伤组织不再受到牵张,患者往往采取长期屈曲和内收的舒适体位,而这种舒适体位最容易导致关节挛缩。烧伤后24~48小时胶原蛋白合成,挛缩开始,应尽早将身体的受累部分维持在正确体位,并进行适当固定,可限制水肿的形成,维持关节活动度,防止挛缩和畸形,预防功能障碍的发生。

根据深度烧伤愈合后瘢痕挛缩的好发部位,从早期开始将体位保持在功能位和抗挛缩体位,以预防瘢痕挛缩导致的畸形或功能障碍。

(二)体位摆放方法

伤后48小时之内患者应平卧,休克期过后若存在头面部烧伤,床头应抬高30°左右,有利于头面部消肿,1周后恢复平卧。

(三)体位摆放时注意

(1)良姿位的摆放应从疾病的急性期开始,以不影响临床救治为前提。

(2)针对瘫痪患者的良姿位,是从治疗角度出发设计的临时性体位,为了防止关节挛缩影响运动功能,必须定时进行体位变换。

(3)在进行体位摆放时,切忌使用暴力牵拉肢体。

(4)保护后枕部、肩胛部、肘部、骶尾部、坐骨结节、股骨大转子、膝内外侧、踝内外侧、足跟等骨突处,防止形成压疮。

(5)坐位、立位下良姿位的保持,需要患者具备一定的静态坐位、立位平衡能力。

(6)为达到好的效果,患者需具备遵从简单指令的认知能力。

(7)在任何一种体位下,若患者出现不适症状,应及时做出调整。

第五节　日常生活活动训练注意事项

(1)作业治疗师设计训练活动时难度要适当,应比患者现有能力稍高但不应相差太远,经患者努力能完成。

(2)患者完成某一作业活动时,应积极引导其把注意力集中在某一功能动作的完成上,不应要求动作过分集中在某一块肌肉、某一关节的活动上。

(3)如果某一动作完成不正确,需要将动作分解成若干步骤和阶段完成。

(4)每一项训练活动应维持良好的姿势和位置。

(5)训练过程中,要注意患者有无疲劳,使用工具训练时的安全性。

(6)训练的内容应与实际生活密切相结合,训练中掌握的动作必须应用到日常生活实际中去。

【岗位对接】

康复医学与治疗技术(士/师)考试大纲与内容精要

日常生活活动能力的训练:上肢功能的训练、辅助具的使用(专业实践能力——掌握)。

1.床上训练　良姿位摆放、翻身(日间2小时,夜间3小时)、坐起、转移训练。

2.进食训练　吞咽动作、进食动作的训练(自助具的应用:柄加大加长、C形圈等)。

3.洗漱动作训练　拧毛巾、刷牙、剃须、梳头、洗澡等。

4.穿衣动作训练　改造衣裤、穿上衣(先穿患侧,再穿健侧)。

5.家务劳动训练和治疗(认知和上肢运动、感觉、协调功能恢复较好者)　清洁卫生、烹饪炊事、财务管理、其他(门户安全、使用电器等)。

【习题】

一、选择题

（A 型题）

1. 下列哪项活动为日常生活活动　　　　　　　　　　　　　　　　　　　　　（　　）
   A. 备餐　　　　　　　　　　B. 行走
   C. 听音乐　　　　　　　　　D. 看电视
   E. 以上均对

2. 属于基本的日常生活活动的是　　　　　　　　　　　　　　　　　　　　　（　　）
   A. 吃饭　　　　　　　　　　B. 做饭
   C. 精细的计算　　　　　　　D. 演讲
   E. 写作

3. 属于工具使用的日常生活活动的是　　　　　　　　　　　　　　　　　　　（　　）
   A. 吃饭　　　　　　　　　　B. 做饭
   C. 精细的计算　　　　　　　D. 演讲
   E. 写作

4. 老年人日常生活护理应遵循的原则不包括　　　　　　　　　　　　　　　　（　　）
   A. 维持和强化自我照顾能力
   B. 消除或减少自我照顾的消极因素
   C. 在无法自我照顾时，应该由他人来提供部分或全部照顾服务
   D. 为了安全尽可能找人照顾
   E. 在老年人日常生活护理中要留有余地

5. 给偏瘫卧床的老人喂饭时，适当的体位是　　　　　　　　　　　　　　　　（　　）
   A. 健侧卧位　　　　　　　　B. 患侧卧位
   C. 俯卧位　　　　　　　　　D. 仰卧位
   E. 侧卧位

（B 型题）

（1~3 题共用备选答案）
A. 耐力、姿势的控制、精细运动　　　　B. 应对能力、自我表达、自我控制
C. 记忆力、定向力、注意力　　　　　　D. 人际关系、兴趣、处理情感能力
E. FIM 评定方法

1. 运动功能评定　　　　　　　　　　　　　　　　　　　　　　　　　　　　（　　）
2. 认知综合能力评定　　　　　　　　　　　　　　　　　　　　　　　　　　（　　）
3. 日常生活能力评定　　　　　　　　　　　　　　　　　　　　　　　　　　（　　）

（X 型题）

1. 四肢瘫患者大多不具备抓握功能，因此需要借助以下哪些辅助具及改良的日常生

活餐具来完成进食 （ ）

A.饮食器具上增加把手,延长把手及加粗把手

B.在盘子上安装防护装置和防滑盘垫

C.将食物及餐具放在便于使用的位置,必要时碗、盘应用辅助具固定

D.使用自助杯、碗、盘

E.使用肌腱辅助夹板或活动上肢辅助器

2.家务活动训练内容非常丰富,包括 （ ）

A.备餐　　　　　　　　　　B.洗衣、做饭

C.清洁卫生　　　　　　　　D.经济管理

E.洗脸、洗手

3.关于独立转移,正确的是 （ ）

A.此项技术对患者功能水平要求较高

B.是由患者独立完成转移活动,不需他人辅助

C.床轮椅等转移用具在构造、位置上要利于患者完成转移活动

D.有多种独立转移方法可供选择时,以患者最舒适的方法为首选

E.转移过程要注意患者安全

4.关于烧伤患者的体位摆放方法,正确的是 （ ）

A.颈前部烧伤时,去枕仰卧保持头部充分后仰

B.颈后或两侧烧伤时,保持颈部前屈位

C.肘部背侧烧伤时,肘关节伸展,前臂保持中立位

D.手背烧伤时,宜将腕关节置于掌屈位

E.单纯下肢前侧烧伤时,膝关节微屈10°~20°

5.以下属于截肢患者的良姿位摆放方法的是 （ ）

A.小腿截肢后,应保持髋、膝关节屈曲

B.小腿截肢后,应保持髋、膝关节伸展

C.小腿截肢后,应保持髋关节屈曲,膝关节伸展

D.大腿截肢后,应保持髋关节屈曲、外展、外旋

E.大腿截肢后,应保持髋关节伸直、内收

6.偏瘫患者穿衣动作训练,正确的是 （ ）

A.尽量不穿套头衫

B.上衣尽量不用扣子

C.穿上衣,一般先穿患侧袖

D.穿套头衫,一般先穿健侧袖

E.脱衣顺序与穿衣相反

二、判断题

(　　)1.狭义的日常生活仅指基本的日常生活活动。

(　　)2.自我照顾中穿脱上衣时,应先穿健侧再穿患侧,先脱健侧再脱患侧。

(　　)3.轮椅与浴盆之间的转移,患者乘坐轮椅与浴盆成30°夹角进行转移。

三、填空题

1.日常生活活动能力训练的内容_____、_____、_____、_____及_____。

2.转移活动训练包括_____、_____、_____。

3.自我照顾训练包括_____、_____、_____。

四、名词解释

1.日常生活活动

2.床上活动

3.转移活动

五、简答题

1.日常生活活动训练的目的。

2.日常生活活动训练的内容包括哪些?

3.日常生活活动训练的注意事项。

【参考答案】

一、选择题

(A型题)

1.B　2.A　3.B　4.D　5.A

(B型题)

1.A　2.C　3.E

(X型题)

1.ABCDE　2.ABCD　3.ABCE　4.ADE　5.DE　6.ABCE

二、判断题

1.√　2.×　3.×

三、填空题

1.床上活动　转移活动训练　自我照顾训练　家务活动训练　社会活动训练

2.站立与坐下　床-椅之间的转移及轮椅活动　室内外行走及乘坐交通工具

3.更衣　饮食　个人卫生

四、名词解释

1.日常生活活动是指人们为了维持独立生活而每天所必须反复进行的、最基本的一系列身体动作,即进行衣、食、住、行、个人卫生等日常生活的基本活动,是每个人从事学习、生产劳动或娱乐活动的基础。日常生活活动分为基础性日常生活活动(BADL)和工具性日常生活活动(IADL)。

2.床上活动是日常生活活动中非常重要的内容,功能障碍的患者要达到最大限度地生活独立,通常由治疗师指导从床上活动开始训练,即通常所说的"床边训练"。

3.转移活动是指人的整体身体在不同地方的位置变化,是一个人做到生活独立的基本前提条件。

五、简答题

1.日常生活活动训练的目的。

答:①建立患者的自我康复意识,充分发挥其主观能动性,提高其自信心,重建独立生活的激情。②建立或维持患者基本的日常生活活动,调动并挖掘其自身潜力,使其达到生活自理或把对他人的依赖程度降至最低。③进一步改善患者的躯体功能,包括关节的灵活性、机体的协调性与平衡能力,以适应日后回归家庭、重返社会的需要。④通过在日常生活环境中进行训练,并对特定动作进行分析,找出患者存在的主要问题,提出解决问题的方法,给予患者使用辅助具或自助具方面的建议,使其在辅助性装置帮助下,达到最大限度生活自理。

2.日常生活活动训练的内容包括哪些?

答:(一)床上活动

1.床上翻身;2.床上卧位移动;3.桥式运动;4.床上坐起与躺下;5.床上移动

(二)转移活动训练

1.站立与坐下;2.床-椅之间的转移及轮椅活动;3.室内外行走及乘坐交通工具

(三)自我照顾训练

1.更衣;2.饮食;3.个人卫生

(四)家务活动训练及社会活动训练

家务活动内容较为丰富,如洗衣、做饭、购物、清洁卫生、经济管理、照料小孩等。

社会活动能力体现一个人在社会中的角色及适应行为和能力,其训练内容主要包括上街购物、使用交通工具、进餐馆就餐、到公共场所娱乐及与他人交流等。

3.日常生活活动训练的注意事项。

答:①作业治疗师设计训练活动时难度要适当,应比患者现有能力稍高但不应相差太远,经患者努力能完成。②患者完成某一作业活动时,应积极引导其把注意力集中在某一功能动作的完成上,不应要求动作过分集中在某一块肌肉、某一关节的活动上。③如果某一动作完成不正确,需要将动作分解成若干步骤和阶段完成。④每一项训练活动应维持良好的姿势和位置。⑤训练过程中,要注意患者有无疲劳,使用工具训练时的安全性。⑥训练的内容应与实际生活密切相结合,训练中掌握的动作必须应用到日常生活实际中去。

(赵宿睿)

第四章 认知功能障碍的作业治疗

【学习目标】
1. 掌握认知及知觉的概念,认知功能障碍分类、评定及作业治疗的概念。
2. 熟悉认知功能评定的目的、评定方法、分析方法,认知功能训练原则、训练方法。
3. 了解注意障碍、记忆障碍作业治疗的注意事项。
4. 具有认知功能的基础知识,能在临床工作中对常见的认知功能障碍患者准确地评定,并进行有针对性的作业训练和治疗。

【学习内容精要】

第一节 概述

认知功能是指人在对客观事物的认识过程中对感觉输入信息的获取、编码、操作、提取和使用的过程,是输入和输出之间发生的内部心理过程。认知的加工过程通过脑这一特殊物质实现,因此,认知过程是高级脑功能活动。

广义的认知包括认知觉和感知觉。常见认知障碍包括注意力、记忆力、思维、解决问题能力及推理能力障碍等。常见知觉障碍包括失认症、失用症、空间关系障碍、躯体构图障碍等。

一、认知与知觉的概念

认知是认识和知晓事物过程的总称,包括感知、识别、记忆、概念形成、思维、推理及表象过程。实际上认知是大脑为解决问题而摄取、储存、重整和处理信息的基本功能。

知觉是人对客观事物各部分或属性的整体反映,是对事物的整体认识或综合属性的判别。知觉以感觉为基础,但不是感觉的简单相加,而是对各种感觉刺激分析与综合的结果,是大脑皮质的高级活动。

认知障碍是当认知功能因大脑及中枢神经系统障碍而出现的异常,有多方面的表现,如注意、记忆、推理、判断、抽象思维、排列顺序的障碍等,临床上以注意障碍、记忆障碍为多见。

知觉障碍是指在感觉传导系统完整的情况下,大脑皮质特定区域对感觉刺激的认识和整合障碍,见于各种原因所致的局灶性或弥漫性脑损伤患者。根据损伤部位和损伤程度的不同,知觉障碍可有各种不同的表现形式。临床上以各种类型的失认症、失用症、躯体构图障碍以及视觉辨别功能障碍常见。

二、认知功能评定

(一)评定目的

判断患者尚存的和潜在的代偿能力及障碍程度以及患者的康复潜能。

(二)评定方法

(1)标准化测验,简明精神状态检查,神经行为认知状况测试、蒙特利尔认知评估等。
(2)功能活动行为观察。

(三)分析方法

综合分析,结合临床。

三、认知功能训练

(一)训练原则

(1)训练计划个体化。
(2)治疗由易到难,循序渐进。
(3)对患者家属的宣教与指导。

(二)认知治疗方法

(1)认知活动刺激:让患者参与一些日常活动,降低脑部退化程度,如玩纸牌、下棋、打麻将、玩拼图游戏、玩拼字游戏、读书读报纸等。
(2)基本认知功能训练:多采用图片、计算机辅助训练软件等对患者的基本认知功能加以训练,适用于大多数患者。
(3)认知功能技巧训练:包括内在方法和外在方法。内在方法即使用适当的技巧或方法来处理日常生活问题。外在方法是利用外在辅助装置去记忆或组织要做的事情,其中以日记簿、日历、时间表、简化工作及利用提示、活动指南最为有效。

第二节　注意障碍的作业治疗

注意力是有选择性地集中精力和认知来处理离散信息的行为能力,是对有限的资源进行处理和分配的过程。注意是其他认知功能的基础。在确定意识清醒的状态下,首先进行的认知功能检查就是注意力的检查,如果注意力有障碍,其他功能检查结果也不准确。

一、注意力主要类型

注意力主要类型见表4-1。

表4-1　注意力的类型

类型	表现形式	举例
重点性注意	特殊感觉信息反映能力	听到钟声会转头
连续性注意	连续一段时间注意某项活动的能力	在公路上开车
选择性注意	在完成某项活动时能够自由地从专注的事情中分散出来	做饭时忽略电视的声音
交替性注意	能够在多个活动中灵活转换注意力	做饭中突然接电话,后继续准备食物
分别性注意	同时应对两个活动	一边炒菜一边聊天

二、注意障碍的主要评定方法

注意障碍的主要评定方法见表4-2。

表4-2　注意力障碍的评定

1.视跟踪和辨别	(1)视跟踪	让患者看着一光源,测试者将光源向患者左、右、上、下移动,观察患者随之移动的能力,每个方向评1分,正常4分
	(2)形状辨别	让患者复制一根垂线,一个圆,一个正方形和大写字母A,每项评1分,正常4分
	(3)划消测试	数字、字母或符号的划消等(如图4-1)
	(4)连线测试	按要求进行连线(如图4-2、4-3)
2.听跟踪和辨别	(1)听跟踪	让患者闭目倾听铃声,将铃在患者左、右、前、后和头上方摇动,让患者指出铃所在的位置。每个位置评1分,少于5分为异常
	(2)听认字母	测试者在60秒内以每秒一个的速度念无规则排列的字母,其中有10个为指定的同一字母,让患者每听到此字母时给出反应

续表 4-2

2.听跟踪和辨别	(3)音辨别	向患者播放一段录音,含有重复出现的电话铃声、钟表滴答声、门铃声和号角声等,要求患者每听到一次特定的声音给出反应
	(4)词辨认	向患者播放一段短文录音,内容是在嘈杂的背景中一段文章的朗读,要求患者每听到特定的词就给出反应
	(5)数字广度测试	要求患者准确地顺向或反向复述治疗师刚才读的数字字串。复述不到五个为异常
3.日常专注力测验		将日常活动作为测验项目来评估注意功能的情况,用于评定选择性注意力,持续关注和注意力转换

EUHCKCVAUYFEJCECEHXSFENUCENBEKVCIUXVXKEHAEOTFEPOZXEC
JCYEUFESALCEKNELKACYEUYENCYCVBEAOIEVMEVKCUHECHUIEHAN
SEJCOKEHXSEUHNKCVACYFENUCENHCEQTFEPOZXECBEKVCIUEVXK
KCVAEYBEJCBCEUHNEHXSFENUCENXKEHGEQTFEPOZXECBEKVCIUGE
UYGEJCECEHXSFENEUHNKCVACIUCVXKHGEQTFECPOZXECENBEKVCN
JEUHCNKCVAUEYCMEHXESENUCENBEKVCIFUCXEHCVXKEHEQTFEPOZ

图 4-1 划消测试

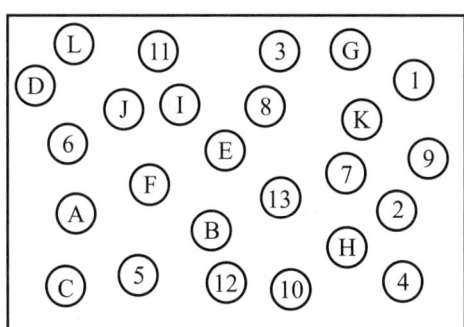

图 4-2 A 型连线测试

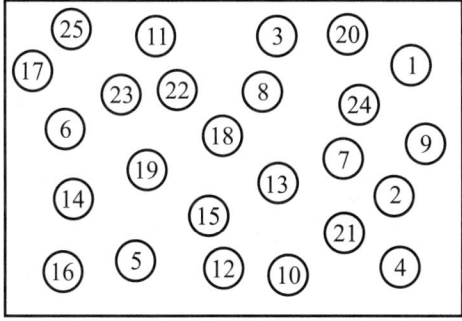

图 4-3 B 型连线测试

三、注意障碍的主要治疗方法

注意障碍的主要治疗方法见表4-3。

表4-3 注意障碍的治疗

1.信息处理训练	(1)兴趣法	发现并利用患者感兴趣的物品和熟悉的活动刺激注意
	(2)奖赏法	给予奖赏来增加所希望的注意行为出现的频率和每次出现持续的时间
	(3)示范法	治疗师亲身示范想要患者做的活动,并给予语言提示
	(4)电话交谈	只能依赖声音刺激,这比面对面交谈需要更集中注意力
2.以技能为基础的训练	(1)猜测游戏	利用杯子和球进行游戏猜测
	(2)删除作业	字母、数字、汉字等
	(3)时间感训练	给定时间进行秒表的按停训练
	(4)数字排序	给定规则后进行数字的排序,逐渐增加训练难度
	(5)字母排序	同数字排序
3.分类训练	(1)连续性注意障碍训练	1)删除作业 2)连线作业 3)数秒数 4)数字顺背倒背训练(图4-4) 5)击鼓传球游戏 6)写字、下棋等
	(2)选择性注意障碍训练	1)辨别物品图片或任务照片 2)在一段背景嘈杂的录音中找出特定声音
	(3)交替性注意障碍训练	1)删除奇数、偶数作业(图4-5) 2)将一副扑克先按照颜色分类,再按照花色分类,再按照数字奇偶分类 3)看电视让患者间隔一段时间切换一次频道
	(4)分别性注意障碍训练	1)听写字母、汉字或数字 2)患者拼图、下棋或穿衣作业时与患者谈论事情
4.电脑辅助训练		通过电脑及日常生活活动的介入,进行注意力的训练
5.结合ADL进行训练		

```
9-7
6-1
4-8-1
5-3-2
8-4-3-9
6-7-2-8
8-1-5-9-4
9-6-1-4-7
7-1-9-2-5-4
2-4-5-8-3-9
3-9-2-5-1-6-7
7-2-8-3-5-1-6
```

图 4-4　数字顺背倒背表

```
2935285372878464958745765474274948648982984585942
8655674544656468254167365938163953865856836538568
2734763676784546547878538636734683178347858719836
6357316739843856613743181364130638614309134834638
7646358973598631736734673649318476137641365137863
8316058301985638653819563180947908183648356389168
3560365031980139814719808478343653095318478146384
6424689317843658093198648901386893643863890145648
```

图 4-5　奇数、偶数删除数字图

第三节　记忆障碍的作业治疗

记忆是人们对过去经历的事物的一种反应，是以往经历、信息的获得、保留与提取，或在它重新呈现时能再认识。从信息加工的角度来说，记忆是信息的输入、加工（编码）、储存和提取的过程。

记忆的分类见表 4-4。

表 4-4　记忆的分类

记忆的分类	记忆的时间
瞬时记忆	1~2 秒
短时记忆	5 秒~1 分钟

续表 4-4

记忆的分类		记忆的时间
长时记忆	语义记忆	1分钟以上直至终生
	情景记忆	
	程序记忆	
	前瞻性记忆	
	回溯性记忆	

记忆障碍是指个人处于一种不能记住或回忆信息或技能的状态,有可能是由于病理生理性或情境性的原因引起的永久性或暂时性的记忆障碍。以上各记忆系统之间是独立的,可以单独发生障碍,也可以同时发生障碍。

一、记忆障碍的评定

1.韦氏记忆量表 目前国内广泛应用的是1980年修订的韦氏记忆量表中国修订版(表4-5),在原版基础上新增了3个分测验,包括记图、再认及触摸。

表4-5 韦氏记忆量表

测试项目	内容	评分方法
1.经历	5个与个人相关的问题	每答对一题记1分
2.定向	5个有关时间和空间的问题	每答对一题记1分
3.数字顺序关系	①顺数 1~100	限时记错,记漏或退数次数,扣分分别按记分公式算出原始分
	②倒数 100~1	限时记错,记漏或退数次数,扣分分别按记分公式算出原始分
	③累加从1起每次加3,至49为止	限时记错,记漏或退数次数,扣分分别按记分公式算出原始分
4.再认	每套识记卡片有8项内容,呈现给受试者30秒后,让受试者再认	根据受试者再认内容与呈现的相关性分别记2、1、0分或-1分,最高分16分
5.图片回忆	每套图片中有20项内容,呈现1分30秒后,要求受试者说出呈现内容	正确回忆记1分,错误扣1分,最高得分20分
6.视觉再生	每套图片中有3张,每张上有1~2个图形,呈现10秒后让受试者画出来	按所画图形的准确度记分,最高分为14分

续表 4-5

测试项目	内容	评分方法
7.联想学习	每套卡片上有 10 对词,分别读给受试者听,同时呈现 2 秒。10 对词完毕后,停 5 秒,再读每对词的前一词,要受试者说出后一词	5 秒内正确回答 1 词记 1 分,3 遍测验的容易联想相加后除以 2,与困难联想分之和即为测验总分,最高分为 21 分
8.触觉记忆	使用一副槽板,上有 9 个图形,让受试者蒙眼用利手、非利手和双手分别将 3 个木块放入相应槽中。再睁眼,将各木块的图形及位置默画出来	计时并正确计算回忆和位置的数目根据公式推断出测验原始分
9.逻辑记忆	3 个故事包括 14、20 和 30 个内容,将故事讲给受试者听,同时让其看着卡片上的故事,念完后要求复述	回忆第一个内容记 0.5 分,最高分为 25 分和 17 分
10.背诵数目	要求顺背 3~9 位数,倒背 2~8 位数	以能背诵的最高位数为准,最高分分别为 9 分和 8 分,共计 17 分

2.临床记忆量表

(1)具体检查步骤:包括 5 个分测验。

1)指向记忆:每套包括两组内容,每组有 24 个词,如黄瓜、西红柿等,其中 12 个词属于同类,如蔬菜类、动物类等,要求受试者识记。另外有 12 个与上述词接近的词,不要求识记。将以上 24 个词混在一起,随机排列,用录音机播放。第一组词播放完后要求受试者说出要求识记的词,间隔 5 秒后,测验第二组词。

2)联想学习:每套包括 12 对词,其中容易联想与不易联想成对词各 6 对,12 对词随机排列,用录音机以不同顺序播放 3 遍,每遍播放后主试者按另一顺序念每对词的前一词,要求说出后一词。

3)图像自由回忆:每套包括两组黑白图片各 15 张,内容都是常见和易辨认的东西。将第一组图片随机排列,每张看 4 秒,间隔 2 秒,15 张看完后要求立即说出图片内容。间隔 5 秒后,再测验第二组图片。

4)无意义图形再认:每套有识记图片 20 张,内容为封闭或不封闭的直线或曲线图形。另有再认图片 40 张,包括与识记图片相同或相似图形各 20 张。将识记图片给受试者看,每张 3 秒,间隔 3 秒,20 张看完后以随机顺序看再认图片,要求指出看见过的图片。

5)人像特点回忆:每套有黑白人头像 6 张,随机排列让受试者看,同时告知其姓名、职业和爱好共 2 遍,每张看 9 秒,间隔 5 秒。6 张看完后,以另一顺序分别呈现,要求说出各人头像的 3 个特点。

(2)评价指标:①上述第 1)、2)、3)、5)项均以正确回答数量计分,第 4)项再认分=(正确再认数-错误再认数)×2;②将 5 个分测验的粗分,分别查对"等值量表分表"换算成量表分,相加即为总量表分。根据年龄查对"总量表分的等值记忆商(MQ)表",可得到受试者的 MQ。

(3)分级标准:记忆商可划分七个等级:130 以上为很优秀、120~129 为优秀、110~119 为中上、90~109 为中等、80~89 为中下、70~79 为差、69 以下为很差,以此衡量人的记忆水平。

3.Rivermead 行为记忆测试　侧重于评定日常记忆能力,有较高的可信度与效度,测试方法和评分都不难,患者比较容易完成。

(1)记住姓和名:让患者看一张人像照片,并告知他照片上人的姓和名。延迟一段时间后让他回答照片上人的姓和名。

评分:姓和名均答对 2 分,仅答出姓或名 1 分,否则 0 分。

(2)记住藏起的物品:准备一些梳子、铅笔、手帕、水果等物品,当着患者的面藏在抽屉或柜橱内,然后让他进行一些与此无关的活动,结束前问患者上述物品放于何处。

评分:正确指出所藏的地点 1 分,找不到 0 分。

(3)记住预约的申请:告诉患者,医生将闹钟定于 20min 后闹响,让他 20min 后听到闹钟响时提出一次预约的申请,如向医生问"您能告诉我什么时候再来就诊吗?"

评分:钟响当时能提出正确问题者得 1 分,否则 0 分。

(4)记住一段短的路线:让患者看着医生手拿一个信封在屋内走一条分 5 段的路线,如椅子→门→窗前→书桌→放在书桌上→放下信封→椅子→从书桌上拿信封放到患者前面,让患者照样做。提前告知患者需关注的重点,在做的过程中不再给予提示。

评分:5 段路线全记住得 1 分,否则 0 分。

(5)延迟后记住一段短路线:方法同(4),但不立刻让患者重复,而是延迟一段时间再让患者重复,延迟期间可进行其他测试。

评分:全记住并能重复得 1 分,否则 0 分。

(6)记住一项任务:即观察(4)中患者放信封的地点是否正确。

评分:立即重复和延迟重复时信封放的位置,正确得 1 分,否则 0 分。

(7)学一种新技能:找一个可以设定时间,如月、日、时和分的计算器或电子表,让患者学习如何设定月、日、时和分的方法,先由测试者示范操作一次,然后按复位键,取消一切设定,再让患者测试操作 3 次。

评分:3 次内操作成功得 1 分,否则 0 分。

(8)问患者下列问题:①今年是哪一年?②本月是哪个月?③今日是星期几?④今日是本月的几号?⑤现在我们在哪里?⑥现在我们在哪个城市?⑦您多大年纪?⑧您何年出生?

评分:①②③④⑤⑥⑦⑧全对得 1 分,否则 0 分。

(9)患者回答问题:问(8)中的第⑧题时记下错、对。

评分:正确得 1 分,否则 0 分。

(10)辨认面孔:让患者仔细看一些面部照片,每张看 5 秒,一共看 5 张。然后逐张问他这是男的还是女的？是不到40岁,还是大于40岁？然后给他10张面部照片,其中有5张是刚看过的,让他挑出来。

评分:全对得1分,否则0分。

(11)认识图画:让患者看10张用线条图绘的物体画,每次看一张,每张看5秒,让患者说出每张图中的物体的名称。在延迟数分钟后,让患者从20张图画中找出刚看过的10张。

评分:全对1分,否则0分。

以上11题满分为12分,正常人总分9~12分,脑损伤时至少3项不能完成,总分0~9分。

4.本顿视觉保持测验　评定顺行性记忆,由10张绘有1~3个抽象图形的卡片组成,治疗师将每张图卡呈现10秒钟,然后要求患者凭记忆将图卡上的图形画出来。

5.其他　除了上述标准化记忆测验外,一些标准化的认知评定量表也包括了对记忆的检测,比如MMSE、MoCA、Loewenstein认知功能评定表(老人版)及神经行为认知状态测验等。详见本书第二章内容。

二、记忆障碍的治疗

记忆障碍可能与注意障碍合并出现,两者关系密切。因此,记忆障碍训练的前提是改善注意障碍。在训练记忆障碍之前,应确保患者能够保持一定的注意力。记忆训练的目的是逐渐延长刺激与记忆的间隔时间,使患者在间隔较长时间后能准确回忆或再现。

记忆损伤经常妨碍其他的康复训练。记忆缺陷明显的影响患者整个康复过程,因而限制患者获得独立的能力,所以记忆力的恢复也是非常重要的。临床上记忆障碍康复常用的方法包括内部策略训练法、外在记忆辅助工具、环境适应和新技术应用。

记忆障碍的治疗方法见表4-6。

表4-6　记忆障碍的治疗方法

内部策略训练法	1.无错性学习		强化正确,避免猜测
	2.助记术	(1)视形象技术	图像法、联想法、放置地点法、联系法、分类法
		(2)言语记忆法	首词记忆法、数字分段记忆法、故事法、时空顺序、因果关系
		(3)书面材料的学习	PQRST记忆法、信息检索法
外在记忆辅助工具	1.信息存储类工具		日历本、日记本、备忘录、日程表、地图等
	2.记忆提示工具		标签、记号、清单等
	3.电子辅助工具		闹钟、手表、手机、微信、平板电脑等

续表 4-6 记忆障碍的治疗方法

环境适应	1.家用电器的安全	通常使用电器等,设计隔一段时间可自动关闭装置,防止危险
	2.避免常用物品遗失	把眼镜架系上线绳挂在脖子上,把手机、钥匙用绳挂在脖子上,可有效防止遗忘
	3.减少环境的变化	使环境尽量保持一致,如固定一间卧室
	4.将环境安排好	房间或者治疗室简洁、素净,尽量减少装饰等,消除分散注意力的因素
	5.简化环境	生活中将物品摆放有序,突出要记住的物品
	6.提示	提供言语或视觉提示
新技术的应用	1.计算机辅助训练系统	使认知障碍诊断的测量形式得到简化,结果客观、规范、定量化
	2.专家系统	人工智能的分支
	3.智能家居	环境适应和外在记忆辅助工具在高新技术方面的延续
	4.虚拟现实训练	通过电脑产生的一个多感知觉相互作用的类似现实环境的 3D 界面,让患者有"身临其境"的感觉
	5.远程康复训练	应用计算机技术、互联网及多媒体信息技术,为患者提供康复服务

第四节 失认症患者的作业治疗

失认症是指并非感觉器官功能不全或智力低下、意识不清、注意力不集中、言语困难以及对该事物不熟悉等原因,而是由于大脑损伤,不能通过相应的感官感受和认识以往熟悉的事物,但仍可以利用其他感觉途径进行识别的一类症状。

一、触觉失认

(一)概念

触觉失认指患者意识正常,但不借助其他感官仅凭触摸又不能认出常见物品的形状、质地、名称。触觉失认包括质地觉失认、形态觉失认、实体觉失认。

(二)评定

1.质地觉评定 用不同原材料制成形状、大小、薄厚相同的布料,令患者闭目触摸。

2.形态觉评定　用木质的不同形状的模型块,让患者闭目触摸。
3.实体觉评定　给出大小、形状、质地各不相同的几种物品,让患者闭目触摸后说出名称。

(三)治疗方法

1.感觉刺激　对手部进行各种感觉刺激。
2.触觉辨识训练　让患者闭目,用手感觉、分辨和识别不同质地的材料。
3.功能适应性训练　利用视觉或健手的感觉帮助患肢进行感知,重视对物体的形状、材料、温度等特质的体验。

二、听觉失认

(一)概念

听觉失认指没有听力下降或丧失,能判断声音的存在,但不能识别和肯定原本熟悉的声音的意义,常与其他言语障碍相伴发生。

(二)评定

(1)声音配对。
(2)在生源物的图片中找答案。
(3)听音乐跟唱。

(三)治疗方法

(1)建立声音与单词的联系训练:治疗师用录音带播放猫、狗、鸟等的叫声,让患者找出与叫声相对应的动物的词卡。
(2)声音练习辨认:治疗师从发"啊"音开始,让患者对着镜子模仿发出此音,反复数次后向患者出示一张写有"啊"字音的字卡,再令患者模仿此音;逐步增加"咿""噢""喔"等元音的练习,并分别出示相应的字卡。
(3)建立声音与发音体的联系训练:治疗师让患者听吹口哨的声音,然后让患者从画有水杯、闹钟、面包、口哨的图片中找出口哨。
(4)功能适应性训练:主要是指导患者利用其他感官进行代偿,如在门铃上加上闪灯等。

三、视觉失认

视觉失认指患者视觉感受存在,但不能认识事物、颜色和熟人的脸。视觉失认包括物品失认、颜色失认、面容失认。

(一)物品失认

物品失认是指视觉感受存在,但不知其为何物。

1. 评定方法

(1)相同物品配对:如别针、钥匙、钢笔等各两枚混在一起,让患者把相同物品分开。

(2)按物品用途分组:如钥匙-锁、牙刷-牙膏。

(3)按指令使用物品,如戴眼镜等。

(4)指物呼名或按口令指物。

2. 治疗方法

(1)对常用的、必需的、功能特定的物品通过反复实践进行辨认。

(2)教会患者注意某些物品的特征。

(3)鼓励患者在日常生活中多运用触觉、听觉。

(4)必要时可在物品上贴标签,提示患者。

(二)颜色失认

颜色失认是指有视觉体验,能分辨各种颜色不同,但不能辨认颜色种类。

1. 评定方法

(1)颜色匹配:可正确完成。

(2)按指令指出不同颜色:不能完成。

(3)呼出颜色名称:不能完成。

(4)轮廓着色:不能完成,涂色错误。

2. 治疗方法

(1)让患者对色卡反复进行命名和辨别颜色的练习。

(2)匹配颜色练习。

(3)按指令指出颜色。

(4)呼出颜色名称。

(5)轮廓着色。

(6)利用颜色以外的特征如形状、属性、名称等进行辨认。

(三)面容失认

面容失认是指能认识面孔,也能鉴别个别特征,但不能认识以往熟悉的人是谁。

1. 评定方法 给出熟悉人的照片,让患者指出相应的名字。

2. 治疗方法

(1)按年龄顺序将照片排序,帮助辨认。

(2)让患者从不同场景、不同角度、与不同的人合照的照片中找出熟悉的人。

(3)教患者根据人的特征如发型、声音、身高、服饰等辨别。
(4)把照片和写好的名字进行配对练习。

四、躯体构图失认

(一)左右失认

左右失认是指不能理解和应用左右的概念,不能辨别自身、他人及环境的左右。
1.评定方法
(1)指出人体模型或图画的方位出现错误。
(2)按指令完成动作如"请摸摸我的右手""摸摸你的左腿",不能正确完成为阳性。
2.治疗方法
(1)感觉刺激训练。
(2)左右辨别练习。
(3)佩戴标志物。
(4)在日常生活中要避免对患者使用带有"左"和"右"的口令。

(二)躯体失认

躯体失认是指患者不能识别和区别自身的器官、肢体名称及位置。
1.评定方法
(1)让患者用自己的手或粗糙的毛巾摩擦身体的某一部位并说出该部位的名称,不能正确完成。
(2)按指令触摸身体的某些部位,如"请指你的鼻子",不能正确完成。
(3)画人像,不能完成。
(4)回答问题,如"手在胳膊的下面吗?",回答错误。
(5)拼接躯体的拼图,不能完成。
2.治疗方法
(1)感觉-运动整合训练。
(2)让患者按命令模仿治疗师的动作。
(3)鼓励患者用双侧肢体或患肢进行活动,强化正常的运动模式。
(4)当治疗师触及患者身体的某一部分时,让患者确定是哪一部分。
(5)练习组装人体模型拼板。

(三)手指失认

手指失认是指在感觉存在的情况下不能识别自己和他人的手指,包括不能命名或指出被触及的手指。

1.评定方法

(1)令患者说出检查者所触患者手指的名称,出现错误。

(2)按指令伸出手指,出现错误。

(3)令患者模仿治疗师所做手指动作,不能正确模仿。

(4)说出某两指间的手指数目,出现错误。

2.治疗方法

(1)增加手指皮肤触觉和压觉输入。

(2)手指辨认训练。

(3)ADL 训练。

五、空间关系辨认障碍

空间关系辨认障碍是指对空间的物与物或自己与物体之间的关系、距离、方位辨别障碍,包括图形-背景分辨障碍、空间定位障碍、空间关系障碍、地形定向障碍、深度和距离辨认障碍。

(一)图形-背景分辨障碍

图形-背景分辨障碍指不能忽略无关的视觉刺激和选择需要的对象,因而不能从背景中区分出不同的形状,不能从视觉上将图形与背景分开,表现为不能从桌子上找出指定的物品等。在临床工作中要注意排除视力差、视觉失认、失语等对检查结果的干扰。

1.评定方法

(1)Ayres 图形-背景测试(图 4-6)。

异常:不能在一分钟内从测试图中正确指出三个物品。

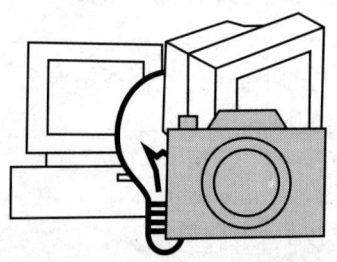

图 4-6　Ayres 图形-背景测试

(2)功能性测试:从白布上取出毛巾,从盘中拿起勺子,指出衣服上的扣子等。

2.治疗方法

(1)物品辨识训练:将 3 种不同的物品放在患者面前的桌上,要求患者通过视觉进行分辨(避免使用触觉)。

(2)ADL 训练:如练习从装有混杂物体的抽屉中找出熟悉的物体。

(3)功能适应性训练。

1) 养成视觉搜索的习惯。
2) 环境布置简明有序。

(二) 空间定位障碍

空间定位障碍是指不能了解和解释物体在空间的位置,表现为不能理解含有方位词的指令(如上、下、前、后以及内、外等);不能处理物与物之间的方位关系。

1.评定方法

(1)图片测试法:将一张画有正方形的纸放在受试者面前,令其在正方形纸的上方或下方画圆圈。

(2)功能检测法:将生活中常用的物品摆放在被检者面前,要求受试者按照指令完成相应的动作。

2.治疗方法

(1)空间定位作业。

(2)触觉-运动觉输入作业。

(3)跨越身体中线的作业。

(4)ADL 训练。

(5)功能适应性训练。

(三) 空间关系障碍

空间关系障碍是指不能感知两个物体之间以及物体与自身之间的位置关系,患者可表现为结构性障碍、穿衣困难等。如穿衣时把领口与袖口弄错,两条腿同时伸进一条裤腿;不能正确摆放物品等等。

1.评定方法

(1)点式图连接测试。

(2)十字标测试。

2.治疗方法

进行改善空间关系障碍的作业治疗通常先从训练患者认识自己在空间中的位置开始,然后过渡到认识物体与物体间的定向关系。

(1)复制作业。

(2)自身空间位置训练。

(3)物体定位训练。

(4)功能适应性训练。

1)物品位置固定摆放。

2)贴标签。

(四)地形定向障碍

地形定向障碍指不能理解和记住两地之间的关系,无论是否使用地图均无法从一地走到另一地。表现为不能从治疗室回到病房,找不到回家的路,在熟悉的环境中迷路;也不能描述所熟悉的路线或环境特征;不能在地图上确定找出从某点回家的路线等。

1. 评定方法

(1)让患者画一个自己熟悉的地区图,并描绘出路径。异常:不能画出。

(2)将患者领到某治疗室后让他自己回到病房,带领他走过后仍迷路者为异常。

2. 治疗方法

(1)地点定向练习。

(2)路线描述练习。

(3)在地图上确定位置练习。

(4)ADL 训练。

(5)功能适应性训练。

1)设置路标。

2)携带联络卡。

(五)距离与深度辨认障碍

距离与深度辨认障碍是指患者在判断物体的距离及深度上有困难。临床上表现为在拿起摆放在桌子上的物品或抓取悬吊在前面的物品时有困难,伸手过近或过远或迟疑;当要坐到椅子上时不能准确坐到合适的位置;不能把物品放置在正确的位置等。

1. 评定方法

(1)让患者伸手取物。异常:伸手不够、过度或迟疑。

(2)向杯中倒水。异常:水溢出或倒在杯外。

2. 治疗方法

(1)深度和距离辨认练习。

(2)本体感觉练习。

(3)ADL 训练。

(4)功能适应性训练。

第五节 失用症患者的作业治疗

失用症是由于中枢神经损伤后,在运动、感觉和反射均无障碍的情况下,患者丧失完成有目的复杂活动的能力。这一情况并非肌肉瘫痪、感觉缺失、共济失调或理解障碍所造成,而是由于大脑皮质受损,导致皮质所储存的运动程序的提取出现紊乱,从而对其接受到的外周刺激不能调动相应的程序予以应答。失用症包括运动性失用、意念性失用、意念运动性失用、结构性失用、穿衣失用等。失用症可表现为双侧或单侧的失用。多见于左侧脑损伤的患者,且常合并失语。

一、失用症辨别及失用症的分类

运动性失用、意念性失用、意念运动性失用的辨别见表4-7。

表4-7 运动性失用、意念性失用、意念运动性失用的辨别

分类检查项目	执行口令	模仿动作	实物操作
运动性失用	动作笨拙,但可以完成	动作笨拙,但可以完成	动作笨拙,但可以完成
意念性失用	×	√	×
意念运动性失用	×	×	√

1. 运动性失用 病位在运动中枢,动作笨拙但可完成。
2. 意念性失用 病位在意念中枢,系列动作完成困难,完成顺序混乱。不能模仿和按口令完成动作,也不能理解动作的概念或对动作进行正确的描述,也不会自发地完成习惯性动作。
3. 意念运动性失用 病位在弓状纤维,指即使患者完全了解作业的概念或意念但也不能模仿姿势或进行有目的的运动的一种大脑损伤症状。
4. 结构性失用 病位在非优势半球枕叶与角回间联合部位。表现为临摹、绘制和构造二维和三维的图或模型有困难。
5. 穿衣失用 指穿衣时上下颠倒,正反及前后颠倒,纽扣扣错,将双下肢穿入同一条裤腿等。

二、失用症的评定

1. 运动性失用的评定 嘱咐患者完成有目的、有计划、有指令的动作。不能完成为阳性。
2. 意念性失用的评定
(1) 把牙膏、牙刷放在桌上,让患者打开牙膏盖,拿起牙膏,将牙膏挤在牙刷上,然后去刷牙。动作顺序错乱为阳性。
(2) 将信纸、信封、邮票、胶水放在桌上,让患者折好信,放入信封,封好信封口,贴上邮票。动作顺序错乱为阳性。
3. 意念运动性失用的评定
(1) 模仿运动:治疗师向患者示范一种运动,如举起手、拍掌、伸出舌头,让患者模仿。

不能完成为阳性。

(2)按指令做动作:让患者执行治疗师的口头指令。不能完成为阳性。

4.结构性失用的评定　让患者自己进行绘图、拼图、拼积木或对图形等。不能完成为阳性。

5.穿衣失用的评定　让患者自己进行穿衣动作。错乱为阳性。

三、失用症的治疗

(一)运动性失用的治疗

(1)给予提醒、暗示或亲手指导患者。

(2)感觉刺激。

(3)功能适应性训练:如训练洗脸、刷牙、梳头等动作,尽量减少口头指令。

(二)意念性失用的治疗

(1)系列动作训练:选择日常生活中一系列组成的动作来进行训练,如取火柴后点燃蜡烛等。

(2)故事图片排序训练。

(3)让患者描述活动顺序或给与视觉、触觉提示。

(4)单项技能训练:患者在整个知觉技能中已不能改正时,可集中改善某个单项技能。

(5)功能适应性训练:选择操作简单,容易操作的自助器具,如系扣器、单手开瓶器等。

(三)意念运动性失用的治疗

(1)多做具体动作指导:对于动作笨拙和动作异常的患者,可握住患者的手亲自完成。

(2)各种感觉刺激。

(3)想象或观摩:训练开始先让患者想象将要进行的动作,或观看治疗师或家人演示一遍完整的动作,然后再行自我训练。

(4)功能适应性训练:启发患者的无意识活动,自发的运动。

(四)结构性失用的治疗

(1)复制作业:指导患者完成桌面上的二维、三维作业。

(2)结合 ADL 训练:对患者在 ADL 中的问题进行针对性的训练。

(3)训练过程中加入本体感觉刺激。

(4)功能适应性训练。

1)活动分解:可先训练完成部分活动,然后过渡到完成全部活动。

2)逆向链接:治疗师首先完成活动的一部分,让患者完成训练内容的剩余部分。

3)做标记或提供顺序图或说明书。

(五)穿衣失用的治疗

(1)进行穿衣训练时治疗师可进行暗示、提醒。

(2)治疗师可将穿衣分为多个步骤。

(3)用录音机或口述来提示穿衣的先后顺序。

(4)功能适应性训练:教会患者根据商标或做标记区分衣服的不同部位。

第六节 单侧空间忽略

单侧空间忽略又称单侧忽略,是脑损伤患者常见的综合征,主要表现为对来自损伤半球对侧的刺激无法注意、响应、表征,患者无法意识到或不留意大脑病灶对侧空间内的事物,不能对该侧空间的事物做出定向、反应、加工。

一、评定方法

(1)二等分试验(图4-7)。

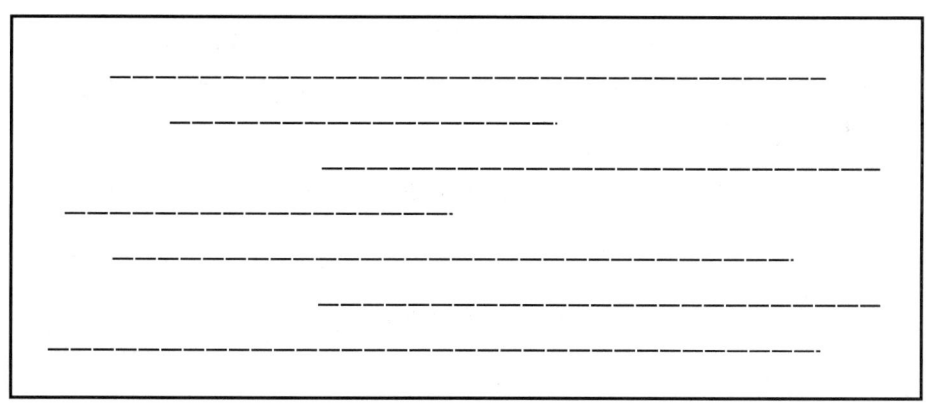

图4-7 二等分试验

(2)删除试验:将随机分布的40条短线逐一删除。

(3)二点发现试验:纸上有间隔20 cm的两个点,置于患者正前方。首先令患者口答纸上点数,回答正确后用直线连接两点。

(4)自由画(图4-8)。

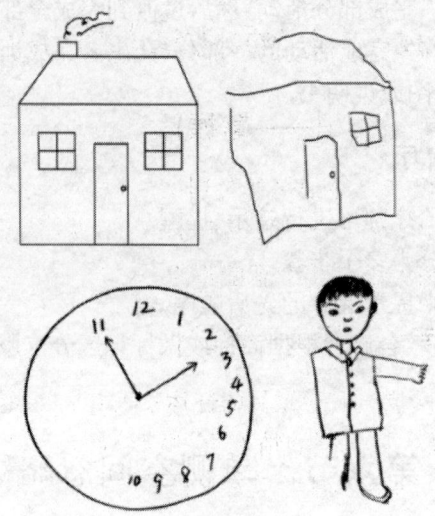

图4-8 单侧空间忽略患者的自由画

(5)反向画图试验。

(6)临摹试验。

(7)字体试验。

(8)行为检查。

二、治疗方法

(1)感觉刺激:对忽略侧肢体皮肤进行冷、热、触觉等浅感觉刺激等。

(2)视觉搜索训练:给图画涂色、拼图,划消指定的字母、数字、文字、形状等。

(3)躯干旋转训练。

(4)病灶同侧单眼遮蔽训练。

(5)肢体运动训练:应提醒患者尽量使用患肢或双手交叉进行跨越中线的作业活动。

(6)基本动作训练:进行翻身、床上及床边坐位、转移、驱动轮椅、站立以及步行等练习等基本动作练习。

(7)现代化新技术的应用:经颅磁刺激、经颅直流电刺激、上肢康复机器人、电子生物反馈疗法、振动治疗等。

(8)功能适应性训练。

1)日常生活中多介入指导。

2)生活环境调整。

第四章 认知功能障碍的作业治疗

【岗位对接】
康复医学与治疗技术(士/师)考试大纲与内容精要

(一)失认症定义(专业知识——掌握)

失认症是感觉到的物像与以往记忆的材料失去联络而变得不认识,即认识不能,它是由于大脑局部损害所致的一种后天性认知障碍,包括视觉、听觉、触觉、空间等的失认。但无视觉、听觉、触觉、躯体感觉、意识及智能障碍。

(二)失用症定义(专业知识——掌握)

失用症是因脑的一定部位病变导致目的性运动的执行能力丧失或运用功能障碍,是在无运动瘫痪、感觉丧失及共济失调的情况下,患者不能完成以前所能完成的有目的的技巧动作,又称运动不能。脑卒中患者较常见的有结构失用、穿衣失用、意念运动性失用、意念性失用等。结构失用与穿衣失用的病变部位多在非优势半球的顶叶,而意念运动性失用和意念性失用病变部位一般为优势半球顶叶缘上回。应该注意的是,患者能理解所检查的内容;障碍的原因不是由于运动功能障碍、感觉障碍、失语症、痴呆、意识障碍。

(三)结构性失用(专业知识——掌握)

结构性失用是指空间分析和对某一活动进行概念化的能力障碍,导致患者不能将各个不同的部件按正常空间关系组合成为一体化的结构。有结构性失用症的患者不能用积木来搭成一座房子,不能按适当的空间排列来组合这些木块。患者在写作和绘画时也有困难,写字时不能保持一条直线,不能将一个字的各个部分正确地组合。患者在绘画时不能按正确的秩序安排图的各个部分。计算时不能排出数字的行和列,因而计算也有困难。其病灶部位常在非优势侧顶、枕叶交界处,支配血管为大脑中动脉。

(四)记忆障碍病因(专业知识——掌握)

记忆是指大脑对信息的接收、贮存及提取的过程,是脑的高级功能之一。它是指活动状态下人脑保持一定信息量的能力及从长期记忆里唤回信息的能力,然而信息只能在活动状态下被使用,在活动中去唤起信息。

记忆障碍:患者不能再学到新的信息,他们忘掉了昨夜的来访者,忘掉方才进餐时吃的是什么食品,想不起方才给他念过的信的内容。常见于脑部各种变性病(如 Alzheimer 病)、脑外伤和痴呆,皮质下动脉硬化性脑病、腔隙性梗死、脑梗死和脑出血等脑血管病后,脑炎后,一氧化碳中毒等脑缺氧后,营养缺乏性脑病,酒精中毒和生化代谢障碍性脑病等均可引起。记忆障碍是一个复杂的病理过程,上述任何一个原因累及额叶、颞叶、海马回、丘脑、扣带回、间脑和中脑网状结构等均可有记忆障碍。精神病患者也有记忆障碍。

(五)失认症的训练(专业实践能力——掌握)

1.视觉失认的训练

(1)物品失认训练方法。

(2)色彩失认训练方法:可用检查中的各项对患者进行训练。

(3)面容失认训练方法。

2.听觉失认的训练

(1)反复进行听声指物练习。

(2)用其他感官代偿,如用门铃附加闪灯代偿。

3.体觉失认的训练 触觉失认训练方法。

4.空间关系综合征

(1)形态辨认障碍训练方法。

(2)图形-背景分辨障碍训练方法。

(3)空间关系辨认障碍训练方法。

(4)地形方位辨认困难训练方法。

(5)距离与深度辨认障碍训练方法。

5.单侧忽略的训练

(1)基本技能训练、视扫描训练:双眼在视野范围内不断变换注视点,寻找并追踪目标的能力训练。通过增加眼动范围来加强对被忽略侧的注意。包括采用各种文字、字母、数字、符号、图形的划消作业。删字母(3行不同的字母):无漏删为2分,忽略侧有漏删,但非100%删除为1分,忽略侧完全漏删为0分。

(2)忽略侧肢体的作业活动:将木钉盘、拨算盘、下棋等作业活动设计到忽略侧空间,在听、触诱导下进行。取放于忽略侧的物品:能完成为2分,不能完成为0分。

1)交叉促进训练。

2)躯干旋转。

3)右眼遮盖。

(3)忽略侧肢体的感觉输入训练:可要求患者在注视忽略侧肢体的同时进行,正确反应为2分,无反应或错误反应为0分。浅感觉刺激:对忽略侧肢体的皮肤进行冷、热、触觉刺激。深感觉刺激:主动或被动活动忽略侧肢体。视觉:训练患者对忽略侧有意识地扫描。面对镜子自画像、梳洗等。激发警觉可用蜂鸣器,5~20秒鸣1次,以提醒将注意力放在左侧,可提高全身警觉。

(4)阅读训练:阅读文章时给予视觉暗示,在忽略侧用彩色线条标出或用手指指出做标记。书写时给予运动暗示,在桌面上或膝上间歇移动左手(主动或被动)。记录:阅读书报(3 行),无漏读为 2 分,有漏读为 0 分;读出排列在前方的数字卡中的数字,无漏读为 2 分,有漏读为 0 分。

(5)代偿及环境适应。

1)改变环境。

2)早期步行。

3)口头回忆法。

6.身体失认的训练

(1)躯体失认训练方法。

1)感觉-运动整合训练。

2)用检查中的项目进行训练。

3)在活动中鼓励运用双侧肢体或患侧肢体,强化正常运动模式。

4)首先确定失认部位及其对功能的影响,然后告诉患者及家属,日常注意事项,如何代偿。

5)如患者知道器官的功能,但不能辨认器官或器官部位间的关系,治疗师应多用口头暗示,如不要说"请举起你的手",而说"请举起你拿东西的手"。

6)对躯体部位定位不准确时,如让他动手,他可能动肩或肘,此时,治疗师要提醒他"请动一下比你刚才动过的部位低的那个部位"。

(2)偏身失认训练方法。

1)患者在完成自理活动前,对患侧肢体进行深、浅感觉刺激。治疗师及患者自己用粗布擦患肢,同时患者要看着治疗部位。

2)日常活动中,鼓励患者尽量使用双侧肢体,以唤醒其对患侧的注意。

3)提供视觉暗示,如在镜子上贴上"您的胡子是否两侧都刮干净了?"的纸条。

4)日常生活中给予语言提示。

5)训练患者自我督促检查,如穿完衣服后问自己:"我是否两只袖子都穿上了?"。

(3)手指失认训练方法:由于身体的表象需反复刺激才能在大脑皮质中再现,所以作业活动必须能使患者的指尖、指腹得到外界反复刺激,如按键、弹琴等。接受的刺激必须有一定的强度,在操作中可先张目体会,再闭目说出手指名。在抓握物品时需要给一个压力,压力的大小取决于物品的轻重。同时可移动手中的物品,使产生摩擦感,这种刺激对活化大脑皮质是有效的。

(4)左右失认训练方法。

(六)失用症的训练(专业实践能力——掌握)

1.意念性失用、意念运动性失用的训练

(1)给予触觉、本体觉、运动觉的输入,且贯穿在动作前及整个过程中。

(2)治疗师握患者的手去完成动作。尤其在纠正错误动作时不是通过语言,而是用动作帮助指导。如患者用牙刷梳头,此时治疗师应握着患者的手,将它从头慢慢移到口部,并帮助做刷牙动作。

(3)把语言命令降到最低程度。一定要口头指令时,必须注意说话的语气及方法。如制动轮椅手闸时,不要说"把手闸关上",而应说"请注意一下你的手闸"。

(4)鉴别失用症的种类对治疗十分重要。例如,IMA者在做随意的粗大运动时不会出现问题,而将动作分解后他便感到困惑。如失用波及全身,则将活动分解成小的部分,分别进行教授;如单侧或双侧肢体,则使用一些全身水平的自主性活动,如"起身"。

(5)完成日常生活活动最好在相应的时间、地点和场景中进行,如穿衣在起床时。

(6)在患者做动作前闭上眼睛想象动作,然后睁眼尝试完成。

(7)在患者完不成动作时给予必要的支持,告诉他"没有完成动作并不是你不会做,而是动作太难"。可把动作改为简单些的,不使他感到难堪。当他成功后给予鼓励。

(8)建立顺序:如①将茶叶放入茶壶;②打开暖瓶盖;③将开水倒入茶壶;④盖好暖瓶;⑤将茶倒入茶杯。

2.运动性失用的训练

(1)在进行特定的活动前,给予本体觉、触觉、运动觉的刺激,如在制动轮椅手闸前,可将肢体做所需范围的关节活动。

(2)尽量减少口头指令。

3.结构性失用的训练　给相当于儿童大小的人体模型穿衣服:穿右袖,穿左袖,穿右裤腿,穿左裤腿,戴帽子。

4.穿衣失用的训练

(1)鼓励患者自己穿衣。

(2)穿衣前让患者用手去感受衣服的不同重量、质地,变换不同的穿衣技巧,目的是迫使患者使用受累侧肢体。

(3)找出穿衣动作的一些表面特征,怎样变换能够使患者完成动作。例如,是一次给一件还是给许多件,哪一种更容易使患者穿上衣服。

(4)使用功能代偿的方法。

(5)告诉患者及家属穿衣困难的原因,教给他们一些实用技术。

(6)对伴有失认、失用症的患者应向他们讲解有关知识,让他们了解该障碍对日常生活活动的影响。鼓励他们独立完成日常活动,但必须提醒他们注意安全。

七、认知技能训练(专业实践能力——掌握)

(1)定向能力训练:每天对患者进行空间、时间的间答刺激。让患者能区别上下、左右,知道自己所处的位置、地点和时间。

(2)注意力的训练:要求患者保持一段时间的注意力,并逐渐延长注意时间和内容。

(3)提高醒觉能力的训练:以各种感觉刺激为主。

(4)抽象思维能力训练:学会对不同物种进行分类,学会从一般到特殊推理,学会找出不同事件之间的关联等。

(5)学习能力的训练:包括计算能力的训练,学会基本的家庭预算。

(6)记忆能力训练:包括短期和长期记忆,简单记忆和复杂记忆等。

(7)社交能力的训练:加强患者与外界的交往能力(包括口头、非口头)。

(8)改善患者自知力的训练:使患者能发现自己的缺陷,认识缺陷的含义,并学会从无效的行为中分辨出有效的行为。

八、记忆障碍训练(专业实践能力——掌握)

1.联想法

(1)视觉想象:患者将要记住的信息在脑中形成有关的视觉形象。

(2)兼容:患者把要记住的信息与已知事情联系记忆。

(3)自身参照:让患者将要记住的信息与自身联系起来。

(4)精细加工:患者对要记住的信息进行详细分析,找出能与已知信息联系的各种细节。

2.背诵法　反复大声或无声地背诵要记住的信息。

3.分解-联合法　从简单到复杂,先一步一步练习,再逐步联合。

4.提示法　提供言语或视觉提示。

5.记忆技巧法

(1)首词记忆法:将要记住的信息的头一个词编成熟悉好记的一个短语或句子。

(2)PQRST法(Glasgow)。

P-(Preview)预习或浏览要记住的段落内容。

Q-(Question)向自己提问该段的目的或意义。

R-(Read)仔细阅读材料。

S-(State)用自己的话陈述从段落中得到的信息。

T-(Test)用回答问题的方法检验自己的记忆。

(3)编故事法:将要记住的信息编成一个自己熟悉的或形象化的故事来记。

6.常规化建立恒定的日常生活活动程序　如定时吃饭、定时睡觉,固定穿衣顺序、固定散步路径等。

7.实际操作及记忆辅助物的应用

实际操作:

(1)视觉记忆。

(2)地图作业。

(3)彩色积木块排列。

记忆辅助物的应用：

(1) 日记本：对有读写能力的患者可进行记日记练习。开始时每 15 分钟为一段记事，能力提高后酌情延长。

(2) 时间表：将每日活动制成大而醒目的时间表贴在患者常在的场所。

(3) 地图：适用于有空间、时间定向障碍的患者。

(4) 闹钟、手表、各种电子辅助物(如可设定时间报时的电子表等)。

(5) 记忆提示工具包括清单、标签、记号、提示等。

【习题】

一、选择题

(A 型题)

1. 下列现象属于选择性注意的是 ( )

A. 观察某人时，注意其特殊的面部特征、言谈举止的细节

B. 在客厅里别人看电视，你却在看报纸或做作业

C. 在公路上开车

D. 正在做某项工作时，电话铃响了，你会暂停工作去接电话，然后再恢复工作

E. 驾车时，边开车边与旁边的乘客说话

2. 关于记忆力的描述不正确的是 ( )

A. 瞬时记忆，又称感觉记忆，是视听觉信息到达感觉器官的暂时存储，维持时间短于 250 毫秒

B. 我们默念一串电话号码，然后立即拨号，这里依靠的就是工作记忆

C. 长时记忆最久能储存 10 年

D. 长时记忆可以分为语义记忆、情景记忆和程序记忆

E. 骑自行车、打毛衣、游泳及打字等属于程序记忆

3. 关于注意力描述正确的是 ( )

A. 严重的注意问题包括不能把注意力从一件事转移到另一件事上

B. 单侧忽略症属于一种注意力障碍

C. 注意力的损害对其他认知没有负面影响

D. 注意力包括感觉、分辨和选择等多个成份

E. 注意力代表了高级思维水平

4. 认知障碍的常见类型不包括 ( )

A. 注意力障碍　　　　　　　　　B. 记忆力障碍

C. 推理判断能力下降　　　　　　D. 执行功能障碍

E. 抑郁

5.不借助其他感官,仅凭借触摸不能认识原来熟悉物品的质、形和名称是 （ ）
   A.视觉失认   B.触觉失认
   C.手指失认   D.单侧忽略
   E.身体失认

6.无错性学习属于 （ ）
   A.环境适应的一种   B.外在记忆辅助工具
   C.内在记忆辅助工具   D.助记术
   E.电子记忆辅助具

7.能在自然情况下完成动作,但不能完成指令性动作。如令患者开口,患者可能用力闭眼,而若给他一个苹果,便自然张嘴去咬是 （ ）
   A.意念性失用   B.运动性失用
   C.穿衣失用   D.结构性失用
   E.意念运动性失用

8.下列不属于常见视觉辨别功能障碍的是 （ ）
   A.图形-背景分辨障碍 B.物体恒常性识别障碍
   C.地形定向障碍   D.单侧忽略
   E.空间定位障碍

9.关于意念性失用的功能适应性训练,最正确的是 （ ）
   A.故事图片排序练习
   B.ADL训练尽可能在相应的时间、地点和场景进行
   C.尽量减少口头指令
   D.应选用动作简化或步骤少的代偿方法
   E.尽量使活动在无意识的水平上整体地出现

10.视觉失认的常见类型不包括 （ ）
   A.物体失认   B.手指失认
   C.颜色失认   D.同时失认
   E.面容失认

(X型题)

1.记忆障碍的训练方法有哪些 （ ）
   A.简化环境   B.记事本
   C.活动日程表   D.清单、标签、记号、录音机提示
   E.无错性学习

2.视觉失认的常见类型包括 （ ）
   A.物体失认   B.同时失认
   C.手指失认   D.颜色失认

E.面容失认

3.穿衣失用训练包括 （　　）

A.鼓励患者自己穿衣　　　　　　B.提供声音和视觉暗示

C.穿衣前让患者用手去感受衣服的不同重量、质地、变换不同的穿衣技巧

D.找出穿衣动作的一些表面特征,怎样变换能够使患者完成动作

E.用不同颜色做标记区分衣服的上下、左右

4.格斯特曼综合征包括哪些症状 （　　）

A.双侧手指失认　　　　　　　　B.失写

C.结构失用　　　　　　　　　　D.失计算

E.左右分辨障碍

5.关于结构性失用的作业治疗 （　　）

A.复制几何图形,从简单到复杂　　B.复制结构模型,从三维到二维

C.练习裁剪衣服、组装玩具　　　　D.提供说明书有助于提高效率

E.可应用逆向链接进行辅助

6.对单侧忽略患者常进行哪些视觉搜索练习 （　　）

A.给图画涂色　　　　　　　　　B.拼图练习

C.划消作业　　　　　　　　　　D.在地面贴胶带纸练习行走

E.所需物品放在能注意到的空间

二、判断题

（　　）1.意念性失用患者的表现为失去执行复杂精巧动作和完成整个动作的观念,动作混乱,前后顺序颠倒等。

（　　）2.删除作业可用于治疗注意障碍或单侧忽略的患者。

三、填空题

1.PQRST法中的P代表_____、Q代表_____、R代表_____、S代表_____、T代表_____。

2.根据记忆时间长短可分为_____、_____、_____。

四、名词解释

1.认知

2.知觉障碍

3.失用症

4.格斯特曼综合征

5.单侧忽略

6.失认症

五、简答题

1.简述注意障碍的信息处理训练。

2.简述 PQRST 记忆法。
3.简述助记术的分类。
4.简述单侧忽略与偏盲的区别。
5.试述单侧忽略的作业治疗。
6.简述单侧忽略患者在日常生活中的行为表现。
7.简述常见失用症的功能适应性训练要点。

【参考答案】
一、选择题
(A 型题)
1.B　2.C　3.A　4.E　5.B　6.C　7.E　8.D　9.D　10.B
(X 型题)
1. ABCDE　2. ABDE　3. ABCDE　4. ABDE　5. ACDE　6. ABC
二、判断题
1.√　2.√
三、填空题
1.预习　提问　评论　陈述　测试
2.瞬时记忆　短时记忆　长时记忆
四、名词解释
1.认知:是认识和知晓事物过程的总称。包括感知、识别、记忆、概念形成、思维、推理及表象过程。

2.知觉障碍:是指在感觉传导系统完整的情况下大脑皮质特定区域对感觉刺激的认识和整合障碍,可见于各种原因所致的局灶性或弥漫性脑损伤患者。

3.失用症:是指在无肌力下降、肌张力异常、运动协调性障碍、感觉缺失、视空间障碍、语言理解障碍、注意力差或不合作等情况下,不能正确地运用后天习得的运动技能进行目的性运动的运用障碍。

4.格斯特曼综合征:当双侧手指失认同时合并左右分辨障碍、失写、失算时称为格斯特曼综合征。与优势半球角回损伤有关,又称角回综合征。

5.单侧忽略:又称单侧空间忽略、单侧不注意或单侧空间失认,是指对来自损伤半球对侧的刺激无反应,主要以视觉形式表现,也可以表现在近体空间的触觉及空间表象上。表现为以体轴为中心,离体轴越远越容易忽略。

6.失认症:是指非感觉器官功能不全或智力低下、意识不清、注意力不集中、言语困难以及对该物不熟悉等原因,而是由于大脑损伤,不能通过相应的感官感受和认识以往熟悉的事物,但仍可以利用其他感觉途径对其进行识别的一类症状。

五、简答题

1.简述注意障碍的信息处理训练。

答:(1)兴趣法:发现并应用患者感兴趣的东西和熟悉的活动刺激注意。

(2)示范法:治疗师亲身示范想要患者做的活动,并给予语言提示,调动患者的视觉和听觉,加强注意。

(3)奖赏法:通过给予奖赏来增加所希望的注意行为出现的频率和每次出现持续的时间,期待的注意反应出现后,立即给予奖励以达到强化目的。

(4)电话交谈:电话交谈过程中,患者只能依赖声音刺激,这比面对面交谈需要更集中注意力。鼓励不同住的家人和亲友常打电话给患者,跟他们电话聊天,特别是患者感兴趣的话题。

2.简述PQRST记忆法。

答:PQRST记忆法是记忆障碍康复使用最广泛的重复策略,是记忆书面材料的一种完整理想的学习方法,即理解性记忆。P指预习要记住的信息内容或材料;Q指自我提问,比如这个段落的中心思想是什么,这个事件发生在哪一年,发生在什么地方,等;R指仔细阅读并回答问题;S指用自己的话陈述答案;T指用回答问题的方法来检验记忆。

3.简述助记术的分类。

答:(1)图像法:把将要学习的字词或概念想象成图像。

(2)联想法:又称关联法,将待记忆的信息联系到相关的其他信息中或已存在和熟悉的记忆中,尤其适用于记住姓名。将一个人的形象、独特的面容特征和其名字结合起来更容易被记住。

(3)故事法:将待记忆的信息片段转化为一个连续的故事,通过语义加工,使这个故事中包括所要记住的内容。

(4)关键词法:我们在快速阅读一篇文章或浏览一本书时,常用关键词法来记忆其大意。

(5)首字母缩略法:比如要记住"地方""大海""物理""博览"这组词,可以用"地大物博"这个词帮助记忆。比如要记住通讯界的四大公司,巨龙、大唐、中兴、华为,你只要记住"巨大中华"即可。

(6)数字分段:常用于有效记忆数字,如门牌号或电话号码等。比如要记住"87335100"这个电话号码,可以将其分解为"8733"和"5100"两组数字来记忆。

(7)复述法:自我复述几遍需要记忆的信息,一方面理解了信息,另一方面通过重复加深了印象。

(8)分散练习:研究表明每天1小时持续12天的学习记忆效果要明显好于每天2小时持续6天以及每天6小时持续2天的学习记忆效果。

4.简述单侧忽略与偏盲的区别。

答:单侧忽略与偏盲是性质完全不同的障碍。偏盲是由于视束和视束中枢受损所致,患者通常了解障碍的存在并主动转头代偿;而单侧忽略者不能意识到存在的障碍而无主动代偿动作,即使反复提醒也不能完成。

5.试述单侧忽略的作业治疗。

答:改善功能的作业活动和功能适应性训练。

(1)改善功能的作业活动有参与方法或提示方法。

1)视觉搜索训练:如给图画涂色或进行拼图、划消指定的字母、数字、文字、形状等作业。

2)感觉刺激:偏侧感知提示或在日常生活中尽量给予忽略侧各种感觉刺激。

3)病灶同侧半边眼睛遮蔽或用棱镜。

4)自主向偏身忽略一方身体躯干转身训练。

5)基本动作训练:应尽早取轮椅坐位或床边坐位并注意保持正确坐姿,尽早利用姿势镜进行坐位、站立、转移、驱动轮椅以及步行等练习。

6)ADL训练:一般从进食开始,逐步增加更衣,转移、驾驶轮椅等练习。

(2)功能适应性训练。

1)功能代偿:提醒进食时勿忘吃患侧的食物,穿衣、修饰时使用姿势镜。把忽略侧的轮椅手闸的手柄加长并作上标记、忽略侧足踏板涂上颜色或做标记等。

2)生活环境调整:书本、餐桌上或楼道的患侧用红线做上标志;进餐时与周围人使用颜色不同的餐具。如向患侧注意困难,应把所需物品(如食物、衣服、电话等)放在能注意到的空间范围内。

6.简述单侧忽略患者在日常生活中的行为表现。

答:坐位:不能独立保持稳定的坐姿;躯干向健侧倾斜;脸偏向健侧,眼睛只注视健侧;不能注意到患侧肢体放置位置不正确。进食时忽略患侧的餐具以及餐具内患侧的食物。剃须、梳头、洗脸、刷牙、洗澡时忽略患侧,化妆和佩戴首饰时遗漏患侧。穿衣困难,漏穿患侧的衣袖,找不到患侧的袖口,漏穿患侧的鞋、袜等。如厕时忽略位于患侧的冲水把手、纸篓。转移时遗忘患侧肢体,忽略制动轮椅的患侧手闸,驾驶轮椅时撞到患侧的人或障碍物。行走时忽略患侧的行人及建筑物,走过位于其患侧的目标或道路。阅读与书写时漏读患侧的文字或漏写患侧偏旁。在游戏活动中忽略患侧的物品。

7.简述常见失用症的功能适应性训练要点。

答:(1)运动性失用:尽量减少口头指令。(2)意念运动性失用:尽可能在相应的时间、地点和场景进行ADL训练。(3)意念性失用:选用动作简化或步骤少的代偿方法。(4)结构性失用:完成组装作业时提供说明书或安装顺序。(5)穿衣失用:教会患者根据商标或做标记区分衣服的不同部位。

(司雷婕 李婉莹)

第五章 感觉统合治疗

【学习目标】

1.掌握感觉统合和感觉统合失调的概念、感觉统合层次、感觉统合失调的分型与表现、感觉统合异常行为表现及功能评定、治疗原则、治疗目的、治疗器具。

2.熟悉感觉统合辅助治疗方法。

3.了解感觉统合失调病因、治疗设施、注意事项。

4.结合康复医学治疗技术(士/师)考试大纲,掌握针对注意缺陷多动障碍的感觉统合训练。

【学习内容精要】

第一节 概述

一、感觉统合

(一)定义

感觉统合(sensory integration,SI)是指大脑将不同感觉通路输入的感觉信息进行多次组织分析、综合处理,做出正确反应,使整个机体和谐有效运作的过程。感觉统合是儿童发育的最重要的基础,对其身心发展起着不可替代的作用。感觉统合发育的关键期在7岁以前。

(二)感觉统合的层次

感觉统合分为三个层次,即感觉调节、感觉辨别、感觉基础性运动,见表5-1。

表 5-1 感觉统合的层次

感觉统合的层次	意义
感觉调节	是指大脑根据身体和环境的需要对所接收的感觉信息进行正确调节和组织,从而能以分级的、恰当的行为方式做出适当的反应,即大脑将警觉状态调整在理想的水平以应对日常生活需要
感觉辨别	是指大脑利用前馈和反馈信息对所接收的感觉刺激的质和量进行分辨,以改变和调整运动计划,正确地对外做出反应。正常的感觉辨别功能是身体构图充分发展的基础。触觉、本体觉、前庭觉系统的准确辨别在姿势控制、双侧协调性和顺序性动作的发展中具有重要意义
感觉基础性运动	感觉基础性运动包括姿势控制和动作计划,是指大脑对环境做出反应前所进行的一系列行动计划、安排及动作执行过程。动作运用需要3个步骤:动作概念的形成(知道要做什么)、动作计划(知道如何去做)、执行动作(将动作指令传达到身体相关部位,完成动作)

二、感觉统合失调

感觉统合失调的定义、病因、分型与表现,见表 5-2。

表 5-2 感觉统合失调的定义、病因、分型与表现

感觉统合失调的定义	感觉统合失调(sensory integration dysfunction,SID)是指大脑不能有效整合感觉信息,从而导致儿童产生一系列的行为问题,表现为学习、专注力、姿势控制、小肌肉协调、情绪、生活等多方面的功能障碍		
感觉统合失调的病因	①生物学因素:发育中的大脑容易受多方面生物学因素的影响而导致不同程度的脑功能障碍,包括源于遗传、胎儿、孕妇、环境的因素,发生于产前、产时、产后不同阶段		
	②社会心理因素:独生子女被溺爱,过度保护,抱得过多,缺少运动、爬行,缺少同伴玩耍,缺乏主动探索环境的机会。特殊家庭的子女被忽视,甚至被虐待,与社会严重隔离,缺乏教育,缺乏良性环境刺激机会		
感觉统合障碍的分型与表现	1.感觉调节障碍:因机体不能对所接收的感觉信息进行正确的调节和组织,因而呈现出害怕、焦虑、负面固执行为、自我刺激、自伤等不恰当的行为反应	(1)感觉反应过高(SOR):即感觉防御,是指机体对同一感觉刺激反应明显较一般人快速、强烈或持久,逃避刺激。前庭觉反应过高的两种表现形式为重力不安全感和对动作的厌恶反应	①重力不安全感:主要表现是当头部姿势或支撑面改变时,容易害怕或情绪幅度变化较大
			②对动作的厌恶反应:一般发生在没有伤害性的动作时,以自主神经系统的反应为特点

续表 5-2

感觉统合障碍的分型与表现		(2)感觉反应低下(SUR):即感觉迟钝,是指机体对外在刺激反应过低或过慢。感觉寻求(SS):指机体因不能满足感觉需求而不断地寻求更强或更长时间的感觉经验,表现为动个不停、过度爬高爬低、故意跌倒等
	2.感觉辨别障碍:每个感觉系统都有可能发生辨别障碍,其中触觉辨别不足被认为是触觉处理的外在表现形式,指个体在辨认触摸到的物体的特征上有困难	
	3.感觉基础性运动功能障碍:是视觉、前庭觉与本体感觉处理存在障碍的外在表现,可反映在伸肌肌张力、俯卧时躯干伸展、近端肢体稳定及平衡功能等方面	(1)双侧统合障碍(BIS):存在两侧整合与顺序问题者对于控制他们身体两侧运动协调与顺序性有困难
		(2)动作计划障碍:存在动作计划障碍者对于回馈较简单及难度较大的动作任务皆有困难,不仅粗大运动困难,精细运动也有困难

三、感觉统合治疗

(一)定义

感觉统合治疗(sensory integration therapy,SIT)是一种改善大脑对感觉加工能力的治疗方法。治疗人员基于感觉统合理论,为感觉统合障碍儿童组织有目的、有意义的治疗性活动,使其在获得所需要的感觉信息后做出适当的反应。这些治疗性活动常常具有个体针对性和趣味性。

(二)感觉统合治疗理论

1.感觉统合治疗理论基础
(1)中枢神经系统具有可塑性。
(2)发育的连续性。
(3)大脑既分工又整体的发挥功能。
(4)适应性反应。
(5)内驱力。

2.感觉系统　感觉系统包括触觉、本体觉、前庭觉、视觉、听觉、嗅觉、味觉等各种感觉,而感觉统合涉及各种感觉信息。其中触觉、本体觉、前庭觉三大系统是生存所需最基本、最重要的三大主干感觉系统,其位置、作用与功能、活动效果、失调表现见表5-3。

表 5-3 触觉、本体觉、前庭觉、视觉、听觉的特点

感觉系统	位置	作用与功能	活动效果	失调表现
触觉系统	皮肤内	防御性反应:保护个体免受伤害,本能地逃避刺激	快速点状轻触皮肤可以提高人体的警觉性;大面积缓慢深度用力刺激皮肤可以调节情绪,镇静安神	触觉防御,触觉迟钝,触觉辨别障碍,动作运用障碍
		辨别性反应:有助于判断肢体位置及外部环境中物体的各种物理性质等,对动作运用能力的发展起重要作用		
本体感觉系统	肌肉、肌腱和关节内	感知身体位置、动作和力量,感知和辨别肌肉伸展或收缩时的张力,调节四肢活动力度,控制关节位置、关节活动方向和速度。此外,本体感觉具有记忆功能,可增加运动反馈信息及调节大脑兴奋状态,平复情绪,增加安全感	缓慢、有节奏地挤压关节可以安抚情绪;轻快、变奏的关节活动可以提高警觉性;抗阻力活动以及爬、跳、跨、绕、钻等越过障碍物活动所产生的本体感觉信息比被动活动的效果大得多,有利于调节儿童在觉醒状态、发展动作计划能力、姿势控制和平衡能力	本体感觉反应低下、本体感觉寻求、本体感觉辨别障碍、本体感觉防御、重力不安全感、动作运用障碍
前庭觉系统	内耳	感受头部任何位置变化,基本功能是提供头部的方位信息,在潜意识中探测头部、身体与地心引力之间的关系,并在脑干部位统合各系统的感觉信息,发挥多种神经系统功能	快速、大幅度、短暂活动,前庭刺激强烈,具有神经兴奋的作用;慢速、小幅度、持续性活动,前庭刺激温和,具有镇静作用	前庭反应过高、过低,前庭分辨障碍,动作运用障碍等
视觉系统	视网膜	眼球基本运动技能、视觉动作整合、视觉分析技巧、视觉空间能力以及帮助建立人际和沟通等	红色、橙色、黄色令人亢奋;绿色、蓝色、紫罗兰色、粉红色令人放松;鲜艳、发光、移动、突然出现、陌生的物体比暗色、静止物体容易吸引人的注意	视觉防御、视觉迟钝、视觉寻求、眼球运动基本技能障碍、视觉分辨障碍、大脑对视觉信息的解读障碍

续表 5-3

感觉系统	位置	作用与功能	活动效果	失调表现
听觉系统	内耳的耳蜗	声音分辨、记忆、对声音和语言的理解、空间定向、判断声源距离与方向等	节奏鲜明的音乐使人振奋,节奏缓慢、旋律柔和、悠扬动听的音乐使人镇静,突然出现的声音吸引人的注意,重复、持续、熟悉的声音容易被人忽视	听觉反应过高、听觉反应低下、听觉寻求、听觉辨认障碍、听觉滤过能力障碍、听觉记忆能力障碍

(三)感觉统合治疗设施

1.训练场地　治疗师为儿童实施感觉统合治疗通常需要一个安全、舒适、宽敞、明亮、通风、色彩丰富、充满童趣、合理布局的治疗室,地面铺上软垫,墙面软包保护。设施设备的安装、维护要由专业人员负责,承重结构稳定牢固,使用前要进行负重测试。

2.治疗器材　感觉统合治疗的各种器具均需经过特别设计,对儿童有较大的吸引力。常用器材种类包括:悬吊式器材、滑行类器材、滚动类器材、弹跳类器具、触觉功能训练器材、重力类器材、行走类器材、视觉类器材、听觉类器材等。

(四)感觉统合治疗注意事项

(1)强化安全意识,确保治疗安全。
(2)加强团队合作,共同促进个体功能。
(3)制订切合实际的治疗目标。
(4)遵守治疗原则,实现感觉统合治疗目标。
(5)医疗机构治疗与家庭和社会活动紧密结合。

第二节　感觉统合的评定

感觉统合障碍常表现为各种行为障碍,但有行为障碍表现不一定就有感觉统合障碍。感觉统合评估必须与神经运动功能评估、智力测验、气质问卷、既往诊断等结果相结合,从异常行为表现、器具评估以及量表评估多个方面进行综合分析,全面评估。

一、常见异常行为表现

初步判断个体是否存在感觉统合问题、个体感觉统合优势、兴趣及感觉统合治疗的愿望。行为观察只是初筛判断,准确的评估需要借助标准化的评估量表进行。异常行为表现可以从以下几方面进行观察,见表5-4。

表5-4 常见异常行为表现特点

行为表现	表现特点
日常生活活动中的行为表现	更衣方面:穿脱衣服、扣纽扣、戴手套、坐位脱穿鞋、系鞋带、站立或坐位脱穿裤子等动作过慢或笨拙;拒绝接触某些质地的衣物,不肯穿袜,拒绝穿衣,或坚持穿长袖衣服、穿长裤以免暴露皮肤等
	进食方面:喂养困难,添加辅食困难,拒绝含橡胶乳头甚至母亲乳头,易诱发恶心、呕吐;吃饭时易掉饭粒,筷子用得不好,将水倒入杯中困难,整理餐盒或餐具困难等;严重偏食、挑食,不愿吃某些质地的食物等;经常口含食物不咽,喜欢刺激性强的食物
	个人卫生问题:不喜欢或躲避洗头、洗脸、擦鼻等;拒绝触碰面部,特别是口腔内;剪指甲时会焦虑不安;洗手、上厕所等动作过慢
	移动方面:抗拒乘电梯,上下车、移动座位、上下斜坡及楼梯等动作非常缓慢;上下楼梯困难,或行走时用足击打台阶;方向感差,易迷路、走失;闭上眼睛容易摔倒
	社会行为方面:过度依赖家长,不喜欢陌生环境,过分怕黑,喜欢被搂抱或躲避被搂抱,常惹事,常打翻杯、碗等,易从凳上跌落等
游戏时的行为表现	协调活动能力差,动作僵硬,不能完成抛接球、跳绳、跳格子、拍球、跑动中踢球等动作快速连续的活动;在与同伴游戏时,可出现撞击、跌倒或绊倒
	易激惹,与同伴玩耍时常会出现焦虑、紧张等情绪问题
	不喜欢翻跟斗等头部倒置或身体互相碰撞的游戏,避免玩秋千、旋转木马等可移动的游乐设施
	不喜欢或拒绝参加团体游戏或比赛活动
学习时的行为表现	视物易疲劳,抱怨字体模糊或有重影;厌恶阅读,常跳读、漏读,做算术特别困难,数字排列困难等
	书写时,身体动作幅度大,力度控制不良,落笔忽重忽轻,易折断铅笔,字迹浓淡不均,字体大小不等,不能整齐地将字写在格子内,偏旁部首易颠倒,字迹混乱;抄写时常漏字或漏行
	入学后完成作业困难

二、功能评估

功能评估包括器具评估与标准化量表评估,评估方式与内容见表5-5。

表5-5 功能评估方式与内容

评估方式		评估内容
器具评估	小滑板	儿童对小滑板滑行方向的控制、操作滑板时手的灵活性等都有助于判断是否存在前庭双侧统合及运用能力问题
	大笼球	俯卧大笼球:如果儿童的头不能抬起,双手紧紧扶住大笼球或不知所措,全身紧张僵硬,则提示身体和地心引力协调不良
		仰卧大笼球:如果儿童的头部不能稳定在正中位置,左倾或右倾,身体向同一方向滑落,则提示儿童的前庭平衡能力发展不足
	袋鼠跳	出现身体向前倾、双脚跟不上而致摔倒的情况时,常提示身体平衡能力差、手脚协调不良
	旋转浴盆	可用于评估儿童的平衡能力及运动计划能力的成熟程度
标准化量表评定	儿童感觉统合能力发展评定量表	是目前国内常用的标准化评估量表,适用年龄3~12岁。通过量表评估,可以准确判定儿童有无感觉统合障碍及障碍的程度和类型,并根据评估结果制订出感觉统合治疗方案。量表由58个问题组成,分为前庭失衡、触觉功能不良、本体感觉失调、学习能力发展不足、大年龄儿童的问题5项
	婴儿感觉功能测试表	适用于4~18个月的婴幼儿。具有较好的信度和效度,但个别项目与评估者经验之间的关系较大
	感觉剖析量表	用于评估感觉调节功能,适用于从出生到青少年、成年,不同年龄段需使用不同的量表
	感觉统合及运用能力测验	适用于4~8岁伴随有轻度至中度学习障碍或动作障碍的儿童。一般耗时1.5~2.0小时,是最广泛且具有统计学意义的评估工具

第三节 感觉统合的治疗

感觉统合治疗由感觉经验和成功的适应性反应组成。治疗师借助特定的活动实施治疗,通过控制感觉输入的种类、剂量等,提供正面的感觉经验,引导个体做出成功的适应性反应。

感觉统合治疗适用于所有感觉统合失调的人群,包括脑瘫、唐氏综合征、注意力缺陷多动障碍、发育迟缓、自闭症等各类发育障碍儿童,还适用于伴有感觉统合障碍的成人个体。

一、治疗目的

通过感觉统合治疗可以促进大脑发育成熟,促使大脑有效处理各种感觉信息,并做出适应性反应,最终可以帮助个体提高专注力、学习能力、兴趣等。

二、治疗原则

(1)以儿童为中心的原则。
(2)针对性原则。
(3)成功、快乐原则。
(4)全面性治疗原则。
(5)安全原则。

三、治疗流程

感觉统合治疗流程见图5-1。

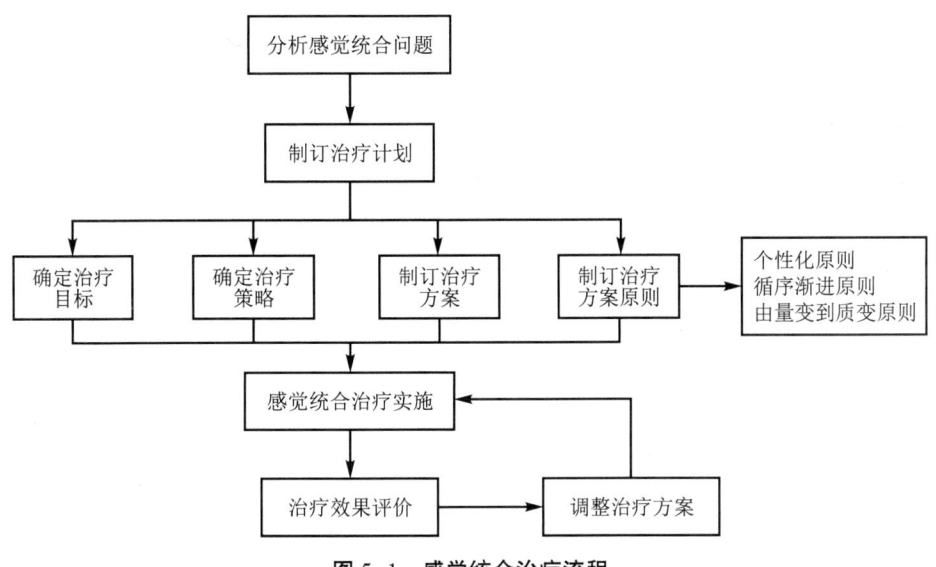

图5-1 感觉统合治疗流程

四、感觉统合治疗器具

感觉统合治疗的有效实施必须依靠训练器具的辅助,其核心是通过使用滑板、滑梯、蹦床等器具整合前庭感觉、本体感觉、触觉、视觉等刺激,控制感觉信息的输入,提高感觉统合能力,见表5-6。

表 5-6　常用感觉统合治疗器具的作用与使用方法

名称	作用	感觉输入	使用方法
滑行类 　滑板 　滑梯	强化前庭系统功能； 促进双侧统合，促进身体保护性伸展反应成熟； 强化身体形象，有利于注意力集中	前庭感觉 本体感觉 触觉 视觉	以卧、坐等姿势在滑板上进行活动，如静态飞机式、青蛙蹬、乌龟爬行（仰卧）、滑板投球、俯卧旋转、单（双）人牵引滑行、滑板过河、滑板水平推球等；俯卧（坐姿）滑滑梯。熟练后可配合推球、取（扔）物活动等
悬吊类 　圆筒吊缆 　横抱筒吊缆 　方板秋千 　南瓜秋千 　游泳圈吊缆 　网缆	提高前庭系统功能； 纠正触觉防御； 提高手眼协调和注意力； 纠正重力平衡感、强化身体形象，促进身体协调； 改善运动计划、平衡反应、视觉运动协调	前庭感觉 本体感觉 触觉 视觉	以各种不同的姿势，如俯卧、坐、站等在器材上摇晃，可结合手眼协调活动
触觉类 　触觉球 　触觉板	提供丰富的触觉和嗅觉刺激； 减轻触觉防御； 提高触觉分辨能力，稳定情绪	触觉 视觉	赤足在触觉板上行走； 触摸及感受触觉球； 熟练后可配合取物、扔物、取物-扔物活动，或与其他器具联合使用
平衡类 　平衡台 　独脚椅 　旋转浴盆 　晃动平衡木	提高前庭感觉功能，控制重力感； 发展平衡能力，强化身体形象； 提高视觉空间、眼动控制及视觉运动协调能力； 建立身体协调及双侧统合； 增强腰腹肌及下肢肌力	前庭感觉 本体感觉 触觉 视觉	静坐或跪立于摇晃平衡台上、双人扶持摇晃平衡台、站立摇晃平衡台、仰卧或俯卧摇晃平衡台、匍匐摇晃平衡台、被动站立摇晃平衡台、平衡台上蹲起； 坐独脚椅、独脚椅踢腿运动； 坐、蹲、站、俯卧旋转浴盆
滚动类 　彩虹筒	提高姿势控制及平衡能力； 强化运动计划能力； 促进身体协调，强化身体形象概念	前庭感觉 触觉 本体感觉	俯卧彩虹筒、筒内滚动
弹跳类 　蹦床 　羊角球 　袋鼠跳	抑制感觉防御； 矫治重力不安全感和运动计划不足； 发展下肢力量及上下肢协调； 锻炼跳跃能力、强化姿势控制和身体双侧统合； 有助于情绪稳定	前庭感觉 本体感觉	在蹦床上双脚并拢跳，跳起时小腿后屈，足跟踢至臀部；双手抱球跳跃、与治疗师抛接球、投球入篮、击打目标等； 坐在羊角球上，双手紧握把手，身体自然屈曲，双脚蹬地，向前跳； 站在袋中，双手提起袋边，双脚同时向前跳

续表 5-6

名称	作用	感觉输入	使用方法
重力类 重力背心 弹力背心 重力被	强化本体觉及触觉； 稳定情绪； 提高注意力	本体感觉 触觉	每次 20 分钟左右,间隔 2 个小时可重复使用
球类 大笼球 皮球	增强身体与地心引力之间的协调； 提高运动计划能力； 提高注视能力、手眼协调能力,强化身体形象； 提高对移动物体控制和运用的能力	前庭感觉 本体感觉 触觉	俯(仰)卧大笼球； 坐上大笼球； 大笼球压滚； 俯卧大笼球抓物； 趴地推球； 对墙壁打球

五、感觉统合辅助治疗

感觉统合辅助治疗包括感觉餐单、Wilbarger 治疗法、水中活动、眼动控制、口部感觉运动治疗、自然环境治疗等方法,见表 5-7。

表 5-7 感觉统合辅助治疗

辅助治疗方法	定义	治疗目的	适应证	方法
感觉餐单	是一种治疗策略,是指按照个别儿童的感觉需要而设计的多重感官活动	①调节感觉失调,使儿童能正确接收感觉信息； ②促进感觉统合,使儿童建立理想的兴奋状态适应环境； ③减少自我刺激或自伤的行为； ④最大程度减少注意力分散,使儿童能集中精力学习、社交,达到促进发育的目标	所有感觉统合障碍儿童	触觉活动,本体感觉活动,精细动作活动,粗大运动活动
Wilbarger 治疗法	主要用于感觉防御的治疗。感觉防御包含对来自任何感觉形式的感觉畏避反应	调节大脑觉醒状态,镇静安神,改善感觉防御	年龄在 2 个月以上、生命体征平稳的感觉防御障碍儿童	擦刷方法,关节挤压方法

续表 5-7

辅助治疗方法	定义	治疗目的	适应证	方法
水中活动	以水为介质进行的治疗性活动	①有助于提高前庭觉加工能力；②有助于发展儿童组织计划、专注力、认知学习、沟通和社交能力；③促进心肺功能	适合所有人	水中行走、踩水、划水、水中跳跃、水中转圈、漂浮、潜水等水中运动
眼动控制	视觉快速、连续地从环境中获取信息与眼球基本运动技能密切相关，即需要有视觉注意、固视、扫视、追视、旋转运动、辐辏、辐散等技能，需要在中枢神经系统正确支配下视觉系统与前庭系统、本体感觉系统密切配合	促进前庭觉、本体感觉与视觉系统的整合，协调头、眼和身体的运动	发育迟缓、学习障碍、注意缺陷、各种脑损伤儿童存在眼球基本运动技能缺陷和视感知障碍者	注视和追视训练，立体觉和动态视力训练，手眼协调能力训练
口部感觉运动治疗	利用一些口腔工具，通过游戏方式系统性、层次性地处理口部感觉，提高口部肌肉的运动功能，改善进食、言语、口腔行为功能	①有助于增强大脑对口腔结构的意识，促进口腔感知正常化，并进一步提高全身感觉统合功能；②提高口腔器官高级精确活动功能，包括分离活动、分级调控能力、线性关系、呼吸与发音器官的协调准确性；③发展正确的进食态度和行为，最大限度地参加与进食相关的社会活动，享受更多进食快感	所有存在进食技能发育不全、吞咽障碍、语言发育迟缓、构音障碍、流涎、唇腭裂、口腔感觉调节障碍、口腔感觉性运动障碍、口吃、流畅障碍、声线问题的儿童	体位和姿势管理、感觉处理、口腔活动训练

续表 5-7

辅助治疗方法	定义	治疗目的	适应证	方法
自然环境治疗	是儿童将治疗室所学的能力应用于日常生活、劳动学习、游戏休闲中的桥梁，可以使儿童取得更大、更快的进步，更好地融入社会	①有助于增加儿童对周围事物的兴趣和注意；②调动儿童的主观能动性（内驱力），学习新技能，丰富词汇量，提高泛化能力，更好地认识自我和处理人与人之间的关系，建立自信心	有冲动、自残、自伤等行为障碍的儿童，有语言发育迟缓、沟通障碍、缺乏社交技能的儿童（如孤独症谱系障碍）以及各类发育迟缓、学习障碍的儿童	如农场活动、照料农场动物、喂鸡、除草、摘水果等

六、综合干预技术

感觉统合障碍包含感觉运动、语言认知、社会心理等多方面的功能障碍，影响儿童的作业表现。在感觉统合治疗过程中，治疗人员往往需要综合运用多种康复理论和技术，如人体发育学、感觉运动、学习理论等多种理论和技术等。

【岗位对接】
康复医学治疗技术（士/师）考试大纲与内容精要

（一）注意缺陷多动障碍——感觉统合训练（专业知识——掌握）

感觉统合（sensory integration，SI）：感觉统合是指人的大脑将从各种感觉器官传来的感觉信息进行多次分析、综合处理，并做出正确的应答，使个体在外界环境的刺激中和谐有效地运作。

（二）儿童广泛性发育障碍——感觉统合训练（专业实践技能——了解）

儿童广泛性发育障碍又称孤独症样障碍，是一组以语言交流障碍和行为异常为特征的发育障碍性疾病。目前对该疾病的治疗方法包括感觉统合训练。感觉统合治疗是由美国的爱尔丝创立，广泛运用于儿童孤独症的康复治疗。该疗法主要运用滑板、秋千、平衡木等游戏设施对儿童进行训练。根据报道和观察，此法对于减少孤独症儿童的多动行为、增加语言和交流等，有较好的疗效。

【习题】

一、选择题

（A 型题）

1.感觉统合发育的关键期为 （ ）
A.7 岁以前　　　　　　　　B.5 岁以前
C.3 岁以前　　　　　　　　D.14 岁以前
E.10 岁以前

2.大脑对环境做出反应前所进行的一系列行动计划、安排以及动作执行过程为 （ ）
A.感觉调节　　　　　　　　B.感觉分辨
C.感觉基础性运动　　　　　D.感觉统合
E.感觉失调

3.关于感觉系统，下列说法错误的是 （ ）
A.听觉感受器位于内耳的耳蜗
B.小幅度、持续性活动具有兴奋作用
C.本体觉失调包括本体觉反应低下、本体觉寻求、本体觉辨别障碍
D.触觉系统是人类最基本的感觉系统
E.注意、注视属于眼球基本的运动技能

4.感觉统合的治疗目的不包括 （ ）
A.促使大脑处理各种感觉信息　　B.促使大脑发育成熟
C.提高专注力　　　　　　　　　D.提高学习成绩
E.帮助促进感觉统合

5.关于 Wilbarger 治疗法，下列说法正确的是 （ ）
A.选用高硬度的手术刷来刺激皮肤
B.先挤压关节，再擦刷皮肤
C.在同一部位重复擦刷可提高局部的感觉刺激
D.该方法可单独使用
E.适用于年龄为 2 个月以上的儿童

（B 型题）

（1、2题共用备选答案）

A.对家长和教师进行培训及咨询
B.训练中奖励合适行为，漠视不合适行为
C.训练患儿自我控制、思考和提高解决问题的能力
D.让患儿将对人对事的不满和意见讲出来，共同分析，肯定正确者，纠正错误，使其心情舒畅，能配合治疗
E.使人的大脑将各种感觉器官传来的感觉信息多次分析及综合处理，并正确应答，

从而使个体在外界环境的刺激中和谐有效地运作的训练

1.注意缺陷多动障碍的评定中,认知训练是指 （　　）

2.注意缺陷多动障碍的评定中,感觉统合训练是指 （　　）

(X 型题)

1.感觉调节障碍包括 （　　）

A.重力不安全感　　　　　　B.对动作的厌恶反应

C.感觉迟钝　　　　　　　　D.感觉防御

E.感觉寻求

2.下列哪项属于儿童常见的异常行为表现 （　　）

A.抗拒乘坐电梯　　　　　　B.易激惹

C.完成作业困难　　　　　　D.喜欢参加比赛活动

E.方向感差

3.平衡类器材的训练作用包括 （　　）

A.强化身体形象　　　　　　B.建立身体协调及双侧统合

C.增强腰腹肌及下肢肌力　　D.提高前庭感觉机能

E.稳定情绪

二、判断题

（　　）1.感觉统合障碍主要表现形式包括感觉调节障碍、感觉辨别障碍、运用能力障碍。

（　　）2.感觉调节包括姿势控制和动作计划。

（　　）3.快速点状轻触皮肤可以镇静安神,调节情绪。

（　　）4.在视觉刺激效果中,黄色、粉红色、紫罗兰色令人放松。

（　　）5.感觉统合治疗既不是一般性游戏,也不是单纯的感觉刺激和公式化或机械式的滑滑梯,目的不是为了获得某项特殊技能。

三、填空题

1.感觉统合分为三个层次,即_____、_____、_____。

2._____、_____、_____三大系统是生存所需最基本、最重要的三大主干感觉系统。

3.本体感觉位于_____、_____和_____内;前庭觉系统位于_____。

4.制订感觉统合治疗计划时需遵循的原则包括_____、_____、_____。

四、名词解释

1.感觉统合

2.感觉统合失调

3.重力不安全感

4.感觉统合治疗

五、简答题

1.简述感觉统合治疗的注意事项。

2.哪些原因会导致儿童出现感觉统合失调？

3.请叙述感觉统合治疗的流程。

【参考答案】

一、选择题

(A 型题)

1.A 2.C 3.B 4.D 5.E

(B 型题)

1.C 2.E

(X 型题)

1.ABCDE 2.ABCE 3.ABCD

二、判断题

1.√ 2.× 3.× 4.× 5.√

三、填空题

1.感觉调节 感觉辨别 感觉基础性运动

2.触觉 本体觉 前庭觉

3.肌肉 肌腱 关节 内耳

4.个性化原则 循序渐进原则 由量变到质变原则

四、名词解释

1.感觉统合：是指大脑将不同感觉通路输入的感觉信息进行多次组织分析、综合处理，做出正确反应，使整个机体和谐有效运作的过程。

2.感觉统合失调：是指大脑不能有效整合感觉信息，从而导致儿童产生一系列的行为问题，表现为学习、专注力、姿势控制、小肌肉协调、情绪、生活等多方面的功能障碍。

3.重力不安全感：主要表现是当头部姿势或支撑面改变时，容易害怕或情绪幅度变化较大。

4.感觉统合治疗：是一种改善大脑对感觉加工能力的治疗方法。治疗人员基于感觉统合理论，为感觉统合障碍儿童组织有目的、有意义的治疗性活动，使其在获得所需要的感觉信息后做出适当的反应。这些治疗性活动常常具有个体针对性和趣味性。

五、简答题

1.简述感觉统合治疗的注意事项。

答：①强化安全意识，确保治疗安全；②加强团队合作，共同促进个体功能；③制订切合实际的治疗目标;④遵守治疗原则,实现感觉统合治疗目标;⑤医疗机构治疗与家庭和社会活动紧密结合。

2.哪些原因会导致儿童出现感觉统合失调?

答:①生物学因素:发育中的大脑容易受多方面生物学因素的影响而导致不同程度的脑功能障碍,包括源于遗传、胎儿、孕妇、环境的因素,发生于产前、产时、产后不同阶段。②社会心理因素:独生子女被溺爱,过度保护,抱得过多,缺少运动、爬行,缺少同伴玩耍,缺乏主动探索环境的机会。特殊家庭的子女被忽视,甚至被虐待,与社会严重隔离,缺乏教育,缺乏良性环境刺激机会。

3.请叙述感觉统合治疗的流程。

答:(1)分析感觉统合问题。

(2)制订感觉统合治疗计划:①制订原则,包括个性化原则、循序渐进原则、由量变到质变原则;②确定治疗目标;③确定治疗策略;④制订治疗方案。

(3)感觉统合治疗的实施。

(4)治疗效果评估。

(孙　启　李婉莹)

第六章 治疗性作业活动

【学习目标】

1. 掌握治疗性作业活动的概念、应用原则及治疗作用,各类治疗性作业活动分析方法。
2. 熟悉各类治疗性作业活动的常用工具、材料及注意事项。
3. 了解各种治疗性作业活动的特点及代表性活动。
4. 能够有针对性地选择与患者职业有关的作业活动,可以提高患者的劳动技能,增强患者的竞争与合作意识,提高职业适应能力,增强患者再就业的机会。

【学习内容精要】

第一节 概述

一、概念

治疗性作业活动是通过精心选择的、具有针对性的作业活动,目的是维持和提高患者的功能,预防功能障碍或残疾的加重,使患者获得或提高独立的生活能力,提高生活质量。

二、治疗性作业活动的原则

在重建生活为本的康复理念中,作业治疗三个核心手段包括访谈、作业活动及环境调适。有些患者比较在意自己的生活能力,包括生活能力的恢复。在康复训练的中期,治疗师可考虑应用不同作业活动为训练媒介。

治疗性作业活动具有良好的治疗作用,但应注意的是这些活动一定是经过精心选择的,具有明确的目的性和针对性。除此之外,应用时还需遵循以下原则。

1. 训练前访谈 治疗师通过访谈,让患者明白接受治疗师的用心,与患者一起挑选合适的活动,就训练目标及步骤达成共识,说明患者要做的准备,约定训练时间地点等。

2.训练环境调适　作业活动与活动环境的配合是十分重要的,尽可能模拟实际环境,以使活动更加逼真,增加活动的真实性,引起患者的重视,从而增强患者的积极性,也可更容易争取周边人员包括家属的配合。

3.人际环境调适　治疗师要营造相应的活动氛围、合适的人际环境,以配合生产性活动的特性,促进最理想的疗效。在训练过程中,家属也可在场,治疗师要教导家属配合,否则他们不宜在场,影响活动的氛围。

4.配合康复阶段　在训练期间,治疗师要按个别患者的诊断及康复阶段所需的治疗融入活动中。

5.训练后访谈　通过访谈,治疗师了解患者在活动过的感受,协助患者体会自己的能力与进步,更重要的是共同策划下一项训练、下一个学习及突破点。

三、治疗性作业活动的作用

与日常生活类作业活动一样,工作类及文康体艺类作业活动也可用作促进功能恢复、学习作业技能、加强生活能力及促进生活质量。同一个作业活动,以不同设计、用不同的方式来进行,可产生不同的疗效。

文康体艺类作业活动可配合患者发病前的生活爱好,特别是能够协助重建患者业余生活,提高生活质量,对老年患者或面对退休人士,会有较大吸引力。此外,文康体艺类作业活动对患者能力要求及参与程度相对容易控制,对一些动力低、缺自信、怕失败的患者,可按个别情况调节活动,以加强活动的吸引力。因此,治疗师可按患者康复的阶段,发病前的生活方式及愈后的生活能力及环境,选择合适的作业活动治疗及训练。

1.躯体功能方面
(1)增强肌力和耐力。
(2)改善关节活动范围。
(3)改善手的灵活性。
(4)减轻疼痛。
(5)改善平衡和协调能力。
(6)促进感觉恢复。
(7)提高日常生活能力。
2.心理方面
(1)调节情绪。
(2)转移注意力。
(3)增强自信心。
(4)提高成就感。
(5)改善认知、知觉功能。

3. **职业能力方面** 有针对性地选择与患者职业有关的作业活动,可提高患者劳动技能,增强患者的竞争与合作意识,提高职业适应能力,增强患者再就业的信心。

4. **提高社会适应能力** 通过有目的和有针对性地进行集体作业活动,改善患者的社会交往能力和人际关系,促进患者重返社会,同时也增强了社会对残疾人的了解和理解。

第二节 生产类作业活动

生产类活动可被理解为一些有直接或间接价值的活动,包含受薪或义务。在作业治疗过程中,生产类作业活动多用于职业康复、精神康复等领域,如编织、工艺、金工、木工等活动。

在手外科康复及神经康复过程中,作业治疗师可用简单工作,如木工、装配工、文书、会计、园艺及各式服务性活动进行训练,一方面可以提高患者参加训练的积极性,又可提供比任务形式训练更复杂的动作要求,更好地学习健手患手协调运用、学习解难方式,以增加回归工作的信心,具体内容见表6-1、6-2。

表6-1 木工作业

代表性作业	木工作业
特点	1.方便 材料工具容易获得 2.实用 所生产的产品可用于日常生活或欣赏 3.易于操作 多数工序容易掌握 4.安全 除大型作业外,木工作业较为安全
常用工具及材料	1.常用工具 木工台、桌椅、凳、锯、刨、锤子、螺丝刀、钻、钳子、钉子、钢尺、软尺、记号笔、砂纸、刷子等 2.常用材料 木板、合成板、木条、油漆等
代表性活动	1.锯木 (1)治疗作用:增加上肢肌力和耐力;改善肩、肘关节和躯干活动范围;提高平衡能力 (2)活动成分 ①固定木材:小块材料可用一侧下肢踩于矮凳上固定或用台钳固定,大块木材需专门固定装置进行固定 ②拉锯:可用单手或双手持锯利用肩、肘关节屈伸的力量平稳完成推拉锯动作

续表 6-1

代表性作业	木工作业
代表性活动	2.刨削 (1)治疗作用:增加上肢、躯干肌力和耐力,改善肩、肘关节和躯干活动范围,提高平衡能力 (2)活动成分 ①固定木材:用台钳将木材牢固地固定于水平桌面上,以保证所刨出的平面水平 ②刨削:双手或单手持刨利用躯干、肩肘关节屈伸的力量平稳完成推拉动作 3.钉钉子 (1)治疗作用:增加上肢肌力和耐力,尤其是肘、腕部肌群力量和握力,改善肩关节内外旋、肘关节屈伸、腕关节屈伸、腕关节尺偏和桡偏活动范围,改善手眼协调性,宣泄不平衡心理 (2)活动成分 ①固定:木材固定方法同上,钉子可用手持固定或钳夹固定 ②锤打:根据治疗目的不同可分别应用肩关节内旋、肘关节伸直、腕关节屈曲、腕关节尺偏的力量用力向下敲打
活动的调整	1.工具的选择　可用弯手柄锯子或环状手柄锯子增加抓握的稳定性,加粗手柄锤子和刨子可有利于抓握 2.材料的选择　增加木材的硬度可增加动作力度,有助于增强肌力 3.位置的调整　固定于较高位置的木材进行锯断时主要训练肘关节的屈伸功能,较低位置则主要训练肩关节后伸功能。木材固定于斜板上有助于扩大肩关节屈曲活动范围
注意事项	1.注意安全防护　必要时戴安全帽,坐轮椅者需固定腰带,噪音大时需使用防噪音设备(如耳塞),有粉尘和刺激性气体时需配备吸尘和排气装置并佩戴口罩 2.避免损伤　使用锯、刨等锋利工具时注意避免割伤,尤其手灵活性欠佳者和感觉障碍者,打磨时注意避免磨伤手部 3.注意防火　木工作业时注意防火,因木材、塑料、油漆均属于易燃品 4.避免污染　因油漆难以清除,刷漆时注意避免污染其他物品

表 6-2　制陶作业

代表性作业	制陶作业
特点	1.趣味性及操作性均较强,可充分发挥创造性,启发创作思考,作品丰富多彩,材料安全,保存持久,易于在作业治疗中开展 2.较适用于握力训练、捏力训练、耐力训练、手部关节活动度训练、协调性训练、灵活性训练、感觉训练、职业训练等

续表 6-2

代表性作业	制陶作业
常用工具及材料	1.常用工具　雕刻工具、竹筷、不锈钢棒、直尺、美工刀、彩色笔、刮刀、面板、容器、烤箱等 2.常用材料　软陶泥、金属环、金属丝、挂绳、饰件等
代表性活动	1.揉土　目的是把未经加工的软陶材料揉制均匀，减少裂痕与气泡，方便制作，是软陶制作过程中的必要工序 2.造型　是软陶制作过程中最为关键的步骤，初期可模仿样品进行制作，然后根据患者的兴趣创造丰富多彩的作品。简单的软陶制作主要有以下几种造型，包括球形、柱形、椭圆形、方形、鼓形、水滴形、弯柱形等，对这些造型进行组合可制作出千变万化的作品。造型过程可以分解为搓、捏、按、压等动作 3.配色　软陶的配色是一项关键技术。有些作品的成功往往取决于色彩的调配。虽然市售软陶泥有多种颜色，为创造出更加丰富或独特的色彩，需要利用红、黄、蓝三个原色之间的关系进行调配，调配出的颜色加入其他的颜色还可以混合出更加丰富的色彩 4.烘烤　软陶作品烘烤时间及温度是决定作品质量的重要因素，一般在100~140℃温度下烤制10~15分钟即可，具体的烤制温度和时间视软陶的材料、作品的体积、烤箱的类型及容积而定。软陶作品要有足够的烘烤时间，烘烤时间过短无法烘烤完全，导致表面易破裂变形。过低温度烘烤无法达到作品的理想硬度和弹性，容易破损；温度过高则易导致作品表面焦黑甚至融化变形
活动的调整	1.材料的选择及调整　选择不同质地的软陶进行训练以达到不同的治疗效果，如较硬的软陶更利于进行肌力及耐力训练。对肌力不足者可选择较柔软的陶泥或在陶泥中加入适量凡士林使其变软 2.体位的调节　根据需要可选择站立位、蹲位、坐位，以针对性训练站立平衡、下肢力量和关节活动度、坐位平衡和耐力 3.工序的调整　可选用揉土、造型或烘烤中的一个或几个环节进行训练
注意事项	1.应使用质量合格的陶泥 2.烘烤时感觉减退者注意防止烫伤 3.造型时避免工具或金属丝等碰伤、擦伤 4.手部有伤口或对陶泥材料过敏者需使用胶质手套或一次性手套 5.注意保持场地的清洁卫生 6.未用完的陶泥应装入塑料袋或保鲜袋，置于密闭容器中保存，防止干燥

第三节 手工艺类作业活动

我国的民间手工艺制作种类相当丰富,常用的有编织、织染、刺绣、剪纸、折纸、粘贴画、插花、雕刻等等,手工艺制作对患者来说比较简单易学,上手容易,趣味性强,具有很强的直观性和可操作性,因工具材料简单、制作工序相对单一、作品丰富多彩、耗时少等特点,较受患者欢迎,易于在作业治疗中广泛开展,较适合用于进行耐力训练,手稳定性训练、灵活性训练等,具体内容见表6-3、6-4。

表6-3 手工编织作业

代表性作业	手工编织作业
特点	工具简单易得,活动易学易练,产品丰富多彩,易于在作业治疗中开展,适用于手关节活动度训练、灵活性训练、协调性训练等
常用工具及材料	1.常用工具 编织框、挂棒、分经棒、毛衣棒针、缝毛线针、钩针、剪刀、镊子、钳子、尺等 2.常用材料 丝线、毛线、编织用草、竹片、竹叶、藤条等
代表性活动	1.编 编时既要注意线路走向,辨清线与线的关系,又要注意纹路的平整性,尽量不要扭折。为了方便穿线可将线与线之间的空间留宽一些。编至最后,线条太密时,可以使用粗钩针或镊子帮助线头穿越 2.抽 编的步骤完成后,要将结抽紧定形,这是整个编结过程中最困难的步骤。抽时先认清要抽的那几根线,然后同时均匀施力,慢慢抽紧,此时需注意编线有没有发生扭折的现象 3.修 结定型满意后,则要通过修来添加装饰附件,对容易松散、易变形或受力之处,可选择与结同色的细线,用缝针进行固定
活动的调整	1.材料的选择 对于手功能稍差的患者,可先选用较粗的线进行操作;为了增加肌力,可选藤编并使用较粗的藤条,手部感觉差者则不选过细的线或锋利的草和竹片 2.工具或方法的调整 为改善灵活性可选针织或钩织并选稍复杂的图案或形状;如果治疗目的为扩大上肢关节活动度,则可利用较大编织框进行大件物品的编织;手功能欠佳者可在钩针的末端增加套环以利于抓握和稳定 3.体位的调整 根据需要可选择站立位、坐位、轮椅坐位,以针对性训练站立平衡、下肢力量和关节活动度、坐位平衡和轮椅上的耐力,如为扩大肩关节或躯干的关节活动度,可将编织框挂于墙上较高处 4.工序的调整 对手功能较差者,可选用其中的一个或几个工序进行训练,也可几个患者流水线作业,如在编结时一人负责编、一人负责抽,另外一人则专门进行修饰,这样可以培养合作精神和时间感

续表 6-3

代表性作业	手工编织作业
注意事项	1.针织或钩织时所选用的针不要过于锋利以免刺伤皮肤 2.草编和藤编时注意处理好材料的边缘,以免割伤 3.不要选用过细的线进行训练,以防用力拉紧时损伤皮肤 4.如需较大的力拉紧时最好选用钳子或镊子,而不是直接用手拉

表 6-4 剪纸作业

代表性作业	剪纸作业
特点	剪纸对患者来说比较简单易学,上手容易,趣味性强,具有较强的直观性和可操作性,因工具材料简单、制作工序相对单一、作品丰富多彩、耗时少等特点,较受患者欢迎,易于在作业治疗中广泛开展,较适用于进行耐力训练、手稳定性训练、灵活性训练等
常用工具及材料	1.常用工具　剪纸工具非常简单,常用的有剪刀、刻板、刻刀、订书器、铅笔、橡皮、尺子、胶水、复写纸、彩色笔等 2.常用材料　纸(单色纸、彩色纸、金箔纸、银箔纸、绒纸、电光纸等)
代表性活动	1.剪纸的基本形状　花样繁多的剪纸作品常有以下基本形状组合而成,包括小圆孔、月牙形、柳叶形、锯齿形、花瓣形、逗号形、水滴形等 2.折叠剪纸基本技法　将纸对折或多折叠起来,再剪出图案称折叠剪纸
活动的调整	1.工具的选择　手抓握功能欠佳者可选用加粗手柄工具,手指伸展不良者可使用带弹簧可自动弹开的剪刀,不能很好固定纸者可使用镇尺协助固定 2.材料的选择　为增强肌力可选较硬和较厚的纸 3.姿势的调整　可根据治疗目的选择坐位或立位进行训练 4.工序的调整　为增强手的灵活性可选折叠剪纸,手灵活性不佳者可刻纸训练,为发泄不满情绪可选剪纸或撕纸,为训练耐心提高注意力最好选择刻纸
注意事项	1.因所用剪刀或刻刀较为锋利,要注意避免损伤,尤其是手感觉障碍者 2.有攻击行为者可只选用撕纸而不用剪刀或刻刀,以免伤及他人或自伤 3.刻纸前要先检查刻刀是否牢固,刻纸时刻刀要垂直向下以提高产品质量和防止刻刀断裂伤人 4.剪好的图案应分开平放,不要相互重叠以免粘连、损坏,可放在专门的文件夹内或夹于书内

第四节　艺术类作业活动

音乐是一种有节奏、旋律或和声的人声或乐器音响等配合所构成的一种艺术。戏曲是一门融文学、音乐、舞蹈、美术等为一体的综合艺术，舞台表现多样化，表演手段高度综合，包括唱、念、做、打等。可在作业治疗中广泛开展，可进行言语功能训练、灵活性训练、协调性训练、平衡性训练。具体内容见表6-5、6-6、6-7。

表6-5　音乐作业

代表性作业	音乐作业
特点	较适用于调整心理状态、增强肌力及耐力、改善关节活动度、抑制肌痉挛、协调性训练等
常用工具及材料	根据科室实际情况、病种特点和患者的兴趣爱好，可选择下列一种或多种工具和材料进行训练：各种乐器(如钢琴、手风琴、电子琴、口琴、小提琴、吉他、笛子、手鼓、架子鼓、二胡等)、录音机、电脑、电视机、DVD机、音箱、磁带、光盘、麦克风等
代表性活动	1.音乐欣赏　音乐欣赏只要有简单视听器材就可进行训练，不同的音乐具有不同的作用，如节奏明快的乐曲可使情绪消沉的患者精神兴奋，节奏缓的乐曲可使烦躁的患者安静，并具有降低肌张力的作用 2.乐器演奏　各种乐器都可成为训练工具，吉他等弦乐器演奏可改善手的灵巧性和心理功能，敲打手鼓等击打乐器可改善手的灵活性和上肢ROM，吹笛子等管乐器可提高呼吸功能和改善手的协调性 3.声乐歌唱　常用的有卡拉OK，本活动可训练呼吸功能并增进人际间的交流，也可以缓解情绪和放松精神，提高治疗积极性和生活的信心，是患者乐于接受的训练方法，多选用集体方式进行此项训练
活动的调整	1.活动本身的调整　主要根据训练的目的和方式进行调整，如手灵活性稍差的患者选用击打乐器而不是弦乐器或管乐器 2.环境的调整　环境对音乐治疗非常重要，故最好在相对独立和安静的环境下进行训练
注意事项	1.所选择的乐曲一定要适合患者功能训练需要，否则可能带来与治疗目的相反的结果，如选用摇滚乐来训练会使情绪激动者更加兴奋 2.注意卫生，尤其是吹奏乐器，最好单独使用固定的乐器，如需公用则应进行消毒 3.治疗中注意观察患者的反应，集体治疗时注意控制相互间的不利影响

表 6-6 绘画、书法作业

代表性作业	绘画、书法作业
特点	绘画、书法类别多样,材料易得。通过绘画艺术加工、书法,可以反映出作者对生活的感受,并激发起人们对生活的热爱和获得艺术美的感受,反映了作者的思想情感和世界观,还具有一定的美感,使人从中受到教育。较适用于进行耐力训练、手稳定性训练、灵活性训练等
常用工具及材料	画笔(钢笔、铅笔、毛笔、水粉画笔、水彩画笔、中国画毛笔、木炭条等)、画纸、颜料、调色盒、画夹、直尺、小刀、橡皮胶纸,文房四宝(笔、墨、纸、砚)为书法的主要工具和材料等
代表性活动	1.绘画 通过线条或者只用单一色调来表现和创造形象,常用于培养和训练视觉思维和发展技能,常采用素描进行绘画训练是最为方便的绘画训练方法之一 2.书法 (1)写字姿势:①正确的坐姿需头正、身正、腿展、臂开、足安;②正确的站姿为头俯、身躬、臂悬、足开 (2)执笔方法:一般采用三指执笔法,也可用 5 个字概括,即按、压、顶、抵、靠,具体要求是右手执笔,大拇指、示指、中指分别从三个方向捏住离笔尖 3cm 左右的笔杆下端。示指稍前,大拇指稍后,中指在内侧抵住笔杆,无名指和小指依次自然地放在中指的下方并向手心弯曲。笔杆上端斜靠在示指的近节指骨处,笔杆和纸面呈 50°左右
活动的调整	1.工具的调整 手功能不佳者可加粗画笔手持的部分;不能抓握者可使用自助具固定画笔于手上,或通过自助具用头、口或脚进行绘画;不能很好固定画纸的可使用镇尺或画夹固定 2.姿势和位置的调整 根据需要可在坐位、站立位下进行训练,也可调整画纸的位置为平放、斜放、竖放而改变上肢的活动范围 3.活动本身的调整 根据患者的情况选择不同的绘画或书法方法进行训练,所选绘画或书法的种类不同,训练要求和针对性也稍有不同,对手和上肢的灵活性和关节活动度要求也不相同
注意事项	1.注意绘画和持笔姿势正确,避免长时间出现不良姿势 2.需使用颜料墨水时注意保持画面和治疗场所的清洁 3.使用安全无污染的材料和颜料墨水进行创作

表 6-7 舞蹈作业

代表性作业	舞蹈作业
特点	舞蹈有技艺性、观赏性和趣味性强的特点。舞蹈种类多样,动作难度不一,所需要的工具简单,易于在治疗室内开展。可进行平衡性训练、协调性训练
常用工具及材料	根据场地实际情况、病种特点和患者的兴趣爱好,选择不同音乐的伴奏,或穿特定的服装、有的舞蹈还需要手持各种道具,如果是在舞台上表演,灯光和布景也是不可缺少的
代表性活动	舞蹈时,人的头、胸、腰、胯、腿、手等部位都伴随着音乐而有节奏地摆动,同时还要求全身动作协调、舞姿优美,这对于消除抑郁,改善心理及精神状态和恢复肢体的运动功能有着良好的康复作用。舞蹈对肌肉的刺激是全面性、综合性的,它的动作兼顾到头、颈、胸、腿、髋等部位。比如爵士舞对小关节、小肌肉的运动较多,这些地方是平日健身不易活动到的地方。体能是舞蹈者掌握各类舞蹈技巧的基础,它包括身体形态、身体功能、运动能力等内容,其中运动能力(如力量、柔韧度、灵敏度、耐力等)是构成体能各要素中最重要的决定因素
活动的调整	1.活动本身的选择与调整 舞蹈的种类很多,不同的舞蹈,其节奏和动作也不一样。如有的充满活力,热情奔放;有的步伐稳健,动作敏捷;有的旋律活泼,轻松愉快等。可根据患者的具体情况,灵活予以选择 2.姿势的选择 根据患者的情况选择卧位、坐位与站位 3.环境的调整 环境对舞蹈治疗非常重要,故最好在相对独立和安静的环境下进行训练
注意事项	1.所选择的舞蹈动作一定要适合患者功能训练需要,否则可能带来不良结果,如心理抑郁的患者,要选择热情奔放的舞蹈动作 2.注意安全,不要让患者摔倒 3.注意勿过度疲劳

第五节 体育类作业活动

体育类作业活动主要包括健身活动、娱乐活动和竞技活动。用体育活动进行治疗的方法称体育运动疗法,又称适应性体育或康复体育。常用于作业治疗的体育类作业活动有篮球、足球、排球、乒乓球、台球、飞镖、游泳、太极拳等。体育类作业活动趣味性强,易学易练,在运动中患者不仅增强了机体的平衡性、协调性,更加强了肌力和耐力,同时还改善了患者的精神面貌,具体内容见表 6-8、6-9、6-10。

表 6-8 篮球作业

代表性作业	篮球作业
特点	具有趣味性强、易学易练、运动量适中,适合伤残人士运动的特点,比较适合用于增强肌力、扩大关节活动度、改善心肺功能、提高手眼协调能力、改善平衡能力,亦可缓解消极情绪、增加自信心、提升自我价值、培养集体观念等
常用工具及材料	无须特殊工具及材料,只需篮球、篮球架或特制篮筐就可开展训练
代表性活动	1.传球　是作业治疗进行平衡训练和扩大关节活动范围训练最常用的方法,包括胸前传球、上手传球、侧身勾手传球、反弹传球、单手传球等 2.投篮　是上肢功能训练和耐力训练较常用的方法,训练可采用原地投篮、行进间投篮、跳起投篮、坐位下投篮、轮椅上投篮、自由投篮等 3.轮椅篮球　轮椅篮球是残疾人体育中最具观赏性的运动之一,轮椅篮球选手由下肢截肢、小儿麻痹症或脊柱损伤运动员组成。1960年第一届罗马残奥会上轮椅篮球已被列为正式比赛项目。除了特殊规则外,轮椅篮球与一般篮球从场地到规则基本相同。轮椅篮球没有两次运球违例,但场上队员持球移动时,推动轮椅1到2次后就必须拍球一次或多次,或传球、投篮。比赛时,运动员的脚不能触及地面,臀部亦不能离开轮椅
活动的调整	1.工具的选择　如患者存在功能水平或场地的限制,可采用降低高度的特制篮筐,为增强肌力和耐力,可在手臂上加沙袋进行训练 2.体位的调整　可在坐位、站立位、轮椅坐位上进行以使活动更具针对性 3.活动本身的调整　可选投篮、传球、运球中的一个或多个活动进行训练,也可选择正式或非正式比赛进行
注意事项	1.注意安全,尤其是比赛中的安全 2.训练和比赛时不可随身携带多余物品,如手机、钥匙等,以免造成伤害 3.进行平衡训练时应注意保护,以防摔倒

表 6-9 乒乓球作业

代表性作业	乒乓球作业
特点	乒乓球技巧性强,尤其适合灵活性、手眼协调性和上肢关节活动度训练
常用工具及材料	所需工具简单,场地要求不高,需有乒乓球、球拍、乒乓球台就可开展该训练

续表6-9

代表性作业	乒乓球作业
代表性活动	1.基本技术 与普通练习和比赛一样,包括发球、接发球、步法、推挡球、搓球、削球、短球、杀高球、反手攻球、正手攻球、放高球、滑板球、回击弧圈球、弧圈球等技术 2.轮椅乒乓球 轮椅乒乓球是作业治疗较容易开展的体育运动项目,其规则除特殊规定外与普通比赛相同
活动的调整	1.工具的调整 抓握功能不良者可加粗球拍手柄 2.体位的调整 可在站立位、轮椅坐位上进行活动
注意事项	1.所用场地和球台符合残疾人使用需要 2.训练时注意监护和保护,以防摔倒、碰伤

表6-10 飞镖作业

代表性作业	飞镖作业
特点	简单易于掌握,不需要专门的场地和设施,且运动量适宜,不受年龄、性别的限制,经济实惠,是作业治疗最为常用的训练项目之一。较适用于进行肘部及手部关节活动度训练、平衡训练、协调训练、耐力训练等
常用工具及材料	镖盘、飞镖
代表性活动	1.基本姿势和动作 (1)肩:在投掷过程中肩部保持不动,只有手臂是动的,身体的其他部分都应保持一定的姿势不动 (2)肘:在投掷动作的前期即手臂后甩时肘部应基本保持不动,在手臂前挥飞镖加速过程的某一点,肘部顺势上扬 (3)腕:腕固定不动或通过甩腕的动作来增加速度 2.投掷过程 (1)瞄准:使眼睛、镖、目标点成一线 (2)后移:后移程度依个人而定,一般说来越远越好,但是不要移得太远 (3)加速:不要太快,也不要太用力,尽量自然圆滑地运动,沿着一定的抛物线方向。此过程应适当地提肘,如果采用甩腕动作,也要遵循原来的曲线方向,直到飞镖脱手 (4)释放:只要用正确的方法投掷,这一步只是前面几步的自然延伸 (5)随势动作:在投出镖之后,手应继续沿着原来瞄准目标的方向而不是立刻下垂手臂

续表 6-10

代表性作业	飞镖作业
活动的调整	1.工具的选择　为保证安全和避免损坏治疗场所,可使用吸盘式飞镖进行训练,也可选用粘贴性飞镖或用吸盘式羽毛球取代飞镖 2.体位调整　可选择站立位、坐位和轮椅坐位进行训练
注意事项	1.注意安全,有攻击行为者不适于参加本活动 2.使用适当的防护措施,避免飞镖损伤周围墙面或地面

第六节　游戏类作业活动

游戏活动包括智力游戏和活动性游戏,智力游戏如下棋、积木、打牌、拼图等,活动性游戏如追逐、接力及利用球、棒、绳等。游戏活动多为集体活动,并有情节和规则,具有竞赛性。游戏疗法是指在游戏中治疗疾病和进行功能训练,可有效地促进患者的"参与"意识,增加与他人交流沟通的机会,常用于作业治疗的游戏包括桌上游戏,如棋类、扑克、麻将、跳棋等,运动身体的游戏如套圈、飞镖、击鼓传花、丢手绢等。游戏类作业活动常用来改善思维能力和视扫描能力,或转移注意力,或仅是娱乐以放松心情,缓解紧张状态,改善手的灵活性和思维的敏捷性,同时可进行注意力和耐力的训练,具体内容见表 6-11、6-12、6-13、6-14。

表 6-11　棋牌类游戏作业

代表性作业	棋牌类游戏作业
特点	具有与趣味性、种类繁多,可用于改善手的灵活性、扩大关节活动范围、提高肌力和耐力、缓解疼痛、促进感觉恢复,亦可用于提高注意力、记忆力、思维能力、视扫描能力等
常用工具及材料	棋类:棋(象棋、围棋、跳棋、陆战棋、飞行棋)、棋盘。牌类:扑克牌、麻将、桌子、麻将台等
代表性活动	1.象棋　规则为广大群众所熟悉,常用来改善思维能力和视扫描能力或转移注意力,也可起到放松心情,缓解紧张状态的作用 2.跳棋　常用来改善手的灵活性和思维的敏捷性,同时可进行注意力和耐力的训练 3.扑克　根据地区文化的不同,玩法也不尽相同,如为进行计算训练可选用"二十四点""十点半"等,进行记忆和思维训练可选择"拱猪""拖拉机""斗地主"等 4.麻将　是中国传统的民间游戏,也是作业训练的常用方法之一。可用于改善手的灵活性、促进感觉恢复,提高认知功能,改善心理状态

续表 6-11

代表性作业	棋牌类游戏作业
活动的调整	1.工具的调整 可改变棋盘和棋子的材料和大小,如为训练下肢可用脚使用改装的棋子进行训练;为增强手部肌力,可在棋盘和棋子上加上魔术贴以增加阻力;还可使用筷子夹持跳棋进行训练以提高手的灵活性和 ADL 能力。手功能不佳或截肢者可使用持牌器代替抓握;失明者可在牌上标注盲文;可改变麻将的重量和粗糙程度以改变活动难度 2.体位的调整 可在站立位、坐位甚至是蹲位下进行训练 3.活动本身的调整 根据患者的功能水平及训练目的选择不同难度的游戏进行训练,也可增加一些额外要求,比如说出前面所打出的主要牌等
注意事项	1.注意时间的控制,避免时间过久影响休息和正常生活习惯或其他治疗项目 2.轮椅坐位患者注意每 30~45 分钟减压一次 3.注意情绪的控制,防止过于激动 4.注意基本礼节,尊重对手 5.避免大声喧哗以免影响他人正常治疗 6.杜绝赌博

表 6-12 套圈游戏作业

代表性作业	套圈游戏作业
特点	具有多样性和趣味性,训练手、眼、躯干和下肢的协调能力,训练上、下肢肌力和关节活动度
常用工具及材料	各式套圈(靶棍、环圈)等
代表性活动	套圈训练的方式有水平投掷、垂直投掷,可以取座椅位、平行杠间站立位和一般站立位等。患者可进行握圈、投圈、拾圈的综合动作训练,整个动作需要上肢的屈伸协调、手功能协调、手眼协调以及躯干、下肢的平衡,其协调性训练的范围比木钉盘大 套圈活动在协调性训练的同时,也训练了上、下肢肌力和关节活动度。此外,它作为一种游戏性训练,可起到调节情绪、缓解抑郁的作用
活动的调整	1.工具的选择 手指灵活性欠佳者可选较粗的环圈,为加强肌力可于前臂加沙袋以增加阻力,也可利用沙袋改变肢体重心,以增加平衡训练难度 2.材料的选择 可以选择圈的不同大小,或以重量或摩擦阻力不同的套环进行训练 3.活动本身的选择与调整 (1)位置的调整:调整患者和套圈之间的距离 (2)体位的选择:可在坐位、站立位、轮椅坐位上进行,以使活动更具针对性
注意事项	1.注意保持正确的姿势 2.避免摔倒

表 6-13 互动类游戏作业

代表性作业	互动类游戏作业
特点	互动类活动突破了以往手柄按键输入的操作方式,而是由体作增加了游戏的趣味性和互动性。互动类活动适用于改善平衡功能,扩大关节活动范围,增强灵活性和协调性,提高肌力和耐力,改善记忆、注意和思维能力等
常用工具及材料	游戏机(如跳舞机、太鼓、各类赛车、射击游戏机、乒乓球游戏机)、电脑、训练软件、各类手柄
代表性活动	1.打乒乓球游戏　通过特殊设计的软件和硬件,可在一定距离内对着显示屏挥动球拍击球,训练效果接近实际的乒乓球比赛 2.赛车游戏　通过屏幕上的道路状况使身体做出各种调整姿势,趣味和实用性俱佳,是训练反应能力和平衡能力比较好的方法 3.真实互动游戏　可不需要特殊工具或仅需简单工具,因互动性强而深受欢迎,如较传统的击鼓传花、诗词接龙、歌曲接龙、顶气球、持乒乓球赛跑等。适合于集体训练,每月或一到两周组织一次,以调动患者的积极性
活动的调整	1.工具的调整　市售的游戏机需对手柄或输入工具进行相应调整以适应功能障碍者需要 2.游戏本身的调整　多数游戏是针对正常人设计,用于训练需降低训练难度和要求,如改变速度、体位、难度等,最好是可灵活调节以适应不同患者需要
注意事项	1.治疗师应注意对游戏的控制,避免使患者过于激动 2.注意控制治疗时间并保持正确的姿势 3.最好在相对独立的环境中进行训练以免影响他人 4.分清现实和虚拟的关系,防止沉溺于虚拟世界 5.注意安全,防止意外伤害

表 6-14 虚拟现实类游戏作业

代表性作业	虚拟现实类游戏作业
特点	具有真实性、反馈性、趣味性、安全性等特点,在改善患者肢体运动功能、平衡功能、步行功能、认知功能、日常生活活动能力等方面有较好的效果
常用工具及材料	VR眼镜或头盔、耳机、配套工具如操纵杆、手柄、手套等

续表 6-14

代表性作业	虚拟现实类游戏作业
代表性活动	1.滑雪 在虚拟的雪山上,要求患者控制虚拟人物从小山坡滑下,并且躲避两旁的岩石、树木等虚拟障碍物,在平衡协调能力、姿势控制等方面有很好的训练作用 2.射击 在虚拟场景中完成射击任务,需要患者手持手柄,通过肩肘腕关节的相互配合,完成取箭、搭箭、射箭等一系列活动,在上肢肌力、肌肉耐力、协调运动、灵活性等方面有很好的训练作用 3.烹饪 模拟真实的生活场景,跟随指示完成烹饪的任务,在认知训练和 ADL 能力的训练等方面有很好的效果,可以帮助患者更好地回归家庭
活动的调整	1.体位的调整 可在站位、坐位、轮椅坐位等体位进行训练 2.工具的调整 可根据患者功能水平选择合适的配套工具,如患者上肢近端活动较好,远端活动较差,可以选择操纵杆进行游戏 3.游戏本身的调整 如为训练患者上肢功能,可选择弹奏钢琴、抽捉蜂鸟等游戏;为训练患者平衡协调能力,可选择滑雪、抛接球、骑行类游戏;为训练帕金森患者的步行能力,可选择有视觉导向线索的场景;为训练患者的日常生活活动能力,可模拟真实的生活环境,如在虚拟环境中进行购物、打扫、烹饪等活动
注意事项	1.应用 VR 设备进行训练时注意保护,防止意外的发生 2.注意控制运动量以及运动时间 3.针对不同功能情况的患者选择合适的游戏,并保持正确的姿势 4.分清现实和虚拟的关系,防止沉迷游戏 5.避免患者过度激动

第七节　园艺类作业活动

园艺活动包括种植花草、园艺设计、游园活动等。针对身体、精神、心理等方面有改善需求的人们,通过植物的种植、修剪等有目的的设计园艺治疗活动,达到最终改善生活质量的一种治疗方法称为园艺疗法,它的特点不在于强调植物栽种的成活以及环境的美化,而在于通过植物的颜色、味道、气味、触感等刺激人体不同的感受器,并通过有针对性设计的园艺活动,改善肢体功能、提高认知能力、训练手眼协调、感受成长、体验收获、建立信心、缓解压力、消除抑郁,最终达到身心同时康健的效果,具体内容见表6-15、6-16。

表 6-15　种植作业

代表性作业	种植作业
特点	种植活动针对身体、精神、心理等方面有改善需求的人们,通过植物的种植、修剪等有目的的设计园艺治疗活动,达到最终改善生活质量的一种治疗方法称为园艺疗法。它的特点不在于强调植物栽种的成活以及环境的美化,而在于通过植物的颜色、味道、气味、触感等刺激人体不同的感受器,并通过有针对性设计的园艺活动,改善肢体功能、提高认知能力、训练手眼协调、感受成长、体验收获、建立信心、缓解压力、消除抑郁,最终达到身心同时康健的效果
常用工具及材料	1.常用工具　花盆、铁锹、耙子、花剪、花铲、水桶、喷壶、喷雾器、浸种容器、手套、塑料薄膜等 2.常用材料　营养土、园林植物、草花种子、肥料、农药等
代表性活动	1.花草播种育苗　包括营养土的配制、苗床(箱)的准备、净种、种子消毒、播种、覆土、保湿、移苗、定植等过程 2.花卉的养护管理　包括上盆、换盆、盆花摆放、转盆、倒盆、松盆、施肥、浇水、整形修剪等
活动的调整	1.工具的调整　手抓握功能不佳者使用加粗手柄工具或自助具,改变手柄形状以利于手功能欠佳者使用 2.场地或位置的调整　可选择室内和室外场地进行训练,如身体功能较好者可选室外训练,而体弱者或活动不便者宜进行室内训练;可通过改变工作位置(如花架的位置和高度)来使训练更具针对性 3.活动本身的调整　根据患者情况和场地条件,选择不同活动或不同工序进行训练,如可选浇水、松土、修剪中的一个或多个活动进行训练
注意事项	1.园艺场地可能存在不平整和有其他障碍物的情况,训练时要预防摔倒,平衡功能欠佳者尤其注意 2.部分工具较锋利,使用时注意避免造成人体伤害 3.有自伤和伤人者慎选此活动 4.对初学者和情绪控制欠佳者不宜选用名贵花卉进行训练以免造成不必要的损失 5.注意不同植物对阳光的需求和控制 6.根据花木的需要控制浇水量和时间

表 6-16 园艺欣赏作业

代表性作业	园艺欣赏作业
特点	园艺欣赏通过在有限的空间内,进行合理的园艺布局,人为地创造洁净优美、优雅舒适的工作及生活环境,使治疗对象缓解繁重的精神压力,得到更好的康复
常用工具及材料	无须特殊工具和材料,但需有合适的场地和场所,如医院花园、周围公共花园、绿化带等
代表性活动	1.花木欣赏 通过选择不同的花草种类可达到相应的治疗作用,如欣赏红花使人产生激动感,黄花使人产生明快感,蓝花、白花使人产生宁静感,绿色植物给人积极向上的感觉。丁香花有止痛、杀菌、净化空气的作用,茉莉花有理气解郁的作用,菊花有清热明目的功效,仙人掌可以吸收大量的辐射污染,艾草具有安神助眠功效 2.游园活动 通过集体游园活动方式进行,如到附近的花园、公园进行游玩并开展相关活动(如写生、摄影等),可改善心理状态,强化运动功能,增加人际交往能力,密切医患关系
活动的调整	1.场地的选择 尽量选取户外场地进行,但对于行动不便或病情严重者可在室内进行,甚至置于床边的一盆小花或一束鲜花也会给患者带来生活的勇气和信心 2.活动本身的调整 根据需要选择相应的活动和程度,如可自己驱动轮椅到公园,也可在他人帮助下前往
注意事项	1.注意花木的选择,避免使用有害花草进行训练 2.户外活动时注意温度对患者的影响,尤其是烧伤者和脊髓损伤患者会出现体温调节障碍而发热或发冷 3.户外活动时不宜到较远的场所进行,并提前做好安全防护

第八节 其他治疗性作业活动

一、砂磨板作业

砂磨板由砂磨台与磨具组成,用0°~45°可调节倾斜角的桌面,上面放木盘样的磨具。砂磨台作业通过让患者模仿木工砂磨的作业活动,对上肢功能进行训练的一种方法。患者可根据功能障碍情况,采用坐位或立位等不同体位进行训练,主要增大患肢关节活动度,提高肌力及手的抓握能力,改善患肢动作的协调性。训练时患者双手握磨具,用健肢带动患肢做屈伸活动,使磨具在桌面上反复运动。砂磨台还可以增加砂磨板的摩擦力,通过抗阻力活动,提高上肢肌力。

二、滚筒作业

滚筒作业是用于偏瘫、脑瘫等运动失调患者进行平衡、协调训练的作业治疗用具,主要是一个可以滚动的长圆柱状体。滚筒作业活动可缓解肌痉挛,扩大关节活动范围,改善平衡和协调能力,促进脑瘫儿童的保护性姿势反射及抬头。

【岗位对接】

康复医学与治疗技术(士/师)考试大纲与内容精要

(一)常用的治疗性作业活动(专业知识/专业实践能力——掌握)

1. 木工作业 锯、刨、打锤、打砂纸等。肌力、耐力、ROM等。
2. 制陶工艺 揉合黏土、捏压造型。心理,上肢、腕、手指关节的ROM,止痛,上肢肌力,手部精细动作,认知,耐力。
3. 马赛克工艺 画图、涂色、打碎、粘贴。身体功能(上肢、手的肌力,手指的精巧性、手眼协调性、ROM)、心理(消散攻击性,提高集中力、耐心、耐力,集体作业—改善自信心和人际关系的协调性)。
4. 手工艺 刺绣、编织、雕刻、补花。
5. 皮革工艺 制成钱包、烟袋、钥匙坠物等工艺品。
6. 治疗用游戏 上肢精细运动(象棋、跳棋)—手的精细动作、手眼协调、耐力、心理、人际关系,粗大运动(套圈、投篮)—协调与平衡,上下肢和躯干(地滚球或保龄球)。

(二)运动和感知觉功能训练(专业知识/专业实践能力——掌握)

1. 加大关节活动范围的作业训练

(1)肩肘伸屈:砂纸打磨、刨木、打锤、锯木、擦桌子、在架上编织、推动滚筒、打篮球、保龄球等。

(2)肩外展内收:粉刷、编织、绘图、拉琴、写大字等。

(3)肘屈伸:锤打木板、调和黏土等。

(4)前臂旋前旋后(各种拧):锤钉、拧螺帽、拧龙头、拧铁丝等。

(5)腕伸屈、尺桡偏:粉刷、锤打、和泥、和面、绘图、打乒乓球等。

(6)手指精细活动:捡豆子、捏饺子、黏土塑形、打字、弹琴、下棋、拧螺钉、打结、刺绣、珠算等。

(7)髋膝伸屈:上下楼、踏自行车。

(8)踝屈伸:脚踏缝纫机、脚踏风琴、踏自行车等。

2.增强肌力的作业训练

(1)上肢:拉锯、刨木、砂磨、调和黏土、推重物等。

(2)手部:捏黏土或橡皮泥、和面、捏饺子、木刻等。

(3)下肢:踏功率自行车等。

3.改善协调平衡的作业治疗

(1)上肢-手-眼协调:拉锯、砂磨板、刺绣、编织、缝纫、剪贴、木刻等。

(2)下肢协调:曲踏板、脚踏缝纫机等。

(3)上下肢协调:用脚踏缝纫机缝纫、打保龄球等。

4.感觉功能的作业训练

(1)感觉再训练:不断给予触、听、视觉的刺激,强度和范围由小到大,逐渐强化和扩大,让其辨别。

(2)感知觉训练:图形觉、实体觉、定位感、方向感、空间感、五官定位、视觉定型、深度觉。

(三)改善心理状态的作业训练(专业知识/专业实践能力——掌握)

1.转移注意力　书法、绘画、编织、插花、下棋、游戏、养鱼、盆景、木工等。

2.镇静情绪(陶冶情操)　园艺、音乐欣赏、书法、绘画、钓鱼等。

3.增强兴奋　观看或参加竞技比赛、游戏等。

4.宣泄情绪　钉钉子、捶打、砍木、铲雪等。

5.减轻罪责感　打扫卫生、帮助他人劳动。

6.增强自信　木工、编织、绘画、泥塑等作品的完成。

(四)增强社会交往的作业训练(专业知识/专业实践能力——掌握)

1.集体劳动　打扫庭院、室内卫生等。

2.集体文娱活动　音乐会、电影、晚会、游戏等。

3.集体体育活动　保龄球、乒乓球、篮球、排球等。

(五)休闲活动训练与指导(专业知识/专业实践能力——掌握)

1.创造性休闲活动　书画、集邮等成品的创作和完成,既能改善手精细功能,还可分散、转移注意力,建立并满足自我价值感和成就感。

2.文娱活动　音乐、舞蹈等。分散注意力,陶冶情操。

3.游戏活动　下棋、打扑克、套圈、跳绳、抛接球等。分散注意力,增加乐趣与交往,增加肌力、协调性、ROM。

4.体育活动　增强体质、上下肢协调性和肌力、ROM,加强集体观念。

【习题】

一、选择题

（A 型题）

1.不适宜(分散注意力、增加乐趣与交往、增加肢体肌力和协调性、加大关节活动范围)的作业活动是　　　　　　　　　　　　　　　　　　　　　　　　　　　（　）

A.套圈 　　　　　　　　　　　B.扑克

C.集邮 　　　　　　　　　　　D.抛球

E.下棋

2.木刻作业的主要功能不包括　　　　　　　　　　　　　　　　　　　　（　）

A.增强手眼协调 　　　　　　　B.增强手指的精细功能

C.增大肩关节活动度 　　　　　D.增强手指的肌力

E.增大腕关节活动度

3.患者,男,40 岁。脑外伤术后右手笨拙,精细动作不能完成,最适合的治疗是

（　）

A.粉刷 　　　　　　　　　　　B.锤钉

C.锯木 　　　　　　　　　　　D.擦拭桌面

E.捏黏土

4.改善双手协调性的最佳作业疗法项目是　　　　　　　　　　　　　　　（　）

A.下棋 　　　　　　　　　　　B.锯木

C.洗碗 　　　　　　　　　　　D.套圈游戏

E.园艺

5.一般不适合儿童的作业活动是　　　　　　　　　　　　　　　　　　　（　）

A.游戏 　　　　　　　　　　　B.唱歌

C.郊游 　　　　　　　　　　　D.木雕刻

E.跳舞

6.增强上肢肌力的作业训练是　　　　　　　　　　　　　　　　　　　　（　）

A.梳头 　　　　　　　　　　　B.捏饺子

C.编织 　　　　　　　　　　　D.绘图

E.拉锯

7.对认知功能要求最高的作业活动是　　　　　　　　　　　　　　　　　（　）

A.刺绣 　　　　　　　　　　　B.刨木

C.扭螺丝 　　　　　　　　　　D.砂磨

E.钉钉子

8.增加踝关节的灵活性最好选用　　　　　　　　　　　　　　　　　　　（　）

A.园艺 　　　　　　　　　　　B.脚踏缝纫

C.编织　　　　　　　　　　　D.黏土作业

E.锯木

9.训练患者耐性,控制冲动的作业是　　　　　　　　　　　　　　　(　　)

A.木工　　　　　　　　　　　B.文件整理归档

C.球类比赛　　　　　　　　　D.游戏

E.看电影

10.抗阻的斜面磨砂板练习属于　　　　　　　　　　　　　　　　　(　　)

A.抗阻等长训练　　　　　　　B.抗阻等张训练

C.主动等长训练　　　　　　　D.主动等张训练

E.被动牵拉训练

11.训练手指精细活动的作业是　　　　　　　　　　　　　　　　　(　　)

A.推小车　　　　　　　　　　B.拉锯

C.套圈　　　　　　　　　　　D.捏饺子

E.打篮球

12.为改善老年女性患者手的精细协调活动能力,宜选择的作业活动为(　　)

A.磨砂板　　　　　　　　　　B.园艺活动

C.粉刷　　　　　　　　　　　D.打乒乓球

E.编织手套

13.小木顶板的主要功能是　　　　　　　　　　　　　　　　　　　(　　)

A.改善手的精细功能　　　　　B.提高站立平衡功能

C.提高心肺功能　　　　　　　D.缓解抑郁

E.宣泄

(B型题)

(1~3题共用备选答案)

A.刨木　　　　　　　　　　　B.拧水龙头

C.捡拾珠子　　　　　　　　　D.缝纫

E.锤钉

1.腕伸屈作业训练为　　　　　　　　　　　　　　　　　　　　　(　　)

2.手指精细活动作业训练为　　　　　　　　　　　　　　　　　　(　　)

3.肩肘伸屈作业训练为　　　　　　　　　　　　　　　　　　　　(　　)

(4~5题共用备选答案)

A.在台面上推动滚筒　　　　　B.捡拾珠子或豆子

C.上下楼　　　　　　　　　　D.套圈

E.翻身

4.增强髋膝伸屈的作业训练是　　　　　　　　　　　　　　　　　(　　)

5.增强平衡能力的作业训练是 （ ）

(6~7题共用备选答案)

    A.粉刷   B.锤钉

    C.刺绣   D.保龄球

    E.功率自行车

6.属于肩外展、内收的训练是 （ ）

7.增强手部精细动作的训练是 （ ）

(X型题)

1.治疗性作业活动的作用包括 （ ）

    A.躯体方面作用   B.环境方面作用

    C.心理方面作用   D.职业方面作用

    E.社会方面作用

2.作业治疗师在治疗性作业活动中的作用包括 （ ）

    A.信息交流者   B.角色扮演者

    C.计划者   D.参与者

    E.指导和教育者

3.能调节情绪、缓解抑郁的治疗性作业活动有 （ ）

    A.花木种植   B.乒乓球

    C.书法   D.滚筒

    E.砂磨板

4.锯木作业活动的治疗作用包括 （ ）

    A.增加上肢肌力   B.增加上肢耐力

    C.改善上肢关节活动度   D.提高身体平衡能力

    E.以上都可以

二、判断题

（   ）1.治疗性作业活动是指经过精心选择的、具有针对性的作业活动。

（   ）2.治疗性作业活动包括：生产性活动、手工艺活动、职业活动、园艺活动、体育活动及娱乐活动。

（   ）3.作业形式训练是作业治疗的主要手段，治疗性作业活动也是运用具体的作业形式进行训练。

三、填空题

1.治疗性作业活动具有_____、_____、_____、_____四方面作用。

2.临床中最常采用按照治疗性作业活动的功能分类，通常包括_____、_____、_____。

四、名词解释

1.治疗性作业活动

2.园艺活动

五、简答题

1.治疗性作业活动的特点。

2.治疗性作业活动的作用。

【参考答案】

一、选择题

(A型题)

1.C 2.C 3.E 4.C 5.D 6.E 7.A 8.B 9.B 10.B 11.D 12.E 13.A

(B型题)

1.E 2.C 3.A 4.C 5.D 6.A 7.C

(X型题)

1.ABCDE 2.ABCDE 3.AC 4.ABC

二、判断题

1.√ 2.× 3.√

三、填空题

1.躯体 心理 职业 社会

2.自我照顾性作业活动 生产性作业活动 休闲娱乐性作业活动

四、名词解释

1.治疗性作业活动是通过精心选择的、具有针对性的作业活动,维持和提高患者的功能,预防功能障碍或残疾的加重,使患者获得或提高独立的生活能力,提高生活质量。

2.园艺活动:通过种植花草、栽培盆景、园艺设计、游园活动等改善患者的身体以及精神功能。

五、简答题

1.治疗性作业活动的特点。

答:①有一定的治疗目标,对身体功能活动,如心理、情绪、健康等有一定的治疗作用;②患者本人参加活动,从中受到了训练,并因作业活动的成果而感到满足;③所选的作业活动与患者日常生活或工作学习有关;④有助于改善或预防患者的功能障碍,提高生活质量;⑤符合患者的兴趣,活动的方式可在一定范围内由患者自己选择;⑥作业活动时间、活动量、活动难度等可依年龄、性别、体质等加以调节;⑦作业活动的性质及作用主要以科学知识和治疗师的专业经验为依据。

2.治疗性作业活动的作用。

答:1.躯体功能方面:①增强肌力和耐力;②改善关节活动范围;③改善手的灵活性;

④减轻疼痛;⑤改善平衡和协调能力;(6)促进感觉恢复;⑦提高日常生活能力。

2.心理方面:①调节情绪;②转移注意力;③增强自信心;④提高成就感;⑤改善认知、知觉功能。

3.职业能力方面:有针对性选择与患者职业有关的作业活动,可提高患者劳动技能,增强患者的竞争与合作意识,提高职业适应能力,增强患者再就业的信心。

4.提高社会适应能力:通过有目的和有针对性地进行集体作业活动,改善患者的社会交往能力和人际关系,促进患者重返社会,同时也增强了社会对残疾人的了解和理解。

(赵宿睿)

第七章 压力治疗

【学习目标】
1. 掌握压力治疗的定义、作用、适应证与禁忌证、压力治疗的应用原则。
2. 熟悉压力治疗的方法、常用压力衣及附件。
3. 了解压力治疗常见的不良反应与处理方法。
4. 结合康复医学治疗技术(士/师)考试大纲,掌握肥厚性瘢痕的压力治疗与正压顺序循环疗法。

【学习内容精要】

第一节 概述

一、压力治疗的定义

压力治疗又称加压疗法,是指通过对人体体表施加适当的压力,以预防或抑制皮肤瘢痕增生,防治肢体肿胀的治疗方法。

常用于控制瘢痕增生,防治水肿,促进截肢残端塑形,防治下肢静脉曲张,预防深静脉血栓等。

二、压力治疗的作用

(1) 抑制瘢痕增生。
(2) 减轻水肿。
(3) 促进肢体塑形。
(4) 预防关节挛缩和畸形。
(5) 预防深静脉血栓。
(6) 防治下肢静脉曲张。
(7) 其他作用:例如促进踝部骨折恢复,提高短跑运动员成绩等。

三、压力治疗的适应证与禁忌证

(一) 适应证

(1) 增生性瘢痕。
(2) 水肿。
(3) 截肢后。
(4) 长期卧床者。
(5) 久坐或久站工作者。
(6) 增生性瘢痕及预防瘢痕所致的关节挛缩和畸形。

(二) 禁忌证

(1) 治疗部位有感染性创面。
(2) 脉管炎急性发作。
(3) 下肢深静脉血栓。

四、压力治疗的方法

(一) 绷带加压法

绷带加压法指通过使用绷带进行加压的方法,根据使用材料和方法的不同,绷带加压法包括弹力绷带加压法、自黏绷带加压法、筒状绷带加压法、硅酮弹力绷带法等方法,具体见表7-1。

表7-1 绷带加压法

方法	适应证	优点	缺点	使用方法	注意事项
弹力绷带加压法	早期因存在部分创面而不宜使用压力衣者	价格低廉、清洗方便、易于使用	压力大小难以准确控制,可能会导致水肿、影响血液循环、引起疼痛和神经变性	对肢体包扎时,由远端向近端缠绕,均匀地做螺旋形或"8"字形包扎,近端压力不应超过远端压力;每圈间相互重叠1/3~1/2;末端避免环状缠绕。压力以绷带下刚好能放入两指较为合适	使用时根据松紧情况和肢体运动情况往往需4~6小时更换一次。开始时压力不要过大,待患者适应后再加压力,至患者可耐受的最大限度。治疗初愈创面时,内层要敷1~2层纱布,以减轻对皮肤的损伤
自黏绷带加压法	可用于衣服外面或不能耐受较大压力的脆弱组织,可在开放性伤口上加一层薄纱布后使用,主要用于手部或脚部早期伤口愈合过程中	可尽早使用,尤其适合残存部分创面的瘢痕;此外,可提供安全有效的压力于儿童手部或足部	压力大小难以控制,压力不够持久		

续表 7-1　绷带加压法

方法	适应证	优点	缺点	使用方法	注意事项
筒状绷带加压法	在伤口表面可承受一定压力时应用,即应用于弹力绷带和压力衣之间的过渡时期,尤其适于3岁以下生长发育迅速的儿童	使用简便,尺寸易于选择等特点。单层或双层绷带配合压力垫可对相对独立的小面积瘢痕组织起到较好疗效	压力不易控制、不够持久,不适合长期使用	为长筒状,有各种规格,可直接剪下使用	需根据伤口情况选择单层或双层使用;注意定期更换,检查松紧程度
硅酮弹力绷带法	将弹性绷带和硅酮膜的作用结合在一起,是目前治疗烧伤后增生性瘢痕较理想的方法之一。具有表面润滑、弹性好等特点,克服了一般弹性绷带较粗糙、弹性差的缺点。该绷带表面的硅酮膜可起到保护皮肤水分的作用,促使疤痕皮肤恢复稳定的内环境,减轻毛细血管充血和胶原纤维的增生,从而防止增生性瘢痕的形成				

(二) 压力衣加压法

通过制作压力服饰进行加压的方法,包括量身定做压力衣加压法、成品压力衣加压法、智能压力衣加压法,见表 7-2。

表 7-2　压力衣加压法

方法	优点	缺点
量身定做压力衣加压法	压力控制良好、穿戴舒适、合身	制作程序较复杂、制作时间长,外形不如成品压力衣美观
成品压力衣加压法	做工良好,外形美观,使用方便及时,无须量身定做,适合不具备制作压力衣条件的单位使用	选择少,合身性差,尤其是严重烧伤肢体变形者难以选择适合的压力衣
智能压力衣加压法	制作方便,节省制作时间以利于早期使用、合身性更佳、外形美观	制作成本高,价格较贵

(三) 压力面罩加压法

包括透明压力面罩加压法、低温热塑板材压力面罩加压法、3D 打印压力面罩加压法,见表 7-3。

表 7-3　压力面罩加压法

方法	优点	缺点
透明压力面罩加压法	可对口周、眼周施加有效压力,美观性较好	透气性不佳,制作技术要求较高,制作过程复杂
低温热塑板材压力面罩加压法	操作较简单,价格低廉,可对口周、眼周施加有效压力	透气性差,相对于高温材料美观性稍差
3D 打印压力面罩加压法	制作过程智能化,敷贴性好	目前技术尚不太成熟,制作成本较高

(四) 附件

在进行压力治疗时往往需要配合使用一些附件以保证加压效果,同时尽量减少压力治疗的不良反应。常用的附件包括压力垫、支架、橡筋带。

五、压力治疗的应用原则

(1) 早期应用:一般 10 天内愈合的烧伤不用压力疗法,10~21 天愈合的烧伤应预防性加压包扎,21 天以上愈合的烧伤必须预防性加压包扎,已削痂植皮的深Ⅱ度、Ⅲ度烧伤应预防性加压包扎。

(2) 合适的压力/有效压力:压力治疗合适的压力为 24~25 mmHg,有效压力范围 10~40 mmHg,接近皮肤微血管末端的压力。临床上使用 10% 缩率的压力衣,内加 9 mm 的压力垫可取得较为理想的效果。

有效的压力是指在不同体位或姿势下,压力始终保持在有效范围。如腋下为最易发生瘢痕严重增生的区域,当肩关节活动时,腋部压力衣的压力会明显下降,因此需要应用 "8" 字带来保证活动时有足够的压力。

(3) 持之以恒:压力治疗需长期应用,对于可能增生的瘢痕,从创面基本愈合开始,持续加压至瘢痕成熟,一般需 1~2 年甚至 3~4 年。另外,压力治疗需要长期使用,每天应保持 23 小时以上的有效压力,只有在洗澡时才解除压力,每次解除压力时间不超过 30 分钟。

(4) 防治并重。

六、压力治疗的不良反应及处理

压力治疗常见的不良反应包括皮肤损伤、过敏、瘙痒加重、肢端水肿、发育障碍,处理方法见表 7-4。

表 7-4 压力治疗常见的不良反应及处理方法

不良反应	处理方法
皮肤损伤	可在压力衣下加一层纱垫,四肢可用尼龙袜做衬,减少压力衣和皮肤之间的摩擦,出现水疱后,抽出其中液体,涂以甲紫。只有破损严重或创面感染时才解除压力
过敏	可加一层棉纱布进行预防,过敏严重者需考虑其他方法加压
瘙痒加重	一般无须特殊处理,瘙痒可在压力作用下减轻
肢端水肿	如近端压力较大,远端亦应加压治疗,如穿戴压力手套或压力袜子
发育障碍	预防为主,使用压力垫和支架保护易损坏部位,如鼻部、耳部、手部等

第二节 常用压力衣及附件

一、常用压力衣

1.常用压力衣的适应证、特点及使用注意事项

常用压力衣包括压力头套、压力上衣、压力臂套、压力手套、压力裤、压力腿套、压力袜等,其适应证、特点及使用注意事项见表 7-5。

表 7-5 常用压力衣的适应证、特点及使用注意事项

种类	适应证	特点	使用注意事项
压力头套	头面部及下颌部较大面积烧伤或其他原因所致瘢痕	可对头面部提供有效的压力。测量及画纸样比较复杂,但缝制容易	开始穿戴时间不宜过长,可从每天 8 小时开始逐渐增加至 12 小时,直至 24 小时;如需留出眼、口、鼻位置则可在相应位置裁出,注意开口应小于实际尺寸;需配合压力垫及支架使用,以增加治疗效果并预防面部畸形
压力上衣	躯干烧伤或其他原因所致瘢痕,腋部或前臂近端靠近肩部瘢痕	测量及画纸样相对复杂,但缝制容易。压力较难控制到理想范围	因肩关节活动时影响腋部压力的大小,所以为了控制腋部瘢痕应同时使用"8"字带,用于肩部瘢痕时衣服拉链应有足够长度以保证肩部足够的压力
压力臂套	上肢烧伤、手术或其他原因所致瘢痕,上肢肿胀,上肢截肢残端塑形	制作容易,穿戴方便,压力易于控制	手部如有瘢痕,需同时配合压力手套一起使用,臂套的长度应覆盖瘢痕以外 3~5 cm

续表 7-5

种类	适应证	特点	使用注意事项
压力手套	各种原因所致手部瘢痕及肿胀	易于测量及画纸样,但缝制困难。压力手套是最常用的压力衣	为方便穿戴,最好加拉链,且拉链最好放于手掌尺侧以减少对手部活动的影响;指尖暴露以便观察血运情况;注意指蹼和虎口的瘢痕状况,必要时可以增加压力垫
压力裤	各种原因所致的臀部、会阴部及下肢瘢痕,下肢肿胀	制作相对简单	会阴部常需配合压力垫使用且外加橡皮筋以保证有效的压力;臀部应根据体型进行适当调整,尤其是女性,避免压力导致臀部下垂
压力腿套	烧伤手术所致下肢瘢痕,下肢肿胀,下肢静脉曲张的预防和治疗,下肢截肢残端塑形,下肢深静脉血栓的预防	制作容易,使用方便,压力易于控制,加压效果好	膝关节处应使用压力垫和外部橡皮筋,以保证有效的压力;如压力较大,远端亦应加压;大腿部分应有足够的长度,以防止步行时压力腿套下滑
压力袜	烧伤、外伤或手术所致小腿下部、足踝部瘢痕,足踝部肿胀,下肢静脉曲张的预防和治疗,下肢深静脉血栓的预防	测量及缝制容易,但画纸样较为复杂	为最常用的压力衣之一。足部是肿胀的易发部位,也是瘢痕的常见部位

2.压力衣的穿戴

(1)未愈合的伤口,皮肤破损有渗出者,在穿压力衣之前,应用敷料覆盖,避免弄脏压力衣。

(2)为了避免瘢痕瘙痒和搔抓后引起皮肤破损等问题,穿压力衣之前可用油膏或止痒霜剂、洗剂擦洗。对于多数人而言,适当的压力可明显减轻瘢痕处瘙痒。

(3)极个别人在穿戴压力衣期间可能有水疱发生,特别是新愈合的伤口或跨关节区域,可通过放置衬垫材料进行预防。如果发生了水疱,应保持干净并用非黏性无菌垫盖住。压力衣只有在破损后的伤口感染时才停止使用,否则应持续穿戴。

(4)在洗澡和涂润肤油时,可除去压力衣,但应在半小时内穿回。

(5)穿脱时避免过度拉紧压力衣。

3.压力衣的保养

(1)压力衣应每日清洗。

(2)清洗前最好浸泡1小时,然后清洗。

(3)压力衣应采用中性肥皂液于温水中洗涤、漂净,轻轻挤去水分,忌过分拧绞或洗衣机洗涤。如必须用洗衣机洗涤时应将压力衣装于洗衣袋内,避免损坏压力衣。

(4)压力衣晾干时应平放而不要挂起,于室温下自然风干,切勿用熨斗熨干或直接曝晒在阳光下。

(5)定期复诊,检查压力衣的压力与治疗效果,当压力衣变松时,应及时进行压力衣收紧处理或更换新的压力衣。

二、常用压力垫及支架

1.常用的压力垫 常用的压力垫包括头部压力垫、躯干压力垫、上肢压力垫、手部压力垫、下肢压力垫等,见表7-6。

表7-6 常用的压力垫

常用压力垫	分类	适应证
头部压力垫	面部压力垫	用于增加面部瘢痕的压力,减轻鼻部、眼部的压力
	鼻部压力垫	主要用于鼻翼两侧,增加局部压力
	下颌部压力垫	用于增加口唇下方凹陷部位的压力
	耳部压力垫	用于防止耳郭部位瘢痕的增生
	颈部压力垫	用于增加颈部瘢痕的压力
躯干压力垫	胸部压力垫	主要用于女性的两乳房之间,从剑突到腋窝水平的瘢痕加压
	背部压力垫	主要用于增加两肩胛骨之间和脊柱沟的压力
	腋下压力垫	腋窝瘢痕增生会影响肩关节的活动度,需用压力垫以增加腋下的压力,防止瘢痕增生
	肩部压力垫	主要用于填平肩部的凹凸不平,增加肩部的压力,可配合"8"字肩带使用
上肢压力垫	肘部压力垫	用于肘部瘢痕,需特别注意压力垫应尽量不影响肘部活动,故需特别注意动力因素
	臂部压力垫	用于增加局部压力,形状及大小根据瘢痕情况设计
手部压力垫	腕部压力垫	主要用于腕关节的瘢痕,需要切凹槽保证腕关节的活动
	手背部压力垫	主要用于手背部的瘢痕,可用两层压力垫以保证压力,需配合压力手套使用
	手掌部压力垫	手掌的凹陷部位需用压力垫填平凹处以保证手掌处的瘢痕压力
	指蹼部压力垫	常用"八爪鱼"垫,可使用瘢痕贴
	虎口部压力垫	需先填平凹陷部位
	手指压力垫	应小而薄

续表 7-6

常用压力垫	分类	适应证
下肢压力垫	臀部压力垫	主要用于臀部瘢痕的加压
	会阴部压力垫	多用于腹股沟等凹陷处,需先填平凹陷处
	膝部压力垫	类似于肘部,主要需考虑膝关节活动问题
	足背压力垫	主要用于增加足背、足趾的瘢痕压力
	足跟压力垫	需先填平凹陷部位,打磨成型者较佳
	趾蹼及足趾压力垫	类似手部指蹼压力垫

2.常用的支架　支架的主要作用是防止压力衣引起的畸形,以保持肢体或躯干处于正常的结构形态,利于治疗部位的正常功能。常用于额面部、口腔、耳朵、鼻部、颈部及手部等部位。常用的支架及适应证见表 7-7。

表 7-7　常用的支架

常用的支架	适应证
鼻部支架	用于保护鼻部避免因局部过大压力而塌陷
耳部支架	用于防止耳部变形和避免耳郭粘连于头部
下颌部支架	用于保护下颌部,避免因局部过大压力而变形
口部支架	用于预防和治疗口部畸形
颈部支架	用于保护颈部稳定,防止局部压力不同导致两侧不对称及畸形发生,影响颈部功能
手部支架	用于保护手部的各结构处于功能位置,以防止畸形而影响手的功能活动

3.压力垫及支架应用注意事项

(1)压力垫的外部最好加用棉质套,以减少过敏。

(2)靠关节的压力垫应结合动力因素进行处理。

(3)压力垫应定期清洁,保持局部卫生。

(4)确保穿戴位置准确。

(5)支架应光滑、服帖,不应产生局部压迫,必要时可加用衬垫。

【岗位对接】

康复医学治疗技术(士/师)考试大纲与内容精要

(一)肥厚性瘢痕的压力治疗(专业知识——掌握)

1.机制　压力治疗是目前公认的预防和治疗增生性瘢痕最有效的方法。一般持续施以毛细血管压力 3.33 kPa(25 mmHg),可以减少局部的血液供给和组织水分,阻碍胶原纤维的合成,毛细血管的增生和肌成纤维细胞的收缩,并能使胶原纤维重新排列。

2.适应证　①烧伤后 10 天内愈合的伤口不需要预防性加压。②11~20 天愈合的伤口需要预防性加压。③21 天以上愈合的伤口必须预防性加压治疗。

3.治疗方法　①弹性包裹。②管形加压绷带。③紧身服(套)。对于高低不平的部位需使用轻薄而可塑的弹性物,塑成体表形态,支具下的缝隙部位可垫以可塑的弹性物,或注入可迅速固化的硅酮凝胶,以保持均匀持久加压。

4.注意点　①加压时机:创面愈合后越早开始越好。②每天必须持续加压包扎 23 个小时以上,坚持 12~18 个月,甚至更长时间,直到瘢痕成熟为止。

(二)压力治疗——正压顺序循环疗法(专业实践技能——熟练掌握)

1.设备与用具　正压顺序循环治疗仪。

2.操作方法与步骤

(1)患者取坐位或仰卧位。

(2)选择大小合适的气囊套在患肢上,并拉好拉链。

(3)将导气管按顺序插在气囊接口上。

(4)设定压力及时间,打开电源即开始治疗。

(5)每日治疗 1~2 次,6~10 次为 1 个疗程。

【习题】
一、选择题
(A 型题)

1.主要用于手部或脚部早期伤口愈合的压力治疗方法为　　　　　　　　　　(　)
　A.弹力绷带加压法　　　　　　　　B.自黏绷带加压法
　C.筒状绷带加压法　　　　　　　　D.硅酮弹力绷带法
　E.压力面罩加压法

2.主要用于弹力绷带和压力衣之间的过渡时期的压力治疗方法为　　　　　　(　)
　A.弹力绷带加压法　　　　　　　　B.自黏绷带加压法

C.筒状绷带加压法　　　　　　　D.硅酮弹力绷带法
E.压力面罩加压法

3.早期因存在部分创面而不宜使用压力衣者,应选用　　　　　　(　　)
A.弹力绷带加压法　　　　　　　B.自黏绷带加压法
C.筒状绷带加压法　　　　　　　D.硅酮弹力绷带法
E.压力面罩加压法

4.目前公认的预防和治疗增生性瘢痕最有效的方法是　　　　　　(　　)
A.ROM 训练　　　　　　　　　　B.早期创面治疗
C.手术治疗　　　　　　　　　　D.压力治疗
E.温热治疗

5.下列关于烧伤后肥厚性瘢痕压力治疗,说法错误的是　　　　　(　　)
A.弹性包裹
B.紧身服
C.管形加压绷带
D.在创面未愈合时应尽早开始加压治疗
E.每天必须持续加压包扎 23 小时以上,坚持 12~18 个月

6.压力治疗中,有效压力为　　　　　　　　　　　　　　　　　(　　)
A.24~25 mmHg　　　　　　　　B.10~40 mmHg
C.10~30 mmHg　　　　　　　　D.25~50 mmHg
E.20~30 mmHg

7.压力治疗中,合适的压力为　　　　　　　　　　　　　　　　(　　)
A.24~25 mmHg　　　　　　　　B.10~40 mmHg
C.10~30 mmHg　　　　　　　　D.25~50 mmHg
E.20~30 mmHg

8.临床上使用(　　)缩率的压力衣,可取得较为理想的效果　　　(　　)
A.9%　　　　　　　　　　　　　B.8.5%
C.10%　　　　　　　　　　　　D.15%
E.20%

9.压力治疗每天应持续的时间为　　　　　　　　　　　　　　　(　　)
A.>23 小时　　　　　　　　　　B.>10 小时
C.>12 小时　　　　　　　　　　D.>2 小时
E.>8 小时

10.使用面部压力垫的目的为　　　　　　　　　　　　　　　　　(　　)
A.用于增加口唇下方凹陷部位的压力
B.防止耳郭部位瘢痕的增生

C.增加颈部瘢痕的压力

D.增加面部瘢痕的压力,减轻鼻部、眼部的压力

E.用于鼻翼两侧,增加局部压力

(X型题)

1.压力治疗的治疗作用包括　　　　　　　　　　　　　　　　　　　　　　(　)

　A.抑制瘢痕增生　　　　　　　B.增强肌力

　C.降低肌张力　　　　　　　　D.缓解痉挛

　E.促进肢体塑形

2.下列哪项属于压力治疗的禁忌证　　　　　　　　　　　　　　　　　　(　)

　A.脉管炎发作期　　　　　　　B.下肢深静脉血栓

　C.长期卧床者　　　　　　　　D.治疗部位有创面感染

　E.截肢者

3.绷带加压法包括　　　　　　　　　　　　　　　　　　　　　　　　　(　)

　A.弹力绷带加压法　　　　　　B.自黏绷带加压法

　C.硅酮弹力绷带法　　　　　　D.筒状绷带加压法

　E.成品压力衣加压法

4.压力治疗的应用原则包括　　　　　　　　　　　　　　　　　　　　　(　)

　A.早期应用　　　　　　　　　B.合适的压力

　C.有效的压力　　　　　　　　D.长期应用

　E.防治并重

5.关于压力衣穿戴,下列说法正确的是　　　　　　　　　　　　　　　　(　)

　A.皮肤破损有渗出者,在穿压力衣之前,应用敷料覆盖

　B.穿脱时避免过度拉紧压力衣

　C.压力衣只有在破损后的伤口感染时才停止使用,否则应持续穿戴

　D.在洗澡和涂润肤油时,可除去压力衣,但应在半小时内穿回

　E.如果发生了水疱,应保持停止压力治疗

6.压力治疗的常见不良反应包括　　　　　　　　　　　　　　　　　　　(　)

　A.皮肤破损　　　　　　　　　B.过敏

　C.瘙痒　　　　　　　　　　　D.肢端水肿

　E.发育障碍

7.常用头部压力垫包括　　　　　　　　　　　　　　　　　　　　　　　(　)

　A.面部压力垫　　　　　　　　B.鼻部压力垫

　C.耳部压力垫　　　　　　　　D.颈部压力垫

　E.下颌部压力垫

8.压力垫及支架应用的注意事项包括　　　　　　　　　　　　　　　　　(　)

A.压力垫应定期清洁

B.压力垫的外部最好加用棉质套,以减少过敏

C.必要时可加用衬垫

D.靠关节的压力垫应结合动力因素进行处理

E.确保穿戴位置准确

9.需要进行预防性加压包扎的是 (　　)

A.已削痂植皮的深Ⅱ度　　　　　B.21 天以上愈合的烧伤

C.10 天内愈合的烧伤　　　　　D.10~21 天愈合的烧伤

E.深Ⅲ度烧伤

二、判断题

(　　)1.压力手套的适应证是各种原因所致的手部瘢痕及肿胀者。

(　　)2.患者在进行压力治疗时皮肤出现破损,此时可解除压力,待破损修复后再进行压力治疗。

(　　)3.压力治疗应长期坚持,每天应保持大于 23 小时的有效压力。

(　　)4.使用压力垫时,外部最好加用棉质套,以减少过敏。

(　　)5.支架的作用是防止压力衣引起的畸形,以保持肢体或躯干处于正常的机构形态。

(　　)6.量身定做压力衣加压法的特点为制作程序复杂,外形美观,制作成本高。

(　　)7.弹力绷带加压法使用时,由近端向远端缠绕,均匀地做螺旋形包扎。

(　　)8.筒状绷带加压法适于 3 岁以下生长发育迅速的儿童。

(　　)9.治疗部位有感染性创面时,加压不利于创面的愈合,甚至会导致感染扩散。

(　　)10.压力治疗有导致血栓脱落的危险,脱落栓子可能导致肺栓塞或脑栓塞。

三、填空题

1.压力治疗的方法包括_____、_____、_____、_____。

2._____内愈合的烧伤不用压力疗法,_____愈合的烧伤应预防性加压包扎,_____以上愈合的烧伤必须预防性加压包扎。

3.压力治疗合适的压力为_____,有效压力范围_____,接近皮肤微血管末端的压力。

4.压力治疗常见的不良反应包括_____、_____、_____、_____、_____。

四、名词解释

1.压力治疗

2.有效压力

五、简答题

1.简述压力治疗的作用。

2.简述压力治疗的应用原则。
3.叙述压力衣该如何保养。
4.简述压力治疗的适应证与禁忌证。

【参考答案】
一、选择题
(A 型题)
1.B 2.C 3.A 4.D 5.D 6.B 7.A 8.C 9.A 10.D

(X 型题)
1.AE 2.ABD 3.ABCD 4.ABCDE 5.ABCD
6.ABCDE 7.ABCDE 8.ABCDE 9.ABDE

二、判断题
1.√ 2.× 3.√ 4.√ 5.√
6.× 7.× 8.√ 9.√ 10.√

三、填空题
1.绷带加压法 压力衣加压法 压力面罩加压法 附件
2.10 天 10~21 天 21 天
3.24~25 mmHg 10~40 mmHg
4.皮肤破损 过敏 瘙痒加重 肢端水肿 发育障碍

四、名词解释
1.压力治疗:又称加压疗法,是指通过对人体体表施加适当的压力,以预防或抑制皮肤瘢痕增生,防治肢体肿胀的治疗方法。
2.有效压力:有效的压力是指在不同体位或姿势下,压力始终保持在有效范围。

五、简答题
1.简述压力治疗的作用。
答:①抑制瘢痕增生;②减轻水肿;③促进肢体塑形;④预防关节挛缩和畸形;⑤预防深静脉血栓;⑥防治下肢静脉曲张;⑦其他作用,例如促进踝部骨折恢复、提高短跑运动员成绩等。

2.简述压力治疗的应用原则。
答:①早期应用:一般 10 天内愈合的烧伤不用压力疗法,10~21 天愈合的烧伤应预防性加压包扎,21 天以上愈合的烧伤必须预防性加压包扎,已削痂植皮的深Ⅱ度、Ⅲ度烧伤应预防性加压包扎。②合适的压力/有效压力:压力治疗合适的压力为 24~25 mmHg,有效压力范围 10~40 mmHg,接近皮肤微血管末端的压力。临床上使用 10% 缩率的压力衣,内加 9 mm 的压力垫可取得较为理想的效果。有效的压力是指在不同体位或姿势下,压力始终保持在有效范围。如腋下为最易发生瘢痕严重增生的区域,当肩关节活动时,腋部压力衣的压力会明显下降,因此需要应用"8"字带来保证活动时有足够的压力。③持之以恒:压力治疗需长期应用,对于可能增生的瘢痕,从创面基本愈合开始,持续加压至瘢痕成熟,一般需1~2年,甚至3~4年。另外,长期使用也指每天应用的时间长,每天应保持23小时以上的有效压力,只有在洗澡时才解除压力,每次解除压力时间不超过30分钟。④防治并重。

3.叙述压力衣该如何保养。

答:①压力衣应每日清洗。②清洗前最好浸泡1小时,然后清洗。③压力衣应采用中性肥皂液于温水中洗涤、漂净,轻轻挤去水分,忌过分拧绞或洗衣机洗涤。如必须用洗衣机洗涤时应将压力衣装于洗衣袋内,避免损坏压力衣。④压力衣晾干时应平放而不要挂起,于室温下自然风干,切勿用熨斗熨干或直接曝晒在阳光下。⑤定期复诊,检查压力衣的压力与治疗效果,当压力衣变松时,应及时进行压力衣收紧处理或更换新的压力衣。

4.简述压力治疗的适应证与禁忌证。

答:适应证:①增生性瘢痕;②水肿;③截肢后;④长期卧床者;⑤久坐或久站工作者;⑥增生性瘢痕及预防瘢痕所致的关节挛缩和畸形。

禁忌证:①治疗部位有感染性创面;②脉管炎急性发作;③下肢深静脉血栓。

(孙　启　司雷婕)

第八章 辅助技术

【学习目标】
1. 掌握常用辅助器具的使用方法。
2. 熟悉辅助器具的应用原则、使用训练。
3. 了解不同障碍者的节省体能技术应用。
4. 能结合本次学习的内容,为患者提供合适的辅助器具和/或辅助技术服务,最大限度地提高患者的生活自理能力,使患者达到真正回归家庭、参与社会的目的。

【学习内容精要】

第一节 概述

一、概念

辅助技术(AT)是用来帮助残疾人、老年人进行功能代偿,以促进其独立生活并充分发挥其潜力的多种技术、服务和系统。其内涵包括三方面:①技术,硬件(器具)、软件(方法);②服务,适配服务和供应服务;③系统,包括研发、生产、供应、服务和管理。常用的康复辅助技术可概括为辅助器具和辅助技术服务。

二、分类

(一)辅助器具分类

辅助器具的分类与特点见表8-1。

表 8-1 辅助器具的分类及特点

分类方法	优点	缺点
按使用人群	使用方便,有利于使用者	不能反映出本质区别
按使用环境	使用方便、针对性强、对康复医生写辅助器具建议时很实用	不能反映出本质区别
按使用功能	唯一的6位数字代码反映出各种辅助器具在功能上的联系和区别,有利于统计和管理	

(二)辅助技术服务分类

根据美国1998年辅助科技法的内容,辅助技术服务包括下列六个项目。①对功能障碍者的辅助技术服务需求评估。②辅助器具的取得,包括采购、租用或其他途径。③与辅助器具使用有关的服务,如选择、设计、安装、定做、调整、维护、修理和替换等。④整合医疗、介入或服务的辅助器具资源。⑤为使用者提供辅助器具的使用训练或技术协助。⑥为相关专业人员提供辅助器具使用的训练或技术协助。

三、作用

(1)代替和补偿丧失的功能。
(2)提供保护和支持。
(3)提高运动功能、减少并发症。
(4)提高学习和交流能力。
(5)节省体能。
(6)节约资源。
(7)改善心理状态。
(8)提高生活自理能力。
(9)增加就业机会、减轻社会负担。
(10)提高生活质量。
(11)全面康复的工具。

四、辅助技术的应用原则

(一)辅助技术的使用原则

使用辅助技术的基本目的是通过使用合适的辅助器具来完成日常活动或某种工作任务,所以在应用辅助技术时,需注意一些使用原则与基本观念,并非为使用而使用;如果可能的话,可用一种比不用辅助器具时更为有用、更有效的方式来完成此工作任务。

(二)辅助技术的选配原则

选择辅助器具时应考虑以下问题:辅助器具应符合功能需要;美观、安全、耐用;使用方便,易操作;轻便、舒适;价格合理;购买维修方便。

(三)辅助技术对治疗师的要求

在康复过程中,主要由作业治疗师为患者或残疾者提供辅助技术服务,所以作业治疗师应熟悉辅助器具和辅助技术的相关知识。

第二节 辅助技术的应用程序

一、功能评定

在对患者进行辅助器具的选配之前需要收集患者的病史和相关资料,评定患者的功能,了解使用者的目前功能及预后情况。

二、辅助器具的处方

1.处方内容 辅助器具处方主要考虑辅助器具类型、尺寸、材料、使用范围。如需购买,需包含辅助器具名称、型号、尺寸、材料、颜色、承重、其它配件、特殊要求等。如需制作,则需提供辅助器具名称、尺寸、材料、承重、其它配件、特殊要求、图纸等内容。此外,还要考虑使用者的意愿、操作能力、安全性、重量、使用地点、外观、价格等问题。

2.不同功能障碍者所需的辅助器具 因功能障碍的性质和程度不同往往需要不同的辅助器具,以下简单介绍脑卒中、脊髓损伤及脑瘫患者在日常生活活动中可能需要的辅助器具。

(1)脑卒中病人常用的辅助器具,详见表8-2。

表8-2 脑卒中病人常用的辅助器具

功能活动	辅助器具
进食	带弹簧片筷子、加粗手柄器具、防滑垫、防洒碟、防洒碗、万能袖套
修饰	改装指甲钳、电动剃须刀、长粗柄梳、带吸盘的刷子
穿衣	穿衣器、扣纽器、穿袜器、魔术贴
大小便	坐便器、加高座厕、座厕及扶手、便后清洁器、厕纸夹
洗澡	长柄刷、带扣环毛巾、防滑沐浴垫、洗澡板、洗澡椅、洗澡凳、扶手装置

续表 8-2

功能活动	辅助器具
转移	手杖、助行架、轮椅、转移带、转移板、移位器
交流	沟通板、带大按键电话、书写器、扬声器、电脑输入辅助器具
做饭	特制砧板、切割器、特制开瓶器、钳式削皮器、开罐器(供单手使用)
其他	特制手柄钥匙、开瓶器、矫形器

(2)脊髓损伤病人的辅助器具,详见表8-3。

表 8-3　脊髓损伤病人常用的辅助器具

功能活动	辅助器具
进食	万能袖套、带C型夹的勺子、带腕固定带的勺子、防滑垫、防洒碟、防洒碗、自动喂食器等
修饰	电动剃须刀、带C型夹的梳子和剃须刀、带固定带牙刷
穿衣	穿衣器、扣纽器、穿袜器、鞋拔、带指环的拉链等
大小便	坐便器、座厕、加高座厕、扶手、床边便椅、厕纸夹
洗澡	带扣环毛巾、长柄擦(海绵)、防滑垫、洗澡板、洗澡椅、洗澡凳、扶手
转移	电动轮椅、手动轮椅、手轮圈带有突起的轮椅、转移板、助行架、腋杖、肘杖、手杖、移位器。
交流	电话托、书写器、翻书器、电脑输入辅助器具(头棍、口棍等)
其他	特制手柄钥匙、拾物器、开瓶器、环境控制系统、矫形器

(3)脑瘫患儿常用的辅助器具,详见表8-4。

表 8-4　脑瘫患儿常用的辅助器具

功能活动	辅助器具
进食	特制筷子、加粗手柄器具、万能袖套、带C型夹的勺子、带腕固定带的勺子、防滑垫、防洒碟、特制碟、特制碗、万能袖套
修饰	改装指甲钳、长柄梳子、加粗手柄梳子、万能袖套
穿衣	穿衣器、扣纽器、穿袜器、特制外衣纽扣、鞋拔
大小便	便椅、座厕、扶手、便后清洁器、厕纸夹
洗澡	长柄刷、带扣环毛巾、防滑沐浴垫、洗澡板、洗澡椅、洗澡凳、扶手装置

续表 8-4

功能活动	辅助器具
转移	手杖、肘杖、助行架、步行推车、轮椅、转移带、滑板
交流	沟通板、带大按键电话、书写器、扬声器、翻书器、电脑输入辅助器具(头棍、口棍等)、折射眼镜等
其他	加大码钥匙、钥匙旋转器、马型钥匙柄、易松钳、环境控制系统、矫形器

三、辅助器具选配前的训练

在不同的辅助器具配置前应对患者进行有针对性的系统训练,以利于日后更好地应用辅助器具。训练内容根据功能评定结果选择,一般包括:肌力训练、耐力训练、ROM 训练、平衡训练、转移训练、感觉训练、认知训练、心理治疗等。

四、辅助器具制作或选购

辅助器具制作或选购时需考虑的因素如下:制作的时间、体位、使用者的耐受程度、配装过程、安全性、是否符合人体功效学和生物力学原理、制造商的信誉、维修保养等。最好能提供给使用者样品并试用,以便其选择最喜欢并且适合的产品。

五、辅助器具的使用训练

训练应包括穿戴或组装、保持平衡、转移、驱动、利用辅助器具进行日常生活活动等内容,具体每一类辅助器具使用训练详见本书相关章节。

六、辅助器具的使用后评定

配备辅助器具并进行适当训练后一定要进行再次评定,以了解是否达到了预期的目标,使用者能否正常使用,是否需要进行改良,有无安全方面的顾虑等。

七、辅助器具使用后的随访

辅助器具交付使用后要根据产品情况定期进行随访,了解使用过程中存在的问题及是否需要进行跟踪处理,随访最好以上门服务的形式进行,也可以委托社区康复人员进行,或通过电话、问卷等进行。

第三节 常用辅助器具

常用的辅助器具,见表 8-2。

表 8-2 常用的辅助器具

常用辅助器具	分类	适用对象
穿衣辅助器具	穿衣钩	适用于上肢关节活动受限者,坐位平衡较差且不能弯腰或旋转者,肢体协调障碍者
	扣纽器	适用于手精细功能不佳或上肢协调功能障碍者
	穿袜器	适用于下肢关节活动受限、躯干活动障碍、肢体协调障碍、手部精细功能不佳者
	鞋拔	适用于下肢及躯干关节活动障碍者、平衡功能障碍者、佩戴踝足矫形器者
进食辅助器具	改装手柄的餐具	适用于手抓握功能不佳或手指关节活动受限者
	防洒碗和防洒盘	适用于手功能不佳者或单手操作患者
	自动喂食器	适用于手功能严重障碍而无法用手或上肢进食患者
如厕辅助器具	坐便器	适用于体力低下、下肢无力或关节活动受限者以及平衡功能不佳者
	加高座垫	适用于下肢关节活动受限者
	扶手	适用于平衡功能不佳者或步行障碍者
	厕纸夹	适用于上肢关节活动度受限者或手部精细功能不佳者
洗浴辅助器具	洗澡椅	适用于体力低下、下肢无力、站立困难或关节受限者,以及平衡功能不佳者
	长柄刷	适用于单手使用者或双手协调障碍者以及体力低下者
	带套环的洗澡巾	适用于上肢关节活动度受限或手部灵活性不佳者
	洗澡手套	适用于手功能障碍,不能抓握毛巾或打沐浴液者
个人卫生辅助器具	剪指甲辅助器具	适用于手精细功能不佳者
	改装牙刷	适用于手抓握功能不佳者
	改装梳子	适用于上肢功能障碍者或手抓握功能不佳者

续表 8-2

常用辅助器具	分类	适用对象
书写、阅读及交流辅助器具	书写辅助器具	适用于手抓握功能不佳者
	翻书器	适用于手部精细功能不佳或上肢功能障碍者
	打电话辅助器具	适用于手抓握功能不佳或手精细功能不佳者
	电脑输入辅助器具	适用于手指灵活欠佳者
	沟通板	适用于严重认知障碍者或言语障碍者
转移辅助器具	转移车	适用于转移困难者的搬运
	转移板	适用于存在部分上肢功能而支撑力不足的患者进行转移
其他辅助器具	拾物器	适用于躯干活动障碍或转移障碍者
	改装柄钥匙	适用于手抓握功能不佳或手精细功能不佳者
	特制砧板	适用于单手操作者,起到固定食物的作用

第四节 节省体能技术

一、节省体能技术的应用原则

（1）合理地安排活动。

1）提前安排好每日的活动。把繁重及轻巧的工作交替进行,并减少不必要的工作。

2）提前做好准备。在开始活动前,先准备好活动所需的物品,并放于容易拿到的地方,避免不必要的身体前倾和旋转。

3）适当地休息。每办完一件事,都要有足够的休息再做下一件事,有时尽管不疲劳,仍要注意休息。每工作1小时至少休息10分钟,最好躺下来休息,因为卧位与坐位的体能消耗比例是1:3。

（2）简化活动。

1）使用现代化家居产品简化工作,如使用吸尘器代替扫把。

2）使用辅器具,如使用长柄梳子和电动剃须刀进行修饰。

3）利用手推车搬运比较重的物件。

（3）工作节奏要适中。

（4）保持正确的姿势。

（5）运用合适的身体力学。

(6) 活动中配合呼吸。

二、节省体能技术在日常生活中的应用

(1) 进食。
(2) 梳洗。
(3) 穿脱衣、裤、鞋、袜。
(4) 如厕。
(5) 洗澡。
(6) 做饭。
(7) 洗、熨衣服。
(8) 清洁及打扫。
(9) 收拾房间。
(10) 购物。

三、节省体能技术在工作中的应用

1. 保持正确的工作姿势　在坐位下使用电脑工作时上臂应垂直放于体侧,肘屈曲不超过 70°~90°,手腕放松。

2. 合理的工作台或工作平面高度及位置

(1) 坐位工作时所有物件应在坐位所及范围,手部尽量在 15 cm 范围的工作平面内完成工作。

(2) 立位下的工作平面高度,女性应在 95~105 cm 之间,男性应在 100~110 cm 之间。

3. 工作时应避免的活动

(1) 需进行重复或持续性活动时,避免肘部维持在超过头部的位置。
(2) 应避免肘部过度屈曲。
(3) 避免前臂持续旋前或旋后。
(4) 避免腕部反复向尺侧或桡侧偏移。
(5) 避免持续抓握或拧捏。

四、不同障碍者的节省体能技术应用

1. 运动障碍患者　骨折及偏瘫等单侧上肢功能障碍者可训练单手完成扣纽扣、系鞋带、穿脱衣服,或用非优势侧书写、掷球、开锁等,此外,在日常活动中可以采用以下方法来适应生活。

(1) 穿衣:用大纽扣代替衬衫纽扣,魔术贴代替纽扣,用弹性鞋带代替系鞋带。
(2) 卫生:提高座厕,安装扶手,用长柄镜子检查身上皮肤状态。

(3)进食:使用加重量的餐具以减少患者手抖(如帕金森病患者),用单柄或双柄杯,把碗碟放在湿毛巾上防滑。

(4)家务:使用杠杆门锁,关节炎患者使用轻金属厨具以减少手腕用力,帕金森病患者使用稍重的厨具防止手抖,使用张力剪刀,开关安装在正面以方便轮椅使用者操作,使用高度可调的桌子。

2.感觉障碍患者　对于感觉功能障碍患者需要采取感觉替代等方法以适应感觉障碍。

(1)听觉缺陷患者。

1)对于听力丧失患者,可用计算机交流,甚至利用计算机进行口头与书写语言转换。

2)进行环境的调整,使用地毯和窗帘减少噪音,家具应放置整齐。

3)说话时注视对方,这样才能引起听者的注意力。

4)学习通过口型和肢体语言猜出说话者的意思,并可反复询问来确认。

(2)视觉缺陷患者。

1)可以利用听觉和触觉替代视觉,这就可以定位环境和人物,对于盲人而言这种替代效果相当好。

2)放较大的物品,将物品放在中间或将物品靠近身体。

3)增强光线,减少反光,形成强烈对比,如将浅色的东西放在黑色背景中,将发光颜料涂在楼梯等的边缘。

(3)触觉缺陷患者。

1)教育患者利用视觉代偿。

2)常戴手套保护手部免受伤害。

3)食物、饮料或沐浴时用温度计测温。

4)不使用尖锐的工具和物品。

3.认知障碍患者　对于认知功能障碍患者可以修改或适应某些认知活动,计算机辅助是最省力而又能提供反馈的方法。

4.言语障碍患者

(1)降低讲话速度。

(2)简短句子或只说关键词。

(3)学习使用手语和表情。

(4)通过书写或图画进行交流。

【岗位对接】

康复医学与治疗技术(士/师)考试大纲与内容精要

(一)自助具定义(专业知识——掌握)

生活自理辅助器具是一大类能够补偿残疾人缺失的功能,帮助他们完成原来无法完成的日常生活活动,从而增加其生活独立性的辅助装置,又称生活自助具。

(二)自助具作用(专业知识——掌握)

具体内容见本章第一节内容。

(三)自助具分类(专业知识——掌握)

根据生活自理辅助器具的用途,可将其分为以下主要类别:进食和饮水辅助器具、穿戴辅助器具、梳洗辅助器具、洗浴辅助器具、如厕辅助器具、失禁辅助器具、家务活动辅助器具、转移辅助类自助具、书写辅助类自助具等。

(四)自助具选用与制作原则(专业知识——掌握)

自助具的选用以实用、可靠和经济为原则,最好是市场有售的用具,易清洗、易保存、易维修、安全可靠。如无市售品可由作业治疗师制作,制作自助具时应遵循如下原则。

(1)应能达到其适用目的,并能改善患者的自理生活能力。
(2)简便、易制作、易学。
(3)美观、坚固、耐用、易清洁、使用方便。
(4)应有可调性,以满足患者的需要。

【习题】

一、选择题

(A型题)

1.康复工程是现代生物医学工程的一个重要分支,错误的是　　　　　　(　　)
A.利用现代工程技术
B.对健全人进行测量和评估
C.按照代偿和适应的原则
D.设计和生产出能减轻残疾人的残疾的产品
E.设计和生产出能改善残疾人独立生活能力的产品

2.康复工程不包括 （　　）
A.假肢的生产、装配和应用　　　　　　B.轮椅的生产、装配和应用
C.矫形器的生产、装配和应用　　　　　D.助行器的生产、装配和应用
E.无障碍设施的生产、装配和应用
3.中国残疾人康复辅助器具中心成立于 （　　）
A.1990　　　　　　　　　　　　　　B.1991
C.1992　　　　　　　　　　　　　　D.1993
E.1994
4.轮椅属于下列哪种康复工程产品 （　　）
A.康复评定设备　　　　　　　　　　　B.辅助器具
C.康复治疗与训练设备　　　　　　　　D.康复预防与保健设备
E.康复测量设备
5.肌力测试仪属于下列哪种康复工程产品 （　　）
A.辅助器具　　　　　　　　　　　　　B.康复治疗与训练设备
C.康复预防与保健设备　　　　　　　　D.康复测量设备
E.康复评定设备
6.关于辅助器具的分类,下列哪项是正确的 （　　）
A.12个主类,130个次类,781个支类　　B.11个主类,129个次类,707个支类
C.11个主类,135个次类,724个支类　　D.12个主类,135个次类,707个支类
E.11个主类,129个次类,724个支类
7.下列哪项不属于使用辅助器具来代偿视觉功能 （　　）
A.盲杖　　　　　　　　　　　　　　　B.超声导盲装置
C.盲文读物　　　　　　　　　　　　　D.震动闹钟
E.电子助视器

(X型题)
1.机器人在康复医学的应用有 （　　）
A.护理严重瘫痪患者　　　　　　　　　B.帮助患者进食
C.声控的机器人能够帮助梳头　　　　　D.机器人能够帮忙刷牙
E.机器人能够帮忙写信
2.康复机器人分为哪几种类型 （　　）
A.功能替代型　　　　　　　　　　　　B.功能辅助型
C.功能恢复型　　　　　　　　　　　　D.功能恢复与辅助复合型
E.功能代偿型
3.康复辅具产品选配原则 （　　）
A.最合适就是最好　　　　　　　　　　B.适时使用

C.因人适配　　　　　　　　D.越贵越好

E.尽早装配

二、判断题

（　　）1.触觉缺陷患者应常戴手套保护手部免受伤害。

（　　）2.辅助器具不用考虑是否美观。

（　　）3.辅助器具使用后不需要再评定。

（　　）4.坐位工作时所有物件应在坐位所及范围,手部尽量在15 cm范围的工作平面内完成工作。

（　　）5.康复工程产品、康复辅具和医疗器械三者既有联系又有区别。

三、填空题

1.转移辅助器具有_____和_____。

2.立位下的工作平面高度,女性应在_____之间,男性应在_____之间。

3.辅助器具可以按照_____、_____和_____分类。

4.自动喂食器适用于_____功能严重障碍而无法进食患者。

四、简答题

1.辅助技术(AT)的概念。

2.辅助技术(AT)的内涵。

3.辅助技术(AT)的作用。

4.辅助器具选配前的训练都包括哪些?

5.辅助技术服务包括哪些项目?

【参考答案】

一、选择题

(A型题)

1.B　2.E　3.C　4.B　5.E　6.A　7.E

(X型题)

1.ABCD　2.ABCD　3.ABC

二、判断题

1.√　2.×　3.×　4.√　5.√

三、填空题

1.转移车　转移板

2.95~105 cm　100~110 cm

3.使用人群　使用环境　使用功能

4.手

四、简答题

1.辅助技术(AT)的概念。

答:辅助技术(AT)是用来帮助残疾人、老年人进行功能代偿,以促进其独立生活并充分发挥其潜力的多种技术、服务和系统。

2.辅助技术(AT)的内涵。

答:内涵包括三方面:①技术,硬件(器具)、软件(方法);②服务,适配服务和供应服务;③系统,包括研发、生产、供应、服务和管理。常用的康复辅助技术可概括为辅助器具和辅助技术服务。

3.辅助技术(AT)的作用。

答:①代替和补偿丧失的功能;②提供保护和支持;③提高运动功能、减少并发症;④提高学习和交流能力;⑤节省体能;⑥节约资源;⑦改善心理状态;⑧提高生活自理能力;⑨增加就业机会、减轻社会负担;⑩提高生活质量;⑪全面康复的工具。

4.辅助器具选配前的训练都包括哪些?

答:肌力训练、耐力训练、ROM训练、平衡训练、转移训练、感觉训练、认知训练、心理治疗等。

5.辅助技术服务包括哪些项目?

答:①对功能障碍者的辅助技术服务需求评估;②辅助器具的取得,包括采购、租用或其他途径;③与辅助器具使用有关的服务,如选择、设计、安装、定做、调整、维护、修理和替换等;④整合医疗、介入或服务的辅助器具资源;⑤为使用者提供辅助器具的使用训练或技术协助;⑥为相关专业人员提供辅助器具使用的训练或技术协助。

(马璐瑶)

第九章 助行器

【学习目标】
1.掌握杖类助行器的使用原则,助行架、轮椅的使用方法及注意事项。
2.熟悉助行器的种类以及不同疾病患者使用轮椅的注意事项。
3.了解助行器的概念,助行架、轮椅的结构和部件。
4.能够结合所学知识为不同疾病患者选择合适的助行器,帮助患者更好地重返家庭与社会。

【学习内容精要】

第一节 概述

一、助行器的概念

辅助人体支撑体重和行走的器具叫助行器,具有以下作用。
(1)减轻下肢负荷,支持体重。
(2)保持平衡。
(3)增强肌力。
(4)缓解疼痛,改善步态。
(5)辅助移动及行走。
(6)其他。

二、助行器的种类

1.根据助行器的结构和功能分类 根据结构和功能的不同,可将其分为无动力式助行器、功能性电刺激助行器和动力式助行器。
2.根据操作方式进行分类 我国目前所使用的国家标准采用按操作方式进行分类的方法。包括单臂操作助行器和双臂操作助行器。

三、助行器的使用原则

（1）使用前应对患者进行全面评定，应了解患者一般情况，如身高、体重、年龄和全身情况，以及疾病诊断、病情程度和进展情况等；重点评定患者平衡能力、下肢承重能力、下肢肌力、步态和步行功能、上肢肌力及手的握力与抓握方式等方面；同时应了解患者生活环境、生活方式以及个人对助行器的要求，如助行器的款式、重量、颜色等。

（2）明确应用助行器的目的及环境，应用时应考虑室内、室外、载物、提供座位等目的。助行器应符合患者所处环境要求，应充分考虑患者的家居面积、斜坡、楼梯、通道以及地面情况等。

（3）患者需具有一定的认知能力，具有学会正确使用助行器的能力，能认识到应用助行器时可能存在的危险及遇到危险时能做出相应的调节和应付，能注意和发现助行器的缺陷。

（4）使用助行器前，应首先检查助行器是否有伤痕，折叠关节、调节钮、脚端橡胶帽和脚轮是否完整牢固，以保证安全。

（5）定期对助行器及其附件进行检查，及时发现问题，及时更新，以避免意外及危险的发生。

第二节 杖类助行器

一、手杖

（一）种类

可分为单足手杖和多足手杖两大类。

1. 单足手杖　单足手杖与地面只有一个接触点，因此轻巧且适合上下楼梯，但由于提供支撑与平衡作用较少，稳定性较差。

2. 多足手杖　包括三足手杖和四足手杖。三足手杖与地面有三个接触点，能提供比单足手杖较好的支撑与稳定性。四足手杖因具有四个支撑点，支撑面积较大，可以提供较好的稳定性，但当行走在不平的路面时，容易造成摇晃不稳的现象，因此建议最好在室内使用。

（二）适用对象

1. 单足手杖　对握力好、上肢支撑力强的患者适用。
2. 三足手杖　对平衡能力稍差、借助单足手杖不安全的患者适用。

3.四足手杖　对平衡能力差、臂力较弱或上肢患有震颤麻痹,使用三足手杖安全不够的患者适用。

(三) 长度的测量

1.单足手杖长度测量及调节

(1)无站立困难患者:患者穿普通高度的鞋站直,体重平均分布于双下肢,双眼平视前方,身体无倾斜,肩臂自然放松,上肢自然下垂,肘关节略屈曲;去除不可调的手杖的套头,将把手置于地面,使手杖足朝上,把手着地垂直靠于患者身侧,在与患者尺骨茎突水平处手杖上做标记,然后将多余部分锯去,再把套头套回。如为可调节的手杖,直接按上述标准进行调节。

(2)站立困难患者:仰卧位,患者双手置于身旁,手杖高度即为尺骨茎突到足跟的距离再加上 2.5 cm。加 2.5 cm 是为穿鞋时鞋后跟的高度所留。测量正确时,患者持杖站立时肘应略屈 30°左右,这样行走时在伸肘情况下手杖才能支撑患者的体重。

2.多足手杖长度测量　测量方法相同于单足可调式手杖。

(四) 常用使用方法

1.三点步　行走顺序为:手杖(健手)→患侧足→健侧足。

2.两点步　行走顺序为:手杖(健手)与患侧足同时伸出→健侧足。

二、腋拐

(一) 种类

分长度固定式与长度可调式两种。固定式不能调节长度,一般为木制;可调式长度可调,临床使用方便。

(二) 优点及缺点

1.优点　外侧稳定性好,能起到较好平衡作用,为负重受限者提供功能性行走,适合上下楼梯时使用。

2.缺点　使用不当,易产生腋下压迫,致腋窝内血管、神经受损;相对笨重,在拥挤的地方使用,存在安全问题。

(三) 适用对象

任何原因导致步行不稳定,且手杖或肘拐无法提供足够稳定者均可选用腋拐。如脊髓灰质炎后遗症、胫腓骨骨折、骨折后因骨不连而植骨后等致单侧下肢无力而不能部分或完全负重者,截瘫、双髋用石膏固定或用其他方法制动时致双下肢功能不全、不能用左、右腿交替迈步者。

(四) 长度的测量

长度的测量包括:①站立时身高乘以77%。②身长减去41cm。③站立时,从腋下5cm处至第五趾骨外侧15cm处,大转子的高度为把手的高度,即肘关节屈曲25°~30°,腕关节背伸时掌面为手柄位置。测量时需注意患者应穿普通高度的鞋站立,如患者使用助行器时需佩戴下肢矫形器,则可在适配时穿戴矫形器后再进行测量适配,以获得最佳的测量与适配结果。腋杖的腋垫顶部与腋窝之间应有5cm或三横指的距离,过高有压迫臂丛神经的风险,过低则不能抵住侧胸壁,肩部难以保持稳定,还会导致走路姿势不良的后果。

(五) 使用方法

1. 腋拐摆至步　开始步行时常使用这种方法,具有步行稳定,实用性强的特点,但速度较慢,尤其适用于道路不平及拥挤的场合。

行走顺序为:两侧腋杖前伸→前摆身体,双足摆至腋杖着地点附近。

2. 腋拐摆过步　多在摆至步成功后开始应用。具有步幅较大、速度较快、姿势较美观的特点,适用于路面宽阔及人少的环境。

行走顺序为:两侧腋杖前伸→前摆身体,双足摆至腋杖着地点的前方。

3. 腋拐四点步　因接地点为四点故称为四点步。其步行稳定性好,但速度较慢,步态接近正常步行,适用于恢复早期骨盆肌上抬有肌力患者。

行走顺序为:左侧腋杖向前伸出→迈右侧足→右侧腋杖向前伸出→迈左侧足。

4. 腋拐三点步　步行速度快,稳定性良好。适用于一侧下肢患病且不能负重的患者。

行走顺序为:两侧腋杖前伸→迈出患侧足或不能负重的足→健侧足。

5. 腋拐两点步　常在掌握四点步行后训练,稳定性不如四点步,但步行速度比四点步快。

行走顺序为:一侧腋杖与对侧足同时伸出→另一侧腋杖与另一侧足同时伸出。

第三节　助行架

一、轻型助行架

(一) 适用对象

(1) 需要比杖类助行器更大支持的单侧下肢无力或截肢者,如下肢骨性关节炎、关节置换手术后或股骨骨折愈合后患者。

(2) 全身或双下肢肌力差或不协调,但又需要进行独立站立者,如偏瘫、不完全性脊髓损伤、多发性硬化症、脑脊髓膜炎恢复期患者等。

(3) 需要广泛支持,以帮助活动和建立自信心患者,如心肺疾病患者、因患病长期卧床的老年人等。

(二) 长度的测量

类似手杖长度的测量方法。

(三) 使用方法及注意事项

(1) 患者迈步腿不要迈得太靠近助行架,否则会导致向后倾倒。训练时可在靠近患者侧助行架两足上与患者膝关节同高处系一条有颜色的带子或橡皮条以提醒患者。注意不要系得过低,以避免视力不好或迈步过高的患者绊倒。

(2) 助行架应放在患者前方合适位置,如助行架离患者太远,会使四足不能牢固地放在地面上承重,助行架易于倾倒,扰乱患者平衡。

二、轮式助行架

(一) 适用对象

(1) 凡需用助行架而不能用无轮型者均可采用前轮轮式型助行架。

(2) 衰弱的老人和脊柱裂患者使用轮式助行架时需要较大的空间才能使用。

(3) 三轮型轮式助行架在步行中不需要提起支架,行走时始终不离开地面,易于推行移动,但只适用于具有控制手闸能力的患者。

(二) 长度的测量

测量方法与手杖相同。

三、助行台

(一) 适用对象

(1) 上、下肢均受累合并腕与手承重不能的患者。

(2) 下肢功能障碍需要使用助行架或前臂支撑拐但又合并上肢功能障碍或不协调的患者。

(3) 前臂支撑拐不适用的前臂明显畸形患者。

(二) 测量

测量方法与前臂支撑拐相同,可根据患者残疾程度进行调整以利于恰当地使用。

第四节　轮椅

一、轮椅的结构和部件

普通轮椅一般由轮椅架、轮、刹车装置、椅座及靠背五部分组成。

二、轮椅的种类

依照不同的标准,轮椅有不同的分类方法。通常将轮椅分为普通轮椅、电动轮椅和特形轮椅三大类。

三、轮椅的选用及注意事项

(一) 使用轮椅的适应证

轮椅使用者通常是那些因残疾不能步行、行动不便或遵医嘱不能负重行走的患者。

(二) 轮椅的尺寸选择

选择一部轮椅,需要考虑到各种因素,如患者残疾和功能障碍程度、年龄、爱好、经济状况、居住及工作环境等。轮椅尺寸的合适与否,特别是座位宽窄、深浅与靠背的高低以及脚踏板到坐垫的距离是否合适都影响到轮椅的合理使用。

(三) 不同疾病患者使用轮椅的注意事项

轮椅的适用范围非常广泛,对于不同的患者应有不同的要求,只有满足这些不同的要求,轮椅才能使用得当及避免意外发生。

(四) 轮椅处方

轮椅处方是指康复医师、治疗师根据患者的评定结果开具的正确选择适当轮椅的处方单。康复工程技术人员应当根据轮椅处方为患者配制适当轮椅,尽量满足处方要求。

【岗位对接】
康复医学与治疗技术(士/师)考试大纲与内容精要

(一)拐杖(专业知识——熟练掌握)

见本章第二节内容。

(二)拐杖的选择与应用(专业实践能力——熟练掌握)

1.肘拐和腋杖的选用

(1)双下肢完全瘫痪(T_{10}以下截瘫,必须佩戴膝踝足矫形器),可使用两支腋拐步行;单侧下肢完全瘫痪,使用一侧腋拐步行。

(2)下肢不完全瘫痪,根据下肢残存肌力情况,选用腋拐、肘拐。

(3)一般先用标准型腋拐训练,如患者将腋拐立起,以手扶住把手亦能步行,则可选肘拐。

(4)上肢肌力减弱:肱三头肌肌力减弱时,肘的支持力降低,选用肱三头肌支持型腋拐;肘关节的稳定性较差时,选用前臂支持型腋拐或肘拐;腕关节伸肌肌力差、腕稳定性较差时,选用腕关节固定带的肘拐或腋拐。

(5)肘关节屈曲挛缩,不能伸直时,可选用前臂支撑拐。选购时需参考患者的身高、体力,调节高度,选择适合长度的拐杖是保证患者安全、最大限度发挥拐杖功能的关键。

2.拐杖高度的选择

对拐杖使用者来说,掌握正确的持杖高度,对保持正确的站立和行走姿势,合理运用拐杖的支撑力是非常重要的。具体内容见本章第二节内容。

3.正确使用腋拐的方法

具体内容见本章第二节内容。

(三)助行器定义(专业知识——掌握)

辅助人体支撑体重,保持平衡和行走的工具称为助行器。可分为无动力式助行器、功能性电刺激助行器和动力式助行器三类。其中无动力式助行器结构简单、价格低廉、使用方便,是最常用的助行器,具体内容见本章第三节内容。

(四)步行器选择与应用(专业实践能力——熟练掌握)

具体内容见本章第三节内容。

(五)轮椅基本结构(专业知识——熟练掌握)

轮椅的基本结构包括坐垫、靠背、脚踏板、车轮和刹车、扶手和手柄。具体内容见本章第四节内容。

(六)轮椅适应证(专业知识——掌握)

具体内容见本章第四节内容。

(七)轮椅分类(专业知识——掌握)

分类:普通、电动、截肢患者用、站立、竞技和儿童用轮椅等。

(八)轮椅条件(专业知识——掌握)

好的轮椅应该具备的基本条件是:①符合患者的病情需要,例如截肢患者轮椅的重心应偏后些,偏瘫患者宜用由单侧手和足驱动的轮椅等。②结实、可靠、耐用。③规格尺寸与患者的身材相适应。④移动灵活省力,制动良好。⑤价格适中。⑥外观应满足一般美学要求。

【习题】

一、选择题

(A型题)

1.关于助行器定义的叙述不正确的是 ( )
A.是辅助人体行走的工具
B.是辅助人体保持平衡的工具
C.是辅助人体支撑体重的工具
D.最常用的助行器为动力式助行器
E.最常用的助行器为无动力式助行器

2.助行器不包括 ( )
A.手杖 B.腋杖
C.前臂杖 D.平台杖
E.KAFO

3.适合使用单手驱动轮椅的是 ( )
A.双下肢高位截肢患者 B.普通老年人
C.偏瘫患者 D.截瘫患者
E.脑瘫患儿

4.关于轮椅的说法中下列哪项是错误的 ( )
A.轮椅的处方该有康复医生、治疗师共同制定
B.轮椅主要供残疾人或其他行走困难患者代步用
C.有手动轮椅和电动轮椅之分

D.选择轮椅应该遵循行动方便、位置稳定、舒适安全和使用的原则
E.关于轮椅的坐垫应该压力分布均匀,所以越柔软越好

5.适用于握力好,上肢支撑力强患者的助行器为 （　　）
A.T形单足手杖　　　　　　　　B.三足手杖
C.四足手杖　　　　　　　　　　D.前臂手杖
E.肘拐

6.前臂杖和腋杖的选用中,"双下肢完全瘫痪（T_{10}以下截瘫,必须佩戴膝踝足矫形器）"选用 （　　）
A.平台杖　　　　　　　　　　　B.有腕关节固定带的前臂衬
C.肱三头肌支撑型腋杖　　　　　D.前臂支撑型腋杖
E.两支腋杖

7.接受新轮椅时,需注意的最关键点 （　　）
A.靠背应能倾斜至水平位　　　　B.振动吸收物情况良好
C.扶手应是柔软的皮革　　　　　D.轮胎充气性能良好
E.轮与车闸功能良好

（X型题）

1.在选择轮椅时,下列哪些做法是不正确的 （　　）
A.髋关节强直者应选用可斜式靠背轮椅
B.膝关节强直者应选用可抬起的脚托支架
C.双侧大腿截肢者一般要把车轴前移
D.偏瘫患者可选用座席较低的标准轮椅
E.偏瘫患者可选用座席较高的标准轮椅

2.乘坐轮椅者承受压力的主要部位 （　　）
A.坐骨结节　　　　　　　　　　B.小腿
C.腘窝部　　　　　　　　　　　D.肩胛区
E.肘关节

3.腋拐的负重点在 （　　）
A.胸部侧壁　　　　　　　　　　B.腋后
C.扶在把手上的腕和手　　　　　D.腋前
E.腋窝顶

二、判断题

（　）1.三足手杖对平衡能力稍差、借助单足手杖不安全的患者适用。
（　）2.在助行器的选择中不用考虑助行器的款式、颜色等。
（　）3.普通轮椅一般由轮椅架、轮、刹车装置、椅座及靠背五部分组成。
（　）4.选择一部轮椅不需要考虑到患者残疾的年龄、爱好、居住及工作环境等。

(　　)5.康复工程技术人员应当根据轮椅处方为患者配制适当轮椅,尽量满足处方要求。

(　　)6.轮椅的适用范围非常广泛,对于不同的患者应有不同的要求。

(　　)7.年老和体弱多病者一般只需使用普通轮椅进行室内外活动。

(　　)8.轮椅现在不仅是肢体病伤残者的代步工具,更重要的是使他们能借助于轮椅进行功能锻炼和参与社会活动。

(　　)9.对于功能障碍者、活动限制者、社会参与受限者而言,我们可以通过采用适配的辅助器具或辅助技术来代偿已丧失的功能,以提高其生活质量。

(　　)10.衰弱的老人和脊柱裂患者使用轮式助行架时需要较小的空间才能使用。

三、填空题

1.根据助行器的结构和功能分类,根据结构和功能的不同,可将其分为_____、_____和_____。

2.轮椅的尺寸选择需要考虑的因素有_____、_____、_____、_____、_____。

3.轮椅处方是指_____、_____根据患者的评定结果开具的正确选择适当轮椅的处方单。

4.轮椅分为_____、_____和_____三大类。

5.手杖分为_____和_____两大类。

四、简答题

1.助行器的作用。

2.助行器的使用原则。

3.腋拐的适用对象。

4.腋拐的优点与缺点。

5.助行台的适用对象。

【参考答案】

一、选择题

(A型题)

1.D　2.E　3.C　4.E　5.A　6.E　7.E

(X型题)

1.CE　2.ACD　3.CD

二、判断题

1.√　2.×　3.√　4.×　5.√　6.√　7.√　8.√　9.√　10.×

三、填空题

1.无动力式助行器　动力式助行器　功能性电刺激助行器

2.座宽　座长　靠背的高度　坐垫与脚踏板之间的距离

3.康复医师　治疗师

4.普通轮椅　电动轮椅　特形轮椅

5.单足手杖　多足手杖

四、简答题

1.助行器的作用。

答:减轻下肢负荷,支持体重;保持平衡;增强肌力;缓解疼痛,改善步态;辅助移动及行走。

2.助行器的使用原则。

答:①使用前应对患者进行全面评定,应了解患者一般情况,如身高、体重、年龄和全身情况,以及疾病诊断、病情程度和进展情况等;重点评定患者平衡能力、下肢承重能力、下肢肌力、步态和步行功能、上肢肌力及手的握力与抓握方式等方面;同时应了解患者生活环境、生活方式以及个人对助行器的要求,如助行器的款式、重量、颜色等。

②明确应用助行器的目的及环境,应用时应考虑室内、室外、载物、提供座位等目的。助行器应符合患者所处环境要求,应充分考虑患者的家居面积、斜坡、楼梯、通道以及地面情况等。

③患者需具有一定的认知能力,具有学会正确使用助行器的能力,能认识到应用助行器时可能存在的危险及遇到危险时能做出相应的调节和应付,能注意和发现助行器的缺陷。

④使用助行器前,应首先检查助行器是否有伤痕,折叠关节、调节钮、脚端橡胶帽和脚轮是否完整牢固,以保证安全。

⑤定期对助行器及其附件进行检查,及时发现问题,及时更新,以避免意外及危险的发生。

3.腋拐的适用对象。

答:任何原因导致步行不稳定,且手杖或肘拐无法提供足够稳定者均可选用腋拐。

4.腋拐的优点与缺点。

答:优点:外侧稳定性好,能起到较好的平衡作用,为负重受限者提供功能性行走,适合上下楼梯时使用。

缺点:使用不当,易产生腋下压迫,致腋窝内血管、神经受损;相对笨重,在拥挤的地方使用,存在安全问题。

5.助行台的适用对象。

答:①上、下肢均受累合并腕与手承重不能的患者;②下肢功能障碍需要使用助行架或前臂支撑拐但又合并上肢功能障碍或不协调的患者;③前臂支撑拐不适用的前臂明显畸形患者。

(马璐瑶)

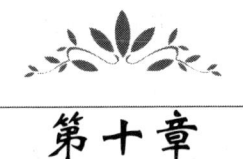

第十章 矫形器

【学习目标】

1.掌握矫形器的概念、应用目的及原则,低温热塑性材料特性,常用低温热塑矫形器的临床运用,常用上肢吊带的临床运用。

2.熟悉低温热塑矫形器制作程序,常用低温热塑矫形器的制作方法,常用上肢吊带的制作方法,矫形器的使用及注意事项。

3.了解矫形器的命名,矫形器的常见分类,低温热塑矫形器制作所需的工具,佩戴矫形器后不良作用及防治。

4.通过本课程的学习,要求能够根据患者病情,指导患者正确选择及使用各种不同的矫形器,达到矫形器预防和治疗残疾、促进伤病恢复、充分发挥肢体功能的目的。

【学习内容精要】

第一节 概述

一、矫形器的概念及命名

矫形器(Orthosis)是在人体生物力学的基础上,作用于人体四肢或躯干,用于改变或代偿神经、肌肉、骨骼系统的功能或结构的体外装置。矫形器的命名见表10-1。

表10-1 矫形器统一命名及缩写

中文名称	缩写	中文名称	缩写
骶髂矫形器	SIO	肘腕矫形器	EWO
腰骶椎矫形器	LSO	肘腕手矫形器	EWHO
胸腰骶椎矫形器	TLSO	肩矫形器	SO
颈椎矫形器	CO	肩肘矫形器	SEO

续表 10-1

中文名称	缩写	中文名称	缩写
颈胸椎矫形器	CTO	肩肘腕矫形器	SEWO
颈胸腰骶椎矫形器	CTLSO	肩肘腕手矫形器	SEWHO
手矫形器	HO	足矫形器	FO
腕矫形器	WO	踝足矫形器	AFO
腕手矫形器	WHO	膝矫形器	KO
腕手手指矫形器	WHFO	膝踝足矫形器	KAFO
肘矫形器	EO	髋矫形器	HO
髋膝踝足矫形器	HKAFO		

二、矫形器的常见分类

矫形器种类很多,根据装配部位、作用、材料等有以下几种分类。

1.按装配部位分类 分为上肢矫形器、下肢矫形器、脊柱矫形器。

2.按治疗阶段分类 分为临时用矫形器、治疗用矫形器、功能代偿矫形器。

3.按基本功能分类 分为固定性矫形器、保持用矫形器、矫正矫形器、免荷式矫形器、步行用矫形器、牵引式矫形器等。

4.按制作主要材料分类 分为塑料矫形器、纤维制品矫形器、金属框架式矫形器、石膏矫形器、皮革矫形器等。

5.按所治疗疾病分类 分为儿麻矫形器、脊柱侧弯矫形器、先天性髋关节脱位矫形器、骨折矫形器、马蹄内翻足矫形器等。

三、矫形器的应用目的及原则

(一)矫形器的应用目的

1.固定和保护 矫形器可对受损或疾病肢体的保护及固定,缓解肌肉痉挛,促进炎症、水肿吸收,减轻疼痛,促进病变的愈合。

2.稳定与支持 矫形器可对肢体及关节异常活动的限制,维持骨、关节、脊柱的稳定性,改善或恢复肢体功能。

3.预防与矫正畸形 通过矫形器的限制,预防潜在的畸形发生和发展;通过三点力作用原理矫正肢体已出现的畸形;矫正性矫形器一般适用于儿童和青少年。

4.代偿功能 矫形器的外力源装置可对肌力较弱者给予助力,代偿已瘫痪的肌肉的功能,矫形器使关节置于功能位可维持其正常功能运动。

5.免负荷作用　应用承重矫形器,能部分或完全免除肢体或躯干的承重,促进组织修复,促使病变愈合。

6.抑制痉挛　通过控制关节运动,抑制肌肉反射性痉挛。

(二)矫形器的临床应用及原则

矫形器临床适应证包括:骨与关节损伤;中枢性疾病,如颅脑损伤、脑血管意外、小儿脑瘫;周围神经及肌肉疾病;烧伤等。

第二节　低温热塑矫形器的制作

低温热塑板材具有良好的可塑性,其方便制作、制作简单快速、容易加工和修改、易于佩戴等特性使之在临床中得到广泛应用,逐渐代替了过去以皮革、金属为主的矫形器。对于上下肢、脊椎骨折或软组织损伤等方面都有了很大帮助。康复治疗师常选用低温热塑矫形器作为辅助治疗手段。

一、低温热塑性材料特性

低温热塑性材料是一种特殊合成的高分子聚酯,低温下(60~80 ℃)即可以塑化,一般加温 5 min 就可以软化,在肢体上直接塑形,无须石膏造模,多用于上肢矫形器的制作。为了满足制作的不同要求,常在材料中增加一些辅助原料和添加剂,使不同类型的低温热塑性材料具备不同的特性,具体特性如下。

1.透明性　指材料的透明度。有的材料没有色素,在加热前呈白色,加温后变成透明状,便于塑形时能直接观察和制作。

2.记忆性　指将已塑形的板材重新放入热水中后,板材可平整地恢复到塑形前的形态。记忆性可以允许低温热塑板材多次在患肢上塑形,方便矫形器修改或重复使用。

3.塑形性　指软化后的板材与肢体轮廓容易吻合的程度。塑形性越好越容易与肢体吻合,适合于面部塑形和形态较复杂部位的塑形,也非常适合疼痛部位的塑形。塑形性好的材料抗牵拉差,操作时拉力要小。

4.牵拉性　指材料软化后能够被牵拉延长的特性,一般情况下,牵拉性越好的材料对牵拉的阻力越大。

5.抗指压　指材料软化后,是否容易留有手指的压痕及压痕深浅程度。抗指压特征也是区别材料质地的指标之一,当使用容易受压的材料时,操作时应避免长时间的握捏或按压,以免影响矫形器的整体效果。

6.透气性　有孔低温热塑板上置有众多网眼,因此具有较好的通气性,可增加皮肤通气、散热、排汗功能,防止皮肤红肿、瘙痒。

7.粘附性 指材料加热后材料自身的粘贴或与皮肤粘贴的特性。通过材料自身粘贴的特点,可以不用任何粘胶剂而将各部分连接在一起,可提高矫形器局部强度。但是,粘附性太高容易造成材料自粘而不易分开,影响制作,因此通常选择中等黏性材料,也可通过涂抹滑石粉来降低其粘附性。

8.加热时间 指材料放入热水后使其充分软化所需要的时间,一般温度在60~80 ℃时,加热时间约为3~5min。加热时间不够,会出现材料内部没有软化的情况;加热时间过长,会使材料变性,影响矫形器使用寿命。

9.冷却时间 指材料从软化到塑形直至硬化的时间。材料的冷却时间一般是3~5min,如果需要延长冷却时间,可利用弹性绷带包裹塑形部位以保持热量。如果需要缩短冷却时间,则采用冷水冲洗的方法加快其固化。

10.板材颜色 在治疗中,一般采用肤色和白色等与皮肤相近颜色的矫形器。但是,鲜明的颜色能吸引患儿,使其主动穿戴;红色和蓝色材料矫形器对有认识功能障碍的患者,能增强患者对患肢的视觉关注,有利于患肢参与功能训练。

二、低温热塑矫形器制作所需工具

(一) 加温工具

1.恒温水箱 用于塑料板材的加温,多为电热式水箱,水温可在0~100 ℃间调节,配有恒温控制系统,一般维持在60~80 ℃。

2.热风枪 主要用于矫形器局部加热,便于局部加工和精细部位的修改。其可控温度在50~80 ℃之间,有多种风速供选择。

(二) 绘图及裁剪工具

1.剪刀 是裁剪材料必备的工具。常用的有:大力剪、手术剪、尖部钝形剪、弧形剪、缝纫剪等。

2.绘图工具 包括普通铅笔、彩色铅笔、圆珠笔、记号笔、尺、绘图纸等。

3.裁剪刀 用于材料的切割、裁纸等。

(三) 缝纫工具

缝纫机用于缝制辅料,如固定带、尼龙搭扣等,也用于悬吊带、肢托的制作。转速不要过快,要求能缝制1~6层的布料。

三、低温热塑矫形器的制作程序

(一) 绘取肢体纸样

轮廓图是模拟肢体外形,描绘出肢体线条的图形。矫形器板材的样式需根据轮廓图获取,它是制作低温热塑矫形器的基础。在取得矫形器板材样式之前,需要根据患者肢体形状绘制轮廓图,以轮廓图为依据,绘制出符合要求的矫形器纸样。具体步骤如下。

(1) 绘制轮廓图。
(2) 记录标志,绘取纸样。
(3) 记录一般情况。

(二) 加热及塑形

沿纸样图剪下纸样,在患者肢体上试样并进行必要的调整,将调整好的纸样置于板材上,用记号笔画出其样式,然后用大力剪将板材裁剪好,将裁剪好的板材放入水箱中,待软化后取出,平整地放于桌面上,用干毛巾将板材擦拭干净。操作者自身感觉不烫时再放置于患者治疗部位上进行塑形。对大型矫形器,必须用宽绷带将矫形器固定,以使矫形器更好地塑形,紧贴肢体。

(三) 修整、边缘打磨

(1) 观察初步塑形好的矫形器有无偏斜和旋转,关节角度是否达到要求,关节是否保持正常对线和其他治疗需要。如有差异,需在局部加温软化后进行调整,甚至重新塑形。

(2) 当矫形器的基本形态完成后,应将多余的边缘剪去,矫形器两侧边缘高度通常为肢体周径的1/2。矫形器的长度不应影响邻近关节的运动,但若有骨折,需要将邻近关节同时固定以避免关节运动影响骨折愈合。

(3) 矫形器边缘应充分软化后剪裁,通过塑料板材的自缩性能使边缘光滑,必要时用布轮机磨平,以避免矫形器边缘的毛刺、锐角等刺激皮肤引起疼痛,甚至伤及皮肤。

(四) 配置免压垫

免压垫是指放在免压部位,减少局部压力的一种软性材料。硅树脂橡胶、泡沫塑料及其他软性材料都可以用来制作免压垫。免压部位主要是骨突处、神经的表浅部位、伤口及疼痛部位、受累关节等。免压垫应略大于免压部位,厚度一般为 5 mm,通常为椭圆形,如必须是长方形垫,应将四个边角剪成椭圆形。

(五) 附件制作与安装

(1) 支架:支架亦称托架,是牵引关节的支撑装置,由钢丝、铝合金条、管型热塑材料等制造,将其夹在两层板材之间,或用铆钉固定。一般是在静止性矫形器基础上安装各式支架,并通过橡皮筋或导线与被牵引的部位相连,组成动态性矫形器。有的辅助屈曲运动,有的辅助伸展运动。受力不大的小托架在矫形器塑形后再安装,而较大的托架常在矫形器成形前先安装。

(2) 弹性材料:弹性材料主要有橡皮筋、钢丝、弹簧,可作为矫形器的外动力,以助肢体的被动运动或牵伸。由于材料的质地或结构不同,产生的强力有强有弱,应根据治疗要求预制或选择。

(3) 铰链:铰链上肢铰链主要是肘关节铰链和腕关节铰链,作用是支持关节运动或限制关节的活动范围。当手术早期或治疗的某一阶段需要关节在一定范围内活动时,可以通过调节铰链上的固定螺丝来确定关节活动范围及锁定状态,达到限制关节活动乃至禁止关节活动的目的。

(4) 手指配件:手指配件是指牵引手指时采用的指套、指钩、指帽及导线等,是连接手指的辅助件。手指配件通常用于手指关节挛缩后的牵伸、手指的被动屈/伸运动、限制手指的活动范围、手指的抗阻训练等。

(六) 安装固定带

固定带能使矫形器附着于肢体上。常选择尼龙搭扣固定带或帆布固定带。尼龙搭扣可用粘胶粘在矫形器上,皮革和帆布制的固定带则用铆钉或加一层板材固定。帆布带固定肢体的稳定性比单纯尼龙搭扣固定好,尤其是大关节或挛缩的关节更为适合。安装固定带时要注意:①固定带应直接接触皮肤,使患者能感受到均匀、稳定的压力;②根据治疗要求,固定带不应影响所期待关节的运动;③固定带不应跨越关节和骨突部分,避免对骨、关节、皮肤的损伤;④为了不影响血液循环或不引起肢体疼痛,压力应适度;⑤固定带穿脱方便,其颜色尽可能与矫形器颜色相近。

四、常用低温热塑矫形器

(一) 上肢矫形器

上肢矫形器是用于整体或部分上肢的矫形器。它的种类较多,尤其是手腕、手指矫形器的应用更为广泛。上肢矫形器的基本功能有:通过外力保持肢体的功能位;预防和矫正畸形;防止肌肉和关节挛缩;补偿降低或丧失的肌力;保护功能,促进病变的修复及愈合。

(二) 下肢矫形器

下肢矫形器是用于整体或部分下肢的矫形器。它的基本功能是:保护衰弱或疼痛的肌肉、骨骼;维护关节的正常对线和正常活动范围;预防和矫正肢体畸形;减轻或者完全免除患肢的承重负荷;代偿麻痹肌肉功能,部分改善行走步态;减轻肢体承重,促进骨折愈合等。低温热塑材料制作的下肢矫形器主要是保持肢体及关节的对线,维持下肢关节功能位置,或者临时性的固定肢体。

(三) 脊柱矫形器

脊柱矫形器根据脊柱不同作用部位分为颈椎矫形器、胸腰骶矫形器、腰骶矫形器三大类,主要用于限制脊柱运动,辅助稳定脊柱病变关节;减轻局部疼痛;减少或免除脊柱承重,促进病变愈合;支持麻痹的脊柱肌肉;预防或矫正脊柱畸形;矫正躯干畸形等。

知识链接

Cobb 角(图 10-1)

Cobb 角测量脊柱侧弯最为常用的测量方法之一,是上端椎上缘的垂线与下端椎下缘的垂线的交角即为 Cobb 角,见图 10-1。若端椎上、下缘不清,可取椎弓根上下缘的连线,然后取其垂线交角。

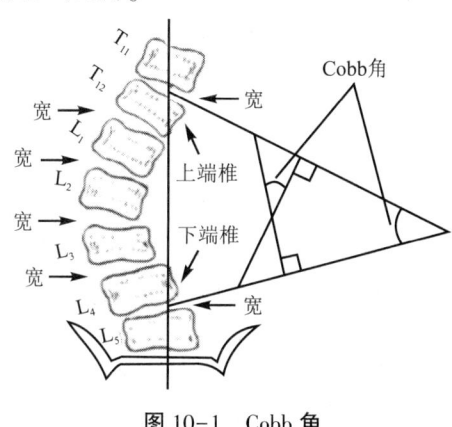

图 10-1　Cobb 角

第三节　常用上肢吊带的制作

常用的上肢吊带多为肘伸位与肘屈位两大类。肘伸展式对肩关节的运动没有限制,具有在功能训练中不必脱下的特点,也可防止上肢屈曲挛缩;肘屈曲式使肩关节保持在内收、内旋位。上肢吊带主要是对上肢关节予以支持与保护,适用于肩关节脱位和半脱位、臂丛神经损伤、腕管损伤、肩部或上臂外伤、肩部手术后、中风偏瘫等患者。

一、制作材料

1. 面料　绒布、帆布、皮革等材料,主要用于缝制软性肢托。

2. 衬布　衬布用来缝制成衬垫以增加肢托的柔软度和舒适度。常选用纱布、绒布或其他柔性材料作为衬布。

3. 固定带　多采用棉纱带或尼龙带。根据治疗需要选择不同宽度及颜色,其作用是悬吊和固定肢托。

4. 尼龙搭扣　宽度与固定带相等,作用是黏合固定带两端。

5. 金属扣　为长方形金属环,是固定带与肢托的连接部件,规格与固定带相适应。

二、制作设备、工具

主要有缝纫机、剪刀、量尺、纸张、记号笔等。

三、制作步骤

(1) 绘图取样。
(2) 制作肢托。
(3) 将固定带和金属环缝制在肢托的两侧对应处。
(4) 制作肩带及肩垫。
(5) 缝制固定带。

四、试穿与修改

吊带制作完成后即给患者试穿。穿戴时,先将肩吊带绕过颈肩部,将肢托托住上臂或前臂,肩吊带两端分别穿过肢托上的金属环,通过尼龙搭扣的粘贴作用进行固定。试穿时应注意肱骨头保持在关节盂内,应避免单纯用颈部悬吊。根据试穿情况,对不适之处应及时修改以避免不良作用产生,影响患者肢体功能。

第四节　矫形器的使用及注意事项

一、矫形器使用要点

(1) 掌握正确的穿脱方法。
(2) 正确使用矫形器训练。
(3) 佩戴时间合理。
(4) 注意观察与处理佩戴后反应。
(5) 正确维护与保养矫形器;维护与保养应做到以下几点。①正确穿戴矫形器,避免矫形器因穿脱不当损坏;②矫形器应保持干燥、清洁,防止潮湿及生锈;③金属关节部位经常涂抹润滑油以保持关节润滑;④矫形器闲时应放在安全的地方,避免重物挤压损坏;

⑤避免锐器损坏矫形器;⑥避免接触高温环境,尤其是低温热塑材料;⑦不能使用高浓度洗涤剂清洗,避免接触化学物品;⑧若发现松动、破损等问题,应及时送交制作部门处理。

二、佩戴矫形器后不良作用及防治

矫形器长期佩戴后易出现以下不良作用:①长期制动引发废用性肌萎缩及肌力下降;②关节固定制动造成挛缩,活动度下降;③制动诱发全身性或局部骨质疏松;④频繁穿脱导致肌痉挛加重;⑤长时间、持续性的机械压力作用可造成压疮;⑥心理依赖性。

为了避免不良作用的发生,应严格按照佩戴程序及要求进行使用,并应积极配合训练,具体措施有以下几点。

(1)在矫形器固定情况下应进行肌肉等长训练。

(2)在病情允许下,每天行2~3次关节被动运动。

(3)鼓励装配双下肢矫形器的患者尽早下床运动。

(4)对痉挛肢体佩戴前应采用轻柔、缓慢的牵伸手法降低肌肉高张力,然后持续穿戴矫形器两小时以上。

(5)定期松解矫形器,对骨突出应加以保护以避免压疮发生。

(6)功能恢复及症状改善后应及早放弃矫形器。

(7)可配合物理治疗方法,如TENS、干扰电、高频电等。

【岗位对接】

康复医学与治疗技术(士/师)考试大纲与内容精要

(一)矫形器定义(专业知识——掌握)

矫形器是装配于人体外部,通过力的作用,以预防、矫正畸形,补偿功能和辅助治疗骨关节及神经肌肉的器械总称。其中用于躯干和下肢的也称为支具,用于上肢的也称为夹板。

(二)矫形器基本作用(专业知识——熟练掌握)

(1)固定和保护作用。
(2)稳定和支持作用。
(3)预防和矫正畸形作用。
(4)代偿和助动作用。

(三)矫形器分类(专业知识——掌握)

具体内容见本章第一节。

(四)矫形器命名(专业知识——掌握)

具体内容见本章第一节。

(五)矫形器装配前的训练(专业实践能力——掌握)

根据患者各方面的情况拟定康复治疗方案,主要用以增强肌力,改善关节活动范围和协调功能,消除水肿,为使用矫形器创造较好的条件。

(六)矫形器的训练和使用(专业实践能力——掌握)

1.初检 矫形器正式使用前,要进行试穿,了解矫形器是否达到处方要求,舒适性及对线是否正确,动力装置是否可靠,并进行相应的调整。

2.穿脱训练 教会患者如何穿脱矫形器,如何穿上矫形器进行一些功能活动。

3.终检 专业人员负责检查矫形器的装配是否符合生物力学原理,是否达到预期的目的和效果,了解患者使用矫形器后的感觉和反应,这一过程称为终检。终检合格后方可交付患者正式使用。

4.定期复查 对需长期使用矫形器的患者,应每3个月或半年随访1次,以了解矫形器的使用效果及病情变化,必要时进行调整和修改。

【习题】

一、选择题

(A型题)

1.支具(矫形器)牵引应用于 ( )
A.小儿髋关节滑膜炎、小儿骨干骨折　B.矫正关节挛缩、防治关节畸形
C.腰椎间盘突出症　　　　　　　　　D.腰椎管狭窄症
E.腰椎小关节紊乱

2.踝足矫形器是指 ( )
A.EWO　　　　　　　　　　　　　　B.KO
C.FO　　　　　　　　　　　　　　　D.AFO
E.KAFO

3.矫形器的使用目的 ( )
A.主要是预防或矫正畸形,减轻疼痛,补偿功能活动,支撑体重,稳定肢体
B.主要是防止骨折和扭伤
C.主要是为了加强肌力训练,发展肌肉
D.主要是用于各种手术的保护
E.主要是用于纠正足下垂

4.矫形器的基本作用不包括 （ ）
A.稳定支持和保护 B.预防矫正畸形
C.减轻轴向承重 D.装饰作用
E.抑制痉挛

5.矫形器的应用目的正确的是 （ ）
A.固定和保护 B.稳定与支持
C.预防与矫正畸形 D.代偿功能
E.以上都是

（X型题）

1.矫形器的作用是 （ ）
A.将不稳定的肢体保持于功能位 B.提供牵引力以防止挛缩
C.预防或矫正肢体畸形 D.补偿失去的肌力
E.帮助无力的肢体运动

2.矫形器的基本功能 （ ）
A.稳定功能 B.补偿功能
C.矫正功能 D.免荷功能
E.替代功能

3.矫形器的使用目的不包括 （ ）
A.主要是预防或矫正畸形减轻疼痛补偿功能活动支撑体重稳定肢体
B.主要是防止骨折和扭伤
C.主要是为了加强肌力训练发展肌肉
D.主要是用于各种手术的保护
E.主要是用于纠正足下垂

4.矫形器的使用目的不包括 （ ）
A.主要是用于各种手术的保护
B.防止骨折和扭伤
C.主要是为了加强肌肉力量训练、发展肌肉
D.主要是防治畸形,减轻疼痛,补偿功能,支撑体重
E.主要是用于纠正足下垂

5.矫形器的作用是 （ ）
A.将不稳定的肢体保持于功能位 B.固定和保护以促进病变的愈合
C.预防或矫正肢体畸形 D.减轻肢体或躯干长轴的承重
E.改进功能

二、判断题

（ ）1.矫形器的作用是将不稳定的肢体保持于功能位。

(　　)2.矫形器的使用目的主要是用于纠正足下垂。

(　　)3.矫形器的使用目的主要是防治畸形,减轻疼痛,补偿功能,支撑体重。

(　　)4.矫形器的基本作用不包括装饰作用。

(　　)5.矫形器的基本功能不包括替代功能。

(　　)6.支具(矫形器)牵引应用于小儿髋关节滑膜炎、小儿骨干骨折。

(　　)7.踝足矫形器是指EWO。

(　　)8.矫形器的使用目的主要是防止骨折和扭伤。

(　　)9.矫形器的应用目的正确的是固定和保护。

(　　)10.矫形器的基本功能有替代功能。

三、填空题

1.矫形器的治疗作用有_____、_____、_____。

2.骶髂矫形器包括_____、_____、_____。

四、简答题

1.什么是上肢矫形器?

2.什么是动态矫形器?

3.什么是矫形器?

4.试述矫形器有哪些功能?

5.简述软性踝足矫形器。

【参考答案】

一、选择题

(A型题)

1.B　2.D　3.A　4.D　5.D

(X型题)

1.ABC　2.ABCD　3.BCDE　4.ABCE　5.ABCDE

二、判断题

1.√　2.×　3.√　4.√　5.√　6.×　7.×　8.×　9.√　10.×

三、填空题

1.减轻关节或软组织的负荷与疼痛　增进关节的稳定度　增进关节活动度

2.骶髂带　孕妇带　硬式骶髂矫形器。

四、简答题

1.什么是上肢矫形器?

答:上肢矫形器是在生物力学的基础上,作用于上肢的关节或其他部位,以治疗上肢损伤和疾患、促进功能活动的体外装置。

2.什么是动态矫形器?

答:又称活动式矫形器,能控制或促进关节的运动,结构相对复杂,大多是在静态式矫形器的基础上安装金属支架、弹簧、橡皮筋和指套等辅助部件,肢体可做单向或多向的运动,以改善运动功能。

3.什么是矫形器?

答:矫形器是用于四肢、躯干等部位通过力的作用以预防、矫正畸形治疗骨关节及神经肌肉疾病并补偿其功能的器械,用在躯干和下肢的亦称为支具,用于上肢的称为夹板。

4.试述矫形器有哪些功能?

答:稳定与支持:通过限制关节的异常运动来保持其稳定性,或通过稳定关节来恢复肢体的承重能力。固定与矫正:通过固定病变的肢体来矫正肢体的畸形或防止畸形加重。代偿与助动:通过某些装置(如橡皮筋、弹簧等)来代偿失去的肌肉功能,使瘫痪的肢体产生运动。

5.简述软性踝足矫形器。

答:是一类应用特殊的弹力纤维织物制造的软性踝足矫形器,适用于经常足踝扭伤、足踝韧带受伤、足踝不稳定患者,可限制足踝左右活动、防止因足踝内外翻引发的扭伤。品种很多,多是成品。

(马璐瑶)

第十一章 社区作业治疗及环境改造

【学习目标】
1. 掌握社区作业治疗的概念以及环境评定和环境改造的方法。
2. 熟悉社区作业治疗的基本原则、工作内容和实施步骤。
3. 了解社区作业治疗的意义和社区作业治疗的注意事项。
4. 能够根据患者功能障碍的不同情况，因地制宜地提出具体的环境改造实施方案，使患者达到真正回归社会的目的。

【学习内容精要】

第一节 概述

一、概念

在重建生活为本的作业治疗理念中，环境改造是作业治疗尤为重要的一部分，治疗师一方面通过调试治疗环境，以达更高疗效；另一方面通过调试患者在医院及回家后的生活环境，以促进安全成功有效的生活。社区康复在我国也称基层康复，是指依靠街道或乡村（及社区）的资源，建立一个由社区各方人员参与的社区康复系统，充分利用社区的医疗卫生资源或志愿者去发现本社区的残疾者，并组织和指导他们进行力所能及的家庭或社区的康复治疗，使分散在社区的患者或残疾者得到基本的康复服务。

社区作业治疗是社区康复的重要组成部分，是指在家庭或社区为患者或残疾者提供与其日常生活活动、休闲娱乐活动或学习、工作等相关的训练和指导，实地评估和改造居家和社区环境，是医院康复服务的一项重要延伸，旨在帮助患者或残疾者提高日常生活、社会生活或工作的独立能力，提高生存质量，使患者真正融入家庭和回归社会。

二、原则

（1）患者一定是在家庭或社区的层次上进行的康复治疗或作业治疗，让其家庭及社区对患者或残疾者的生存质量及全面康复承担起责任。

(2) 患者或残疾者与其家庭成员或社区人员共同参与作业治疗活动。

(3) 鼓励患者应用简便、经济、实用、有效的作业治疗手段和方法,因地制宜地开展康复治疗。

(4) 充分利用社区的各种资源,通过当地的医疗卫生保健系统,为患者或残疾者提供康复服务。

(5) 应建立较完善的转诊系统,并有机构康复或医院康复资源中心的支持,定期对患者或残疾者进行康复评估并提出指导性建议。

三、工作内容及实施

(1) 制订康复治疗计划。

(2) 依靠社区的力量。

(3) 辅助器具的使用训练。

(4) 陪护者和家人的培训指导。

(5) 对残疾儿童实施教育康复。

(6) 对社区和居家的环境进行评估及改造。

(7) 进行职业训练。

(8) 协调和加强患者或残疾者的社交活动。

社区作业治疗的实施,应从患者准备出院时就开始着手制订康复计划,提出建议,为患者回归家庭、重返社会搭建一座桥梁,促使患者适应家居环境和社区生活环境,获得自我照顾能力。

第二节　社区环境的评定及改造

一、环境评定

1. 环境评定的方法

(1) 观察评定法。

(2) 询问评定法。

(3) 实践评定法。

2. 环境评定的内容

(1) 安全性。

(2) 无障碍性。

(3) 可使用性。

3.环境评定的程序

(1)环境评定前期准备。

(2)现场评定。

(3)完成评定工作报告。

4.评定注意事项

(1)环境评定时要重点关注环境的安全性,以保障患者及其家属所处环境的安全,避免不必要的人身伤害及损失。

(2)在环境评定的过程中,要注重患者的社会背景、文化背景、当地风俗及尊重患者个人的生活习惯等情况,充分与患者进行沟通,取得患者的密切配合。

(3)注意根据患者特点及其功能障碍类型,对其周围生活环境及患者的适应性进行评估。

(4)要结合患者在实际环境中的作业表现进行环境评定。

5.标准化的环境评定方法

在标准化的评定方法中,介绍加拿大的康复环境和功能安全检查表。

二、环境改造

1.环境改造的目的

(1)更好地为患者的日常生活提供便利。

(2)帮助患者准确完成动作,降低体力消耗。

(3)提高患者的自理能力及生存质量。

(4)促进患者功能代偿、提高患者的环境适应能力。

(5)加强对患者的安全保护,注意防止意外伤害的发生。

(6)增强患者康复信心,促使其重新投入生活,回归社会。

2.环境改造内容

(1)辅助器具的适配和使用。

(2)相关物件的改造。

(3)环境场景的改造。

第三节　社区作业治疗的注意事项

(1)社区作业治疗不仅要求作业治疗师具有较熟练的作业治疗技术和训练方法,更要求有高度的责任心,对患者要热情和耐心地进行指导。

(2)作业治疗师要加强与患者及其家人的沟通,了解患者的真实需求。根据患者功能评定结果和患者的个体情况及环境因素,制订适合患者个体化的作业治疗方案,因地制宜地选择作业治疗方法。

(3) 社区作业治疗需要社区各方人员的参与,包括患者的家人、陪护者、志愿者及社区医护人员等。

(4) 社区作业治疗应循序渐进。

(5) 在实施社区作业治疗的过程中,要详细地记录患者作业治疗活动的情况,定期进行阶段评估。

知识链接

"ADL 障碍与环境改造的关系"

经过一段时间的 PT 和 OT 康复训练与综合治疗,ADL 障碍的患者掌握了一定的日常生活技能,为这些患者回归家庭或回归社会创造了必要条件;但这些患者要真正回到家庭或社会中去,还需要有其他重要条件,这就是环境改造。

试想一下:残疾人的就业很重要,但是任何工作单位的门前都是高台阶挡路,他怎样去求职呢?提高残疾人的文化水平很重要,但是所有教室的门前都是高台阶挡路,他怎样去上学呢?自学很重要,可是一切书店和图书馆的门前都是高台阶挡路,他怎样去了解人类文化的成就和发展方向呢?

因此,对残疾人来说,在任何重要的事情上都存在着一个更为重要的前提:在外出时需要一条没有障碍的通道。

【岗位对接】

康复医学与治疗技术(士/师)考试大纲与内容精要

社区环境改造的原则(专业知识——掌握)

若患者功能不能完全恢复,应针对性地利用残存功能或借助辅助器具或环境改造提高患者的自理能力。

【习题】

一、选择题

(A 型题)

1.环境改造、无障碍设施建立主要解决残疾人的哪一种问题　　　　(　　)

A.残疾问题　　　　　　　　　B.残障问题

C.残损问题　　　　　　　　　　D.环境的美化问题
E.文明城市建设问题
2.环境非标准评估主要考虑的方面包括　　　　　　　　　　　　　　　(　)
A.环境的安全性　　　　　　　　B.物件的可获得性和环境的可进出性
C.病人在实际环境中的作业活动表现　D.与病人或家属进行面谈的情况
E.以上均是
3.残疾人环境改造主要内容　　　　　　　　　　　　　　　　　　　　(　)
A.改造床的高度　　　　　　　　B.卫生间内安装马桶
C.改造门的宽度适宜轮椅的活动　D.调整厨房操作台的高度
E.以上均是
4.外围环境改造中的内容有　　　　　　　　　　　　　　　　　　　　(　)
A.盲道的修建　　　　　　　　　B.阶梯边修建坡道
C.制作助残、扶残宣传栏　　　　D.公交车活动式台阶
E.以上均是
5.环境改造不包括下列哪个方面　　　　　　　　　　　　　　　　　　(　)
A.辅助器具的使用　　　　　　　B.患者及家属的宣教
C.环境物理结构的改造　　　　　D.物件的改造
E.作业活动的调整

(B型题)
(1~2题共用备选答案)
A.0.5 m　　　　　　　　　　　B.1 m
C.1.5 m　　　　　　　　　　　D.1.2 m
E.2 m
1.城市人行道应设置边缘石阶坡道,为方便轮椅使用者,宽度不应小于　(　)
2.户内门厅轮椅通行通道宽度不应小于　　　　　　　　　　　　　　(　)
(3~4题共用备选答案)
A.0.5 m　　　　　　　　　　　B.1.1 m×0.8 m
C.1.5 m×1.5 m　　　　　　　　D.1.05 m
E.0.9~1.2 m
3.卧室要有多大空间方便患者轮椅朝各个方向自由转动　　　　　　　(　)
4.厕所和洗浴间要有多大空间方便患者轮椅回旋　　　　　　　　　　(　)

(X型题)
1.社区作业治疗师的职责主要包括　　　　　　　　　　　　　　　　(　)
A.康复功能训练　　　　　　　　B.为患者诊断、治疗疾病

C.职业康复　　　　　　　　D.心理康复
E.家居、社区生活技能训练
2.社区环境评定方法有　　　　　　　　　　　　　　　　(　)
A.观察评定法　　　　　　　B.询问评定法
C.实践评定法　　　　　　　D.综合评定法
E.理论估算法
3.下列哪项为我国的社区康复组织形式　　　　　　　　(　)
A.基层康复站　　　　　　　B.残疾人家庭病床
C.居委会康复点　　　　　　D.康复医学会
E.工程及医疗义务工作协会

二、判断题
(　)1.环境改造的主要内容是无障碍设施的建立。
(　)2.社区作业治疗只需要有社区医护人员参与即可。
(　)3.环境干预内容一般包括辅助器具的适配和使用、相关物件的改造和作业活动的调整等。

三、填空题
1.社区环境是指回归家庭和社会后赖以生存的周围空间、＿＿＿＿＿＿、＿＿＿＿＿＿、＿＿＿＿＿＿、＿＿＿＿＿＿等,即自然环境和社会环境的总称。
2.环境评定的程序有＿＿＿＿＿、＿＿＿＿＿、＿＿＿＿＿。

四、名词解释
1.社区作业治疗
2.环境改造
3.无障碍设计

五、简答题
1.简述社区作业治疗的工作内容。
2.社区环境评定方法包括哪些?
3.环境改造的目的。

【参考答案】
一、选择题
(A型题)
1.A　2.E　3.E　4.E　5.E
(B型题)
1.D　2.C　3.C　4.B

(X型题)

1.ACDE 2.ABC 3.ABC

二、判断题

1.√ 2.× 3.×

三、填空题

1.生态环境 人工环境 人文环境

2.环境评定前期准备 现场评定 完成评定工作报告

四、名词解释

1.社区作业治疗:是社区康复的重要组成部分,是指在家庭或社区为患者或残疾者提供与其日常生活活动、休闲娱乐活动或学习、工作等相关的训练和指导,实地评估和改造居家和社区环境,是医院康复服务的一项重要延伸,旨在帮助患者或残疾者提高日常生活、社会生活或工作的独立能力,提高生存质量,使患者真正融入家庭和回归社会。

2.环境改造:又称环境干预,内容一般包括辅助器具的适配和使用、相关物件的改造和环境场景的改造等。

3.无障碍设计:是指根据残疾患者心理和生理的特殊需要,对社会公共设施和建筑设施或家居环境采用方便、适合患者行动和生活的相关设计。

五、简答题

1.简述社区作业治疗的工作内容。

答:①制订康复治疗计划;②依靠社区的力量;③辅助器具的使用训练;④陪护者和家人的培训指导;⑤对残疾儿童实施教育康复;⑥对社区和居家的环境进行评估及改造;⑦进行职业训练;⑧协调和加强患者或残疾者的社交活动。

2.社区环境评定方法包括哪些?

答:①观察评定法;②询问评定法;③实践评定法。

3.环境改造的目的。

答:①更好地为患者的日常生活提供便利;②帮助患者准确完成动作,降低体力消耗;③提高患者的自理能力及生存质量;④促进患者功能代偿、提高患者的环境适应能力;⑤加强对患者的安全保护,注意防止意外伤害的发生;⑥增强患者康复信心,促使其重新投入生活,回归社会。

(赵宿睿)

第十二章 职业康复

【学习目标】

1.掌握职业康复相关的基本概念、原则、作用及内容,职业能力评定的内容、功能性能力评定的内容、工作分析的概念与目的,工作重整与工作强化的概念、工作强化训练的内容。

2.熟悉职业康复的任务,职业培训的内容、方法与类别,职业康复程序、工作分析与模拟评估方法。

3.了解伤残人士就业方式及其影响因素,职业咨询相关内容,工作安置的影响因素。

4.能针对不同的患者开展职业康复评估与训练,制订出个性化的职业康复训练计划,使伤残者的工作能力提高,达到最大限度的独立和就业,全面融入社会。

【学习内容精要】

第一节 概述

一、职业康复的概念

职业康复是指通过强化残疾人的能力,发展他们的潜能,并与社会各界协作,创造平等就业的机会和环境,从而促进残疾人就业。

二、职业康复的内容和任务

(一)职业康复的工作内容

(1)职业面谈。
(2)职业评定。
(3)工作分析。
(4)职业功能训练。
(5)职业技能培训。

(6)职业指导。

(7)就业后随访。

(二)职业康复的任务

(1)掌握残疾人的身体、心理和职业能力状况。

(2)就残疾人职业训练和就业的可能性进行指导。

(3)提供必要的适应性训练、身心机能的调整以及正规的职业训练。

(4)引导从事适当的职业。

(5)提供需要特殊安置的就业机会。

(6)残疾人就业后的跟踪服务。

三、职业康复的目的和作用

(1)强化躯体功能。

(2)改善心理功能。

(3)培养良好的工作行为。

(4)提高就业或再就业的能力。

(5)获得并保持工作。

(6)预防再次损伤。

四、职业康复的原则

(1)个体化原则。

(2)弹性原则。

(3)保密原则。

(4)无伤害原则。

(5)公平公正原则。

(6)成本效益原则。

(7)全面原则。

五、职业康复程序

(1)对个体的评估和计划的制订。

(2)综合性的服务。

(3)工作安置。

六、伤残人士就业方式和影响因素

(1)我国伤残人士的就业方式。

(2)影响伤残人士就业的因素。

第二节 职业能力评定

职业能力评定是根据一般或者特定工作要求或职业标准,对伤残者能否完成或保持工作任务能力的一个系统评估。评估主要通过检查和测量一份工作或任务或工作环境的物理性质,包括评估和观察伤残者的姿势、运动、力量、关节活动度、提举高度、用力程度、搬运距离、工作台高度、工作环境等方面。职业评定是一个综合的持续过程,主要目的在于了解个人能否返回原工作岗位或重新再就业的潜力。

一、面谈

(1) 身体情况。
(2) 教育培训经历。
(3) 工作经历。
(4) 心理因素。
(5) 社会因素。
(6) 经济因素。
(7) 个人职业选择。

二、功能性能力评估

功能性能力评估是对伤残者的身体体能和功能进行系统的评估,以确认其目前完成与职业参与相关的工作活动的能力。

(一) 评估目的

(1) 评定伤残者剩余能力与具体工作要求之间的差距。
(2) 提供制订康复目标和训练计划的依据。
(3) 提供选择重返合适的工作或工作场所进行适应性改造的依据。
(4) 提供评定伤残等级和赔偿标准的依据。

(二) 评估内容

(1) 体能评估。
(2) 智能评估。
(3) 社会心理评估。
(4) 工作行为评估。

三、工作分析

(一)工作分析的特性

1.工作本身的特性　包括:①产品;②服务、数据、物件;③行业;④工具、仪器;⑤材料。

2.工人所需具有的特性　包括:①教育水平;②文字、推理、数学能力;③职业技能培训;④能力倾向;⑤体能;⑥兴趣;⑦性格;⑧工作环境适应能力。

(二)工作分析的目的

(1)逐步分解指定的工作任务。

(2)找出指定工作的主要工作要求。

(3)确定导致人体功效方面压力的原因,该原因可能与工作方法、工作场所设置、工具使用或设备的设计有关。

(4)分析改良设备的需要、工作方法或工作场所,这样可使患者工作更加安全,更有效率。

(三)工作分析的参考依据

(1)国家劳动部门颁布的职业分类大典,如《中华人民共和国职业分类大典》。

(2)工伤/患病工人直接提供的资料。

(3)雇主提供的详细工作资料。

(4)专业人员于工作场所实地探访和考察获取的资料。

(四)常用工作分析方法介绍

1.GULHEMP 工作分析内容　见表12-1。

知识链接

能量代谢当量

MET(metabolic equivalent of energy),指能量代谢当量,音译为梅脱,是以安静、坐位时的能量消耗为基础,表达各种活动时相对能量代谢水平的常用指标。

健康成人坐位时安静状态下耗氧量为 3.5 mL(kg·min),将此定为 1MET,根据其他活动时的耗氧量可推算出其相应的 METs 值。

METs 值可用于判断体力活动能力和预后、判断心功能及相应的活动水平、表示运动强度、制订个性化运动处方、指导日常生活活动与职业活动等。

表12-1 GULHEMP工作分析内容

序号	一般体格情况(G)	上肢功能(U)	下肢功能(L)	听力(H)	视力(E)	智力(M)	人格特征(P)
1	适合重体力的工作,主要工作包括经常性地挖掘、提拉、攀爬	适合大力提拉物体至肩部或以上水平,主要工作包括挖掘、推或者大力拖拉重物,如可以驾驶很重的汽车,推土机等	主要工作中可以持续地跑步、爬、跳、挖掘和推,如可以驾驶拖拉机和推土机等	对于任何职业来说,听力都很好	对于任何职业来说没有眼镜的帮助下能够看得很清楚,包括即使因为工作的原因需要很好的视力	IQ 130 或以上 ①优秀的语言技巧,口语和书写能力;②灵活性,有创造性地解决问题的能力;③高级的(或适合的)教育水平;④领导能力和技巧的经验	稳定,可肯定的行为;能够利用智慧才能做出快速和合理的决定;现实的自我尊重;良好的判断能做出逻辑上的决定,能与其他人相处,充满活力,取得良好成绩;能够推得动雇员做到最好
2	适合体力工作,包括偶然发生的,类似以上G1水平的重体力工作,能够交班工作	适合大力提拉物品或体至肩部或以上水平,挖掘,挖掘,推或者大力拖拉,适合体力工作,适合偶然地在U1中出现的重体力工作	适合重体力劳动,可以完成偶然出现的在L1水平的站立、跑步、爬、跳和推	能够适合任何职业,且敏锐的听力不是就业的主要要求	对于任何职业来说佩戴眼镜能够看得很清楚,除了工作的要求需要很好的视力	IQ 110~129,或①良好的语言技巧,口语和书写;②灵活性,有创造性地比解决问题的能力;③比一般学历更高的学历,有能力根据工作接受高水平的训练	类似以上的P1但是可能在生产力上或人际关系上有一些小问题,导致某种程度上的受限;在下面的情况下能够稳定地某一方向发展
3	除了重体力工作外适合所有的职业,有可能恶化(如果经常加班工作而导致就餐不规律或者休息不够)	适合中等强度的提拉或装载工作,如可以驾驶轻型卡车	适合中等体力劳动,包括推拉和挖掘(较长时间的胸部用力出现疲劳),如能够驾驶轻型货车	能够就业,即使有中度的听力丧失	使用一只眼睛的视力已经可以应付工作,没有要求使用两眼视力	IQ 90~109,或①一般语言技巧;②一般教育水平;③有能力较快地学习一般的工作要求	总体上可靠和一致;很好地承担责任,但是仅仅局限于个人工作,而不是在一个管理能力层面;由于个性或性格上的原因普升受到限制;这是一般员工的分类

续表 12-1

序号	一般体格情况(G)	上肢功能(U)	下肢功能(L)	听力(H)	视力(E)	智力(M)	人格特征(P)
4	适合轻便的工作,有规律的工作时间和就餐时间	严重的单侧残疾,允许有效率的轻体力工作	严重的单侧残疾或者少于双侧残疾,允许有效率的久坐或轻便的工作	能够听清楚,虽然有严重的听力丧失但不妨碍	在佩戴眼镜的情况下使用一只眼睛的视力可以应付工作,没有快速进行性疾病	IQ 80~89,①能够阅读和书写日常材料;②能够学会简单的日常工作;③智力方面可能出现恶化	需要鼓励和(或)指引;没有很好地承担责任,对压力过度反应,有时在伙伴或同事之间产生矛盾
5	适合受限制的工作或者兼职工作,有身体残疾的工人在家工作或在外工作	双侧残疾或完全的单侧残疾,仅允许几个粗大或者相对低效率的移动和允许受限制地工作,只适合久坐的工作	双侧或严重单侧残疾,允许相当部分工作效率低的移动和允许受限制地工作,只适合久坐的工作	功能上完全聋,但没有额外的症状,且能够看懂唇语	在佩戴眼镜的情况下使用一只眼睛的视力已可以应付工作,有快速进行性疾病	IQ 70~79,或①有口语或书写障碍;②读写能力受限严重;③明显的智力减退,如非正常记忆能力	需要更多的鼓励和监督;无法抵抗一般的压力;不能很好适应改变;工作产力仅仅局限于熟悉的环境和保护上的监督
6	仅仅适合自我照顾	可以进行部分自理,或者能够自我吃饭	因为严重残疾的原因不能够再就业	功能上完全聋,且有进行性的疾病,不善于看懂唇语	能够模糊看到物体形状,或盲目没有接受过训练	IQ60~69,或①严重的沟通障碍语言严重的讲话或学习能力障碍;②几乎具备所有的读写能力障碍	经常受心理影响和(或)情绪上的崩溃;经常和其他同事有严重的冲突;仅仅完成部分工作;在自我挫折或制造床原上消耗大部分的精力;严重的性格上的缺点
7	卧床不起,不能照顾自己	不能自理	卧床不起	功能上完全聋,且有进行性残疾,不懂唇语	严重的,进展性的疾病,或盲目没有接受训练	IQ 59或以下或完全无能力的精神障碍或沟通障碍	由于严重的精神方面的疾病不能再就业

2.国家职业分类大典(dictionary of occupation titles,DOT)　工作分析系统主要依据国家劳动部门编写的职业分类大典进行工作分析,一般来说,职业分类大典会包括两部分内容:工作要求和人员要求。DOT中力量的分级见表12-2,工作特性身体要求见表12-3。

表12-2　DOT中力量的分级

等级	标准
极轻（坐位工作）	最大提举4.5 kg,偶尔提举或运送,例如文件、账本或细小工具。尽管极轻工作往往定义为经常坐位下的工作,但是一定程度上的步行和站立是必需的。假如一份工作只是偶然需要步行和站立,且符合其他极轻工作的条件,那该份工作可以说是极轻的工作
轻	最大提举9 kg,经常提举和(或)运送4.5 kg重的物体。尽管提举的重量可能往往是一个忽略的重量。轻工作分类为:①当他明显需要步行或站立;②当他大部分的时间需要久坐但必须承担涉及手臂和(或)腿的推和拉的动作
中度	提举最大22.5 kg,经常提举和(或)运送11 kg重的物体
重度	提举最大45 kg,经常提举和(或)运送22.5 kg重的物体
极重	提举物体重量超过45 kg,经常提举和(或)运送22.5 kg或以上重量的物体

表12-3　工作特性身体要求

身体要求水平	偶尔*	经常*	常常*	典型的能量要求
极轻	4.5 kg	—	—	1.5~2.1 METS
轻	9 kg	4.5 kg	—	2.2~3.5 METS
中度	22.5 kg	9 kg	4.5 kg	3.6~6.3 METS
重	45 kg	22.5 kg	9 kg	6.4~7.5 METS
极重	超过45 kg	超过22.5 kg	超过9 kg	超过7.5 METS

注:偶尔*代表少于1/3的工作时间,经常*代表介于1/3至2/3的工作时间,常常*代表大于2/3的工作时间

3.O*NET在线工作分析系统　是一款免费的在线工作分析系统,其网址为https://www.onetonline.org。使用非常简单,只要输入工作名称就可获得详细的工作相关资料、可查询的职业相关信息等。

4.工作元素分析法　工作行为和工作成就感组合在一起成为一个工作元素,包括工作行为、智力行为、运动行为以及工作习惯。

5.评定对象的描述或现场工作分析

(1)评定对象的描述。

(2)评定者现场工作分析。

四、工作模拟评估

工作模拟评估主要根据各种基于工作任务而涉及的身体活动，尽量设计和模仿现实工作生活中实际的工作任务进行评估，从而得出能否重返工作岗位的职业能力建议。工作模拟评估一般包括如下三种形式。

(1) 器械模拟评估。

(2) Valpar 工作模拟样本评估。

(3) 模拟工作场所评估。

五、模拟工作站

常见的工作站分为一般模拟工作站和专业模拟工作站，其中一般模拟工作站包括提举工作站、组装工作站、转移工作站、运送工作站、平衡作业工作站、坐姿工作站、站姿工作站等。一般模拟工作站主要模拟一般工作所需要的技能、身体体能、姿势灵活性以及姿势耐力等。专业模拟工作站主要包括家电维修工作站、护理工作站、装修工作站、电工工作站、电话接听工作站、驾驶工作站，清洁卫生工作站等。专业模拟工作站主要模拟评估工伤伤残者从事某一特定工作的工作能力，具有很强的专业要求和标准。

第三节　职业能力训练

一、工作重整

工作重整(work conditioning)是指专门针对工作对身体功能的要求而重建服务对象的神经、肌肉、骨骼功能(肌力、耐力、活动性、柔性、运动控制)和心血管耐力等功能的训练。工作重整的目的是通过重建患者的身体功能而达到重返工作的目的。工作重整一般始于伤后3~6周，即损伤基本愈合以及病情基本稳定，每周3~5次，每次2~4小时，通常进行4~8周。

工作重整与一般康复训练的不同之处在于工作重整侧重于与就业或工作相关的身体功能，而非针对日常生活或休闲活动所要求的功能。而与工作强化训练的区别在于工作重整主要在伤病的早期阶段，针对的是与工作有关的身体功能，但并不直接针对工作进行训练。

二、工作能力强化训练

工作能力强化训练(work hardening training)是指通过循序渐进的具有模拟性或真实性的工作活动来逐渐加强患者在心理、生理及情感上的耐受程度，继而提升他们的工作耐力、生产力及就业能力。工作能力强化侧重于与实际工作密切相关的劳动和生产能力（如速度、准确性、效率）、安全性（遵守安全法则和使用安全性设备的能力）、身体耐力（耐力、重复性工作的能力）、组织和决策能力。

工作能力强化的基本特点是利用真实或模拟的工作活动，以分级的方式，经过一定时间的治疗和训练逐步重建病伤残者与实际工作相适应的工作能力。工作强化的治疗时间一般是6周左右，每周3~4次，每次1~2小时。也可以根据每个人的具体情况制定针对性的训练和治疗时间。

工作能力强化训练包括工作强化、工作模拟训练、工具模拟训练和工作行为训练、现场工作强化训练等方面内容。

(一) 工作强化

工作强化的目的是集中提升工作能力，以使工人能够安全、有效地重返工作岗位。工作强化常用的方法及器具如下。

(1) 指导方法。
(2) 计算机或自动化的器材。
(3) 一些能模拟实际工作所需体能要求的器材。

(二) 工作模拟训练

工作模拟训练主要是通过一系列的模拟性或真实性的工作活动来加强患者的工作能力，从而协助他们重返工作岗位训练。

1. 常用的器具

(1) 运用各种不同的工作样本来模仿患者在日常工作中的实际要求，最常用的是Valpar工作模拟样本。
(2) 计算机或自动化的工作模拟器。
(3) 运用各种不同的模拟工序，如电工或木工，来尽量模拟实际工作上所要求的工序。
(4) 与雇主联系，安排他们到实际的工作场地及岗位进行训练。

2. 模拟工作站　模拟工作站是特别为工人设计的不同工作模拟场所，如搬运工、木工、金工等工作场所。从实际或模拟的环境来评定及训练患者的工作潜能及能力，使其能够面对一般工作上的要求。模拟工作站包括一般工作站和行业工作站。

(三) 工具模拟使用训练

治疗师安排患者使用一些手动工具，如螺丝刀、扳手、手锤、木刨、钳子等，患者通过使用实际工具或者模拟工作器具，可以增加工具运用的灵活性及速度。

(四) 工作行为训练

此训练集中发展及培养患者在工作中应有的态度及行为,例如工作动力、个人仪表、遵守工作纪律、自信心、人际关系、处理压力或控制情绪的能力。

三、现场工作强化训练

现场工作强化训练通过真实的工作环境及工作任务训练,重新建立受伤工人的工作习惯,提高工人受伤后重新参与工作的能力,协助工人尽早建立"工作者"角色,使公司能够更早、更妥善地接纳伤病者,减少社会资源的浪费。现场工作强化训练内容及流程如下。

(1) 现场工作评定。

现场工作评定前需要了解的信息包括:①服务对象的身体情况及功能康复情况;②就业意愿及期望;③用人单位的态度;④用人单位的性质及相关制度,尤其是公司已经实施的有关职业健康和安全的项目;⑤现场训练中能够安排的工作内容、工作岗位。

现场工作评定需要了解和观察的内容包括:①工作的流程及方法;②工作需使用的工具、机器设备;③工作环境;④工作过程中人体功效学风险因素;⑤公司可以提供的资源协助。

(2) 选择训练设备和空间。

(3) 实施现场工作强化训练。

(4) 受伤的管理及预防。

(5) 工作安置。

第四节 职业技能培训

一、职业培训的内容

1. **基础文化培训** 掌握一定的文化知识。
2. **专业技能培训** 针对特定的工作或工种进行专业培训,如盲人按摩技能培训、家电维修培训、文员培训、手工艺制作培训、清洁培训、家政培训等。
3. **职业道德培训** 培训内容包括价值观、劳动观、择业观、法制观念、信誉观念、服务意识、质量意识、劳动纪律、人际关系等。

二、职业培训的方法

1. **操作法** 如电脑培训,由老师边讲边示范,学员在听课的同时进行电脑实际操作。

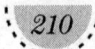

2.模拟训练法　如理发师培训,先在假的模特的假发上进行模拟操作。
3.生产实习法　如理发学员在模拟训练后,技能达到相应的水平就可进行实习操作。
4.模块式技能培训法　实施一项职业(或岗位)培训前首先进行严格的工作分析,并根据所列出的模块分析完成每个模块所需具备的技能,依此为培训目标和依据来开发培训大纲和教材,形成不同的培训模式。
5.以能力为基础的教育模式　以从事某个专项职业能力作为培养目标和评价的标准,强调受训者的自我学习和自我评价。

第五节　工伤预防

工伤预防是采用管理和技术等手段事先防范职业伤亡事故以及职业病的发生,减少事故及职业病的隐患,改善和创造有利于健康的、安全的生产环境和工作条件,保护劳动者在生产、工作环境中的安全和健康。

一、工伤预防的基本内容

(一)工伤原因

要进行工伤预防,首先应了解工伤的原因,常见的工伤原因包括人、物、环境三个方面的因素。

1.人的不安全行为　常为麻痹大意、违规操作、疲劳作业、操作时注意力不集中、思想过于紧张、业务技术素质低、操作不熟练以及监督检查不够等等。
2.物的不安全状态　常为设计不当致机械设备不符合安全要求、机械故障、防护及安全装置失灵等。
3.环境的不安全因素　如场地狭窄、地面不平、场地设备布局不合理、噪声干扰、照明不良、通风不畅、温湿度不当等。

(二)工伤预防的基本措施

(1)从思想上重视工伤预防。
(2)建立和健全工伤预防制度。
(3)制定应急预案,做好安全防范工作。
(4)加强安全检查和安全监测。
(5)强化安全确认制度。
(6)加强安全教育进行"三不伤害"教育,即不伤害自己、不伤害他人、不被他人所伤害。

(7)开展作业标准化工作。
(8)加强工伤事故的管理工作。
(9)加大安全投入。

(三)工伤预防流程

(1)预见及找出潜在的健康危害。
(2)进行工伤风险评定。
(3)设立控制措施。
(4)检查和落实。

(四)工伤控制措施

1.行政控制
(1)购买工伤保险,保障职工的合法权益。
(2)安全培训:除上岗前严格进行安全培训外,还应定期培训、检查和演习,特别是工伤风险较高的行业,应制定应急预案并定期检查和落实。
(3)定期体检:应每半年或一年对工作人员进行体检,早期发现职业病风险并及时进行干预。
(4)工作调配:减少高风险工作时间,给员工足够的时间休息。
(5)完善安全设施:定期检查防火及电力设施,提供足够的清洁及消毒用品等。
(6)健康教育:进行大众健康教育,使员工养成健康的生活方式和安全高效的工作习惯。
(7)预防接种:如注射疫苗等。

2.工程控制
(1)替换有害工具设备和材料。
(2)隔离。
(3)改变工序。
(4)清除污染源。
(5)个人防护。

二、工作风险评定

(一)风险评定的方法

(1)预测工作风险。
(2)工作环境中的风险评定。
(3)工作程序中的风险评定。

(二)工伤风险评定的步骤

(1)找出潜在的危害。
(2)确定易受伤害人群。
(3)评定风险程度。
(4)记录结果。
(5)检查及复查评定。

(三)工伤风险评定的内容

风险评定的内容主要包括工作环境中工伤风险评定和工作人员工伤风险评定。

1.工作环境中工伤风险评定要点
(1)光线照明是否充足。
(2)通风情况。
(3)物料存放是否合理。
(4)消防安全。

2.工作人员工伤风险评定要点
(1)工作安全意识。
(2)良好工作习惯。
(3)安全教育及安全检查。
(4)人体功效学处理。

第六节　职业康复个案管理

职业康复个案管理内容见表12-4。

表12-4　职业康复个案管理

职业咨询	职业咨询的内容和方法
	分析、综合、诊断、预测、讨论、重复
职业指导	(1)查阅职业康复档案 (2)提供劳动市场信息 (3)提出就业方向建议 (4)工作环境改造指导 (5)职业性伤害预防指导 (6)跟踪服务

【习题】

一、选择题

(A 型题)

1. 进行职业训练或职业培训前,为全面了解病伤残者的工作能力需进行的是（　）
   A.职业咨询　　　　　　　　B.职业评估
   C.智力评估　　　　　　　　D.职业指导
   E.职能分析

2. 下列属于职业康复的最终目的的是（　）
   A.回归社会　　　　　　　　B.回归家庭
   C.回归工作岗位　　　　　　D.恢复独立生活能力
   E.恢复自信心

3. 对于没有工作经验的先天性残疾人员,所进行的主要康复方法是（　）
   A.工作强化训练　　　　　　B.工作模拟训练
   C.现场工作指导训练　　　　D.工作行为训练
   E.职业培训

4. 根据职业康复的定义可以看出,它的目的是使伤残人士（　）
   A.重新回归社会　　　　　　B.获得工作
   C.保持工作　　　　　　　　D.参与社会
   E.以上均正确

5. 以下哪一项不是职业评定的主要内容（　）
   A.身体功能　　　　　　　　B.工作模拟评估
   C.心理功能　　　　　　　　D.产品质量评估
   E.工作分析

6. 对于不愿意回归工作岗位的慢性病疼痛患者,为使其早日回到工作岗位应重点进行的是（　）
   A.教育　　　　　　　　　　B.工作强化训练
   C.工作模拟训练　　　　　　D.职业道德培训
   E.提高文化水平

7. 在工作能力的评估过程中,如果一名工伤工人能在约20分钟时间内完成持续搬运约4.5 kg的重物而无明显身体不适,可以推测该名工人重返工作后能从事的工作强度对身体的要求相当于下列中的哪项（　）
   A.静坐　　　　　　　　　　B.轻体力
   C.中等体力　　　　　　　　D.重体力
   E.非常重体力

8. 患者,女,27岁,数月前因从高处跌落,造成左上肢桡骨骨折,不能伸腕伸指,但患

者想通过康复,从事流水线装配工作,请问治疗师应关注什么训练　　　　　　(　)

  A.坐位平衡　　　　　　　　　　B.手指灵活性

  C.肌力　　　　　　　　　　　　D.运动功能

  E.感觉功能

  9.为集中发展及培养在工作中应有的态度及行为,例如工作纪律、人际关系、处理压力或控制情绪的能力等所进行的训练为　　　　　　　　　　　　　　　　　　(　)

  A.现场工作强化训练　　　　　　B.工作强化训练

  C.工作模拟训练　　　　　　　　D.工作行为训练

  E.工具模拟训练

  10.患者,男,45岁,半年前因车祸造成 L5、S1 损伤,经康复治疗后,目前患者恢复良好,但因二便障碍(程度不重),故有自卑感,为回归工作岗位,目前职业康复最应解决什么问题　　　　　　　　　　　　　　　　　　　　　　　　　　　　　　　　(　)

  A.运动功能　　　　　　　　　　B.心理功能

  C.社会功能　　　　　　　　　　D.二便障碍

  E.感觉功能

(X 型题)

  1.职业康复的内容包括　　　　　　　　　　　　　　　　　　　　　　　　(　)

  A.职业评定　　　　　　　　　　B.职业训练

  C.职业培训　　　　　　　　　　D.职业指导

  E.工作安置

  2.以下属于工伤预防的措施的有　　　　　　　　　　　　　　　　　　　　(　)

  A.思想上重视　　　　　　　　　B.有健全的安全制度及预案

  C.定期检查落实情况　　　　　　D.定期进行职业安全教育

  E.严格遵守操作规程

  3.工作强化训练内容包括　　　　　　　　　　　　　　　　　　　　　　　(　)

  A.体能训练　　　　　　　　　　B.智能训练

  C.工作模拟训练　　　　　　　　D.工具模拟训练

  E.工作行为训练

  4.工作分析的目的为　　　　　　　　　　　　　　　　　　　　　　　　　(　)

  A.分解工作任务　　　　　　　　B.找出工作具体要求

  C.了解评估对象能否胜任原工作　D.查看执行具体工作任务时的表现

  E.掌握评估对象的身体功能情况

  5.功能性能力评估包括以下哪些内容　　　　　　　　　　　　　　　　　　(　)

  A.工作模拟评估　　　　　　　　B.体能评估

  C.智能评估　　　　　　　　　　D.社会心理评估

E.工作行为评估

二、判断题

(　　)1.工作分析常用标准化评估量表进行分析。

(　　)2.生产学习法为职业培训最主要的方法。

三、填空题

1.职业康复的基本原则包括_____、_____、_____、_____、_____、_____、_____。

2.职业培训的内容包括_____、_____、_____。

四、名词解释

1.职业康复

2.工作分析

3.功能性能力评估

五、简答题

1.简述职业康复的任务。

2.试述现场工作强化训练的主要内容。

3.试分析工作重整和工作能力强化的联系和区别。

【参考答案】

一、选择题

(A型题)

1.B 2.C 3.E 4.E 5.D 6.A 7.B 8.B 9.D 10.B

(X型题)

1.ABCDE 2.ABCDE 3.ACDE 4.ABCD 5.BCDE

二、判断题

1.× 2.×

三、填空题

1.个体化原则 弹性原则 保密原则 无伤害原则 公平公正原则 成本效益原则 全面原则

2.基础文化知识培训 专业技能培训 职业道德培训

四、名词解释

1.职业康复:是使残疾人保持并获得适当的职业,从而促进他们参与或重新参与社会。具体来说,职业康复指通过强化残疾人的能力和发展他们的潜能,并与社会各界协作,创造平等就业的机会和环境,从而促进残疾人就业。

2.工作分析:是一种收集工作职位信息的方法,可以找出组成一份工作的各种工作细节以及包含的相关知识、技巧和工人完成工作任务所需的能力;可以根据工人身体功能、工作范畴、机器/工具、物料和产品、工人的才智和性格特征之间的关系,系统地分析一份工作。

3.功能性能力评估:是对工人的身体体能和功能进行系统的评估以确认其目前的体能状况和功能缺陷的职业评定方法。功能性能力评估的内容包括躯体功能评估、智能评估、工作行为评估等内容。

五、简答题

1.简述职业康复的任务。

答:掌握残疾人的身体、心理和职业能力状况,就残疾人职业训练和就业的可能性进行指导,提供必要的适应性训练、身心功能的调整以及正规的职业训练,引导从事适当的职业,提供需要特殊安置的就业机会,残疾人就业后的跟踪服务。

2.试述现场工作强化训练的主要内容。

答:现场工作评定,选择训练设备和空间,实施现场工作强化训练,受伤的管理及预防;工作安置。

3.试分析工作重整和工作能力强化的联系和区别。

答:两者均为职业训练的重要方法,工作重整可以作为工作强化的基础,工作强化往往在工作重整的基础上进行;开始时间不同,工作重整开始时间早于工作强化训练;侧重点不同,工作重整侧重于与工作相关的基础体能训练,工作强化训练侧重生产能力、安全性等内容;训练方法不同。

(司雷婕　孙　启)

第二部分 实训指导

作业活动分析

【实训目的】
1. 掌握通过作业表现分级代码进行作业活动分析的方法。
2. 运用作业表现分级代码对患者进行活动分析,并能够针对患者设计一项治疗性活动。

【学时数】
2学时。

【实训器材】
1. 桌子、椅子、纸、笔。
2. 活动分析量表。
3. 多媒体设备。

【实训内容与步骤】

一、讲解作业活动分析的作业表现分级代码

作业活动分析通常是在不同的作业治疗模式下进行,从作业活动本身开始分析其相关的内容因素。作业活动分析可以利用作业表现分级代码进行分析,详见表1。

表1 作业表现分级代码

代码	类别	各层级的含义与内容
G	作业组别	根据主题进行分组,主要由个人或社会命名的一组作业活动,包括自理活动、生产活动、休闲活动
F	作业活动	一组有意义的活动,持续或有规律地进行,特别是指主要的、占主导地位的活动
E	活动	包含一个或一组任务
D	任务	一个或一组涉及工具使用的行动
C	行动	一组有目的的、能被观察到的、有产品或结果的运动模式,可以涉及物料的使用,不能被动完成,所有的行动都含有身体、认知和情感的成分
B	运动模式	能够被观察到的,由一个或多个关节完成的运动动作
A	随意运动	受意识控制、主动完成,围绕一个关节的简单运动,所有的随意运动都含有身体、认知和情感的成分

作业表现的水平与患者康复的结局关系密切,作业表现的层级越高,表明患者的个人能力水平越高,获得更高作业表现层级水平的功能独立的机会就越大。如果个体的作业表现层级仅限于随意运动或数量极少的运动模式水平,意味着依靠患者其个人能力获得更高作业表现层级水平的功能独立的机会就越小,需要更多地依赖于环境提供更多的支持,需要活动的简化或替换。

作业表现分级代码是作业治疗师进行作业活动分析的重要工具之一,能够帮助作业治疗师迅速发现患者的障碍出现在哪个层级上,有助于帮助治疗师分析导致问题的原因,并确定可能有效的解决办法,为患者回归生活与社会提供作业活动分级与简化的依据。

二、示范演示

1. 教师模拟一位左侧上肢缺如的患者,在家中利用右手煎鸡蛋的操作活动。
2. 请同学们思考并尝试分析与记录患者的完成情况,运用作业表现层级代码,对患者进行作业分析。
3. 教师向同学们示范演示针对模拟患者的情况,作业活动分析的结果,详见表2。

表2 作业活动分析举例

代码	类别	作业活动分析
G	作业组别	日常生活活动
F	作业活动	做饭
E	活动	煎鸡蛋
D	任务	清洗鸡蛋,锅中放油并开火,将鸡蛋打破放入锅中,盛出鸡蛋
C	行动	1. 清洗鸡蛋 将右侧肩关节屈曲至45°,右侧肘关节伸直,前臂旋前,置于水龙头下方;利用拇指内收拨开水龙头的开关;右手握持鸡蛋,前臂处于旋后位,将鸡蛋朝向水流,拇指与其余四指握持住鸡蛋,利用五指指腹相互揉搓鸡蛋,直至鸡蛋清洗干净 2. 锅中放油并开火 准备好锅具放在燃气灶上,右侧肩关节屈曲至60°,肘关节伸直,前臂旋前,右手拇指侧捏住燃气灶的开关,旋转前臂至旋后位,将火打开;右手握持住油壶的把手,向锅中倒入适量的油 3. 将鸡蛋打破放入锅中 待锅中的油烧热后,拿出清洗好的鸡蛋;右手握持鸡蛋,靠近锅边,利用腕关节发力,将鸡蛋壳敲破;右手拇指向外伸展,其余四肢向内侧抓握,将蛋液从蛋壳中挤出,滑入锅中 4. 盛出鸡蛋 右手握持铲子,观察鸡蛋的成熟程度,待鸡蛋两面煎至金黄色,拿铲子盛出,放在旁边的盘子中

续表2

代码	类别	作业活动分析
B	运动模式	站立平衡稳定、温度与量的感知能力、手眼协调能力、上肢肌力与耐力等
A	随意运动	肩关节活动范围屈曲0°~60°、外展0°~90°;肘关节活动范围0°~90°;前臂旋前与旋后0°~90°;腕关节掌屈0°~50°、背伸0°~50°等

三、分组练习

同学们以小组为单位,先以自身活动作为参照对象,从日常生活活动、工作生产活动、休闲娱乐活动中,选择实训活动项目1~2项,分组进行不同作业活动的分析。

四、点评阶段

每组学生派代表展示作业活动分析的结果。

【实训总结】

作业表现分级代码是作业治疗师进行作业活动分析的重要工具之一,能够帮助作业治疗师迅速发现患者的障碍出现在哪个层级上,有助于帮助治疗师分析导致问题的原因,并确定可能有效的解决办法,为患者回归生活与社会提供作业活动分级与简化的依据。

【注意事项】

1. 作业活动分析时要考虑患者个人的生活习惯及所处的环境条件。
2. 在完成作业活动分析时要考虑作业活动与患者的作业角色是否匹配。
3. 在运用作业表现分级代码进行作业活动分析时,分析的活动最好是患者在日常生活中经常做的作业活动。分析时尽可能详细,这将有助于发现患者的问题并为解决方案提供帮助。

【思考题】

1. 如何根据作业活动分析的结果,为患者设计适合的治疗性活动。
2. 发现患者在完成作业活动时存在的功能障碍,该如何对患者进行活动调适?

【案例实操】

患者,王某,女,51岁,右侧肩关节疼痛半年,加重伴活动受限7天就诊。临床诊断为肩关节周围炎。患者做肩关节上举、外展活动受限,并疼痛加重。查体:右侧肩关节无明显畸形和关节肿胀。右肩屈曲0°~100°、外展0°~90°、后伸0°~20°,无法完成肩外展90°时肩关节内旋与外旋活动。现根据患者目前存在的问题,利用作业表现分级代码进行作业活动分析——梳头,并针对患者所遇到的困难进行活动调适。

(李婉莹)

实训二 作业需求评定

【实训目的】
1.掌握 COPM 量表的步骤与内容。
2.运用 COPM 量表,对患者进行作业需求分析,并制订作业治疗方案。

【学时数】
2 学时。

【实训器材】
1.桌子、椅子、纸、笔。
2.加拿大作业表现测量表(COPM 量表)。

【实训内容与步骤】

一、介绍 COPM 量表

加拿大作业表现测量表(Canadian occupational performance measure,COPM)是一种基于以患者为中心的治疗模式设计的评定方法,通过半结构式访谈方式评价患者对作业表现的自我感知,是以患者意愿来确立主要治疗目标的评定方法。体现了以患者为中心的作业实践模式。COPM 具有较好的可靠性,有助于确定治疗目标和制订治疗计划,对任何疾病和年龄均可使用。COPM 评定量表,见表3。

表3　COPM 评定量表

姓名:　　　　　　年龄:　　　　　　性别:　　　　　　陈述者(如非本人):
检查日期:　　　　　　　　　治疗师:
预约复查日期:
复查日期:　　　　　　　　　治疗师:

步骤一:确定作业表现方面的问题	步骤二:重要程度
与患者见面,鼓励其想象日常生活中有代表性的一天,询问关于自理、生产和休闲活动方面的问题。让患者确定想做、需要做或期望去做的活动。然后要求他们确定哪些活动的完成情况难以令其满意,并把这些活动方面的问题记录在步骤 1A、1B 或 1C 中	用评分标准,让患者对每一个活动的重要性进行打分,分数从 1 到 10,并把得分填在相应步骤 1A、1B 或 1C 的空格里

续表3

步骤1A:自理活动	重要性
个人自理 (例如:穿衣、洗澡、进食、个人卫生) _____ _____ _____	_____ _____ _____
功能性行走 (例如:转移、室内外行走) _____ _____ _____	_____ _____ _____
社区生活 (例如:交通工具使用、购物、理财) _____ _____ _____	_____ _____ _____

步骤1B:生产活动	
有薪/无薪工作 (例如:找工作/维持工作,义工) _____ _____ _____	_____ _____ _____
家务活动 (例如:清洁、洗衣、烹饪) _____ _____ _____	_____ _____ _____
玩耍/上学 (例如:玩耍技巧、家庭作业) _____ _____ _____	_____ _____ _____

续表3

步骤1C:休闲活动	
静态娱乐 (例如:手工艺、阅读) _____	_____ _____ _____
动态娱乐 (例如:体育活动、郊游、旅行) _____	_____ _____ _____
社交活动 (例如:探亲访友、电话联络、聚会、通信) _____	_____ _____ _____
步骤三和四:评分—初次评估和再评估 让患者确定5个重要的有问题的活动并记录在下面的表格中,用评分标准让患者就每个问题对自己的表现和满意度进行打分,然后计算总分。总分的计算是把所有问题的表现分或满意度分累加,然后除以问题的总数。再评估的分数以同样的方法计算,同时计算两次评估的分数差值。	
初次评估: 作业表现的问题:　　　　　表现1　满意度1 1._____　_____　_____ 2._____　_____　_____ 3._____　_____　_____ 4._____　_____　_____ 5._____　_____　_____	再评估: 表现2　　满意度2 _____　_____ _____　_____ _____　_____ _____　_____ _____　_____
评分:　　　　　　　表现　　满意度 　　　　　　　　　总分1　总分1 总分=表现或满意度总分/问题数　_____　_____	表现　　满意度 总分2　总分2 _____　_____
表现总分差值=表现总分2 _____ - 表现总分1 _____ = _____ 满意度总分差值=满意度总分2 _____ - 满意度总分1 _____ = _____ 附加记录和背景资料: 初次评估: 再次评估:	

二、示范讲解

1.教师模拟患者。

患者,赵某,女,53岁,小学英语教师。脑梗死后三月余,左侧肢体活动不利,上下楼梯时虽速度较慢,但可独自完成。

2.请一名同学扮演治疗师,利用COPM量表对教师模拟化患者进行作业治疗访谈,判断患者的作业需求。

(1)确定患者的作业表现方面的问题,询问患者确定想做、需要做或期望做的活动,然后确定患者在哪些活动的完成情况中难以满意并记录。

(2)请患者对所列出的作业活动按照重要程度进行打分。

(3)请患者确定5个重要的活动问题,并记录在表格中,用评分标准对患者就每个问题对自己的表现和满意度进行打分,然后计算总分。总分的计算是把所有问题的表现分或满意度分累加,然后除以问题的总数。再评估的分数以同样的方法计算,同时计算两次评估的分数差值。

3.教师带领同学们一起讨论分析整理评定结果,确定患者的作业需求并针对该患者制订相应的作业治疗方案。

三、分组练习

同学们以小组为单位,进行模拟训练,熟练COPM的评定方法及结果分析。

四、点评阶段

每组学生派代表进行结果汇报,师生点评。

【实训总结】

COPM既是一种作业治疗评定方式,也可以作为一个完整的理论体系指导临床作业治疗的全过程。在患者的自选活动项目中,根据患者目前功能可以选择作业治疗的临床治疗目标,通过治疗前后满意度变化可以评测患者对治疗的满意程度;根据活动分差和满意度分差可以了解到患者治疗前后作业表现和满意度的改变情况。

【注意事项】

1.在评定患者的作业需求之前,要与患者做好沟通解释,取得患者的配合。

2.分析患者的作业需求时要体现"以患者为中心"的理念,结合患者的年龄、角色身份、个人对康复的期望值等方面作出判断,个性化地制订作业治疗方案。

3.操作时做好记录和总结。

【思考题】

1.在对患者进行作业需求评定时,应该注意哪些内容?

2.COPM实施的步骤包括什么?

3.如何运用COPM进行作业活动行为评估?

【案例实操】

付某,男,35岁,从事IT工作。因意外从高处坠落导致T_{12}脊髓损伤,目前患者神志清楚,双下肢无力,大小便异常。请你作为一名作业治疗师,运用COPM评定的方法,分析患者的作业需求。

(李婉莹)

实训三 日常生活活动能力训练

【实训目的】

1.掌握日常生活活动能力训练方法。

2.熟悉日常生活活动能力评定及训练方案的制定。

3.了解阻碍完成某一作业活动的问题所在以及寻找解决问题的方法。

【学时数】

2学时。

【实训器材】

1.日常生活用品,如衣物、碗、筷子、勺子等。

2.PT床、PT凳。

3.轮椅、椅子。

【实训内容与步骤】

一、ADL训练内容

(一)床上活动

1.桥式运动。

2.翻身。

(1)向患侧翻身。

(2)向健侧翻身。

3.起坐。

(1)从患侧坐起。

(2)从健侧坐起。

(二)转移训练

1.床上转移。

(1)侧向转移。

(2)仰卧转向侧卧。

2.坐-站转移。
3.床-轮椅转移。
(1)被动转移。
(2)部分主动转移。
(3)主动转移。

(三)自我照顾

1.个人自理:穿衣、进食、清洁、洗澡、上厕所等。
2.家务活动:做饭、购物、使用器具、环境控制(电源、水龙头、门窗的开关等)。

二、示范讲解

1.教师模拟患者。

患者,李某,女,56岁,家庭主妇。脑梗死恢复期,右侧肢体活动不利,右侧上下肢及手均为Ⅴ期。可独立翻身,辅助下可进行卧坐转移、坐站转移及站立,行走不能。

2.请一名同学扮演治疗师,利用ADL相关知识对教师模拟化患者进行作业治疗,判断患者的作业需求。确定患者的ADL表现方面的问题,评估并对患者进行ADL的训练。

3.教师带领同学们一起分析病例,确定患者的ADL训练需求并针对该患者制订相应的作业治疗方案。

三、分组练习

同学们以小组为单位,一人为治疗师,一人模拟患者,分组进行不同ADL的训练。

四、点评阶段

每组学生派代表展示练习结果,进行考核评分。

【实训总结】

作业治疗在许多情况下与运动治疗具有相同的目的,如增强肌力,扩大关节活动度等。但是作业治疗是采用ADL及治疗性作业活动,让患者在完成某项活动的过程中达到治疗的目的。因此,选择什么活动能达到预期的目的,如何完成和怎样指导患者完成某项活动成为作业治疗提高和改善功能的关键。功能训练不能脱离相关的日常生活活动而盲目或无休止地进行,要与ADL紧密结合。例如,扩大上肢关节活动度训练旨在能够使用勺子进食、梳头、刷牙等,当关节活动度达到完成上述活动所需要求即可,不必强求达到正常极限。

【注意事项】

1.在完成活动训练时动作由易到难,及时反馈对动作的掌握情况。
2.在完成活动训练时要注意安全,避免运动时损伤。

【思考题】

1. 影响完成日常生活活动的因素有哪些?
2. 日常生活活动障碍的解决途径有哪些?

【案例实操】

患者,王某,男,75岁,右侧肢体乏力5月余就诊,拟诊断为"脑出血恢复期"收入院。神志清楚,言语清晰,进食无呛咳。右侧鼻唇沟变浅,伸舌偏右。四肢肌张力正常,肌力左侧肢体正常,右侧上下肢肌群均为4级(MMT);Brunnstrom分期,右侧上下肢及手均为V期。可独立翻身,辅助下可进行卧坐转移、坐站转移及站立,行走不能。右侧指鼻试验、拍打试验、跟膝胫试验完成欠准确。双腿站立平衡1级,右腿单腿站立平衡不能。右侧肢体病理征(+)。功能独立性评定(FIM)量表得分90分。

请根据患者情况,为其进行转移活动训练,为其设计ADL训练计划。

(赵宿睿)

实训四 认知功能评定

【实训目的】
1. 掌握洛文斯顿作业疗法认知评定成套量表(LOTCA)的操作步骤与内容。
2. 熟悉洛文斯顿作业疗法认知评定成套量表(LOTCA)的注意事项。

【学时数】
2学时。

【实训器材】
1. 桌子、椅子、纸、笔。
2. 洛文斯顿作业疗法认知评定成套量表(LOTCA)。

【实训内容与步骤】

一、介绍 LOTCA 量表

洛文斯顿作业疗法认知评定成套量表(LOTCA)评定内容包括定向、视知觉、空间知觉、动作应用、视运动组织。可用于评定脑血管病、脑外伤及中枢神经系统发育障碍等原因引起的认知功能障碍。

二、示范讲解

1. 操作前说明。

(1)使用LOTCA前,请仔细阅读以下对各项测试的描述以及正确的操作方法。

(2)绝大部分测试项目的评分都是从1分(最低)到4分(最高),但以下测试项除外:①三个物品分类测试项评分从1分(最低)到5分(最高);②两个定向测试项评分从1分(最低)到8分(最高)。

(3)各项测试中,被测试对象和治疗师应采取并排坐的方式,但以下测试项应采取面对面的座位方式:①空间知觉项;②动作运用项。

(4)每个测试项结束后,治疗师都应该问被测试对象:"此项是否已经完成?"然后再给被测试对象打分。评定表格上每项测试项后面的空白用以填写备注。

(5)脑损伤的患者容易疲劳。疲劳时有些患者会自行表达出来,但也有些无法意识到自身疲劳。因此,治疗师如果发现被测试对象出现动作变缓或者不安,应暂停测试,等过些时间再继续评定。评定结束时,治疗师应该记录评定所需要的时间以及是否分次完成评定。

(6)治疗师应根据整个评定过程中对被测试对象的观察,客观评价出其注意力和专注力的水平。

2.教师示范操作,见表4。

三、分组练习

同学们以小组为单位,进行模拟训练,熟练LOTCA的操作方法及评分标准。

四、提问纠错

每小组选派一名同学代表,针对教师模拟化患者进行洛文斯顿作业疗法认知评定成套量表(LOTCA)操作演示。

五、师生点评

根据LOTCA的操作方法及评分标准进行点评。

【实训总结】

认知功能障碍是脑卒中、脑外伤及痴呆患者的临床常见症状,使患者的日常生活、工作及休闲活动严重受限。评定患者认知功能障碍的主要表现、严重程度,才能制订全面有效的作业治疗计划,为认知功能训练提供依据,帮助患者最大限度地提高其生活质量,回归家庭。

【注意事项】

1.在为患者进行认知功能评定前,要确定患者的意识水平、生命体征处于平稳状态。

2.认知功能评定前,可先对患者进行认知功能障碍的筛查,再进行认知功能障碍的细化。

【思考题】

1.认知功能障碍会对患者的日常生活造成哪些影响?

2.在对患者进行认知功能评定时,需要注意哪些内容?

【案例实操】

患者,刘某,男,42岁,因颅脑外伤后遗症转入康复科治疗。患者目前意识状态清醒,但注意力、记忆力、空间定位等功能均不佳。请利用洛文斯顿作业疗法认知评定成套量表(LOTCA)对患者进行认知功能的评定。

(李婉莹)

表 4 LOTCA 评定方法

项目	项目类别	方法	评分	备注
定向	1. 地点定向	检查者就下列问题向被测试对象提问 (1) 你现在是在什么地方？ (2) 我们现在在哪个城市里？ (3) 你住在哪里？你的准确住址是哪里？ (4) 来这里之前你在什么地方呆过？	被测试对象每答对一个问题，得 2 分；如果给予多项选择后才能答对，得 1 分；最低得分：1 分（全部回答错误，或在给出多选项后只答对一题）；最高得分：8 分（无须给出任何选项，全部题目回答正确）	※如果被测试对象的理解能力有问题（如感觉性失语），则不能进行此项评定；如果被测试对象是表达困难，可以让其由检查者提供的多项选择中选择"是"或"不是"的回答 ※对于语言或使用多项选择的病人可以使用 3 个供选择，其中包含一个正确答案
	2. 时间定向	检查者就下列问题向被测试对象提问 (1) 今天是星期几？现在是哪一年？ (2) 现在是哪个季节？ (3) 现在几点钟了？ (4) 你住院多长时间了？（如果被测试对象未住院，检查者可以问："你生病有多长时间了？"或者，"你不舒服有多长时间了？"）	被测试对象每答对一个问题，得 2 分；如果给予多项选择后才能答对，得 1 分；最低得分：1 分（全部回答错误，或在给出多选项后只答对一题）；最高得分：8 分（无须给出任何选项，全部题目回答正确）	
视知觉	3. 物体识别	命名：检查者向被测试对象展示 8 种日常用品的卡片，如椅子、茶壶、手表、钥匙、鞋子、自行车、剪刀、眼镜，要求被测试对象说出每件物品的名称。注意：按照以上提供的顺序来排列卡片进行提问，不要用数字在卡片的背后标号来排列顺序 理解：如果被测试对象有表达方面困难而不能说出物品名称，检查者可以打开测试图册的第 1~2 页，	1 分：通过相同配对的方法，被测试对象只能识别当中的几个物品（少于 4 个） 2 分：通过相同配对的方法，被测试对象能识别 5~8 个物品 3 分：通过命名、理解和近似配对的方式，被测试对象可以识别最少 4 个物品（4~7 个）	※需要使用测试箱中的物体识别卡片（蓝色）和测试图册的第 1~4 页

实训四 认知功能评定

续表 4

项目	项目类别	方法	评分	备注
视知觉	3. 物体识别	说出一个物品名称，让被测试对象在图册上指出来。检查者会问：哪个是椅子，哪个是手表，等等。对 8 个物品逐一进行提问 近似配对：如果被测试对象在理解方面有问题，检查者取出与测试图册上第 1~2 页相似的图片，逐一给被测试对象看，并逐一提问："这是图册上的哪一个？"要求被测试对象在图册上指出与卡片近似的物品 相同配对：如果被测试对象无法分辨近似物体，检查者打开图册的第 3~4 页（这套物品和卡片上的物品完全一样）。检查者逐一提问："这张卡片是图册上的哪一个？"要求被测试对象将卡片与图册上配对	4 分：通过命名、理解和近似配对的方式，被测试对象可以识别所有物品	※需要使用测试箱中的物体识别卡片（蓝色）和测试图册的第 1~4 页
	4. 形状识别能力	命名：检查者向被测试对象逐一展示 8 张卡片上的图形，如正方形，三角形等等。要求被测试对象说出每个图形的名称 理解：如果被测试对象表达方面有问题不能说出该形状的名称，检查者可以打开测试图册的第 5~6 页，让被测试对象在图册上指出与卡片相同的图形。例如，"请指出哪个形状是圆形"等等。要求被测试对象指出对应的形状	1 分：通过相同配对的方法，被测试对象只能识别当中的几个物品（少于 4 个） 2 分：通过相同配对的方法，被测试对象能识别 5~8 个物品 3 分：通过命名、理解和近似配对的方式，被测试对象可以识别最少 4 个物品（4~7 个）	※需要使用测试箱中的形状识别卡片（黄色）和测试图册的第 5~8 页； ※检查者按照与测试图册上的图形完全相同的位置给被测试对象看图片

续表 4

项目	项目类别	方法	评分	备注
视觉知觉	4. 形状识别能力	近似配对：如果被测试对象理解上有问题不能识别图形，检查者打开测试图册上第 7 页的类似图形，给被测试对象逐一看 8 张图形卡片，要求被测试对象在图册上指出与卡片近似的图形 相同配对：如果被测试对象无法分辨近似物体，则检查者打开图册上第 8 页。检查者问："这是图册上的哪一个形状？"要求被测试对象指出相匹配的物品	4 分：通过命名、理解和近似配对的方式，被测试对象可以识别所有物品	※按照以上提供的顺序来排列卡片并提供卡片，不要用数字标号来排列卡片的背后顺序
	5. 图形重叠识别	检查者向被测试对象展示两张图形重叠识别卡片，每张识别卡上面有三个物体重叠在一起：香蕉、梨子、苹果；钳子、锄头、锯子 检查者向被测试对象：卡片上画的是什么？如果被测试对象在几何图形识别上有困难，检查者向被测试对象图片上各自独立的 6 样物品图片，然后引导被测试对象做出回答："请在图册上指出你在卡片上看到的东西。""第二张卡片操作相同	1 分：没有图册帮助被测试对象不能辨别任何物品，或者在图册的帮助下能识别物体的数目少于 3 个 2 分：在图册帮助下能识别 3 个 3 分：没有图册帮助下能识别 4 个物体，或者在图册的帮助下能识别出所有物体 4 分：无须图册的帮助能辨别出卡片上的所有物体	※需要使用测试箱中的图形重叠卡片（绿色）和测试图册的第 9~10 页
	6. 物体一致性识别	检查者向被测试对象展示四张照片（第 11 页），照片上的物体（轿车、锤子、电话和叉子）都是从与正常所见不一样的角度拍摄的，检查者会就每张图片向被测试对象提问："你在这张照片上看到的是什么东西？"只有在被测试对象有语言障碍（如失语症）的情况下，检查者才能使用多选图片（第 12~19 页）。如先让被测试对象看第 12 页的大图，然后让你在图上看到的物体（第 13 页），指出你在图上看到的物体。"每个问题只有一个正确答案	1 分：被测试对象无法辨别任何一个物体，或其只能辨别其中 1 个 2 分：被测试对象可以辨别出 2 个物体 3 分：被测试对象可以辨别出 3 个物体 4 分：被测试对象可以辨别出所有的 4 个物体	※需要使用测试图册的第 11~19 页

续表 4

项目	项目类别	方法	评分	备注
空间知觉	7. 身体方向	检查者可以根据被测试对象的身体问题将"左""右"互换 检查者问被测试对象: (1) 伸出你的右手 (2) 伸出你的左脚 (3) 将右手放在左边的耳朵上 (4) 将左手放在右边的大腿上	每次反应正确,得 1 分 最低得分:1 分,最高得分:4 分	
	8. 与周围物体的空间关系	检查者向被测试对象指出房间内四个不同方向(左,右,前,后)上的四个不同的物体,然后问被测试对象: (1) ……在你的哪一边? (例如:门) (2) ……在你的哪一边? (例如:窗户) (3) ……在你的哪一边? (例如:我坐) (4) ……在你的哪一边? (只要是房间内任意一个明显的物体)	每次回答正确,得 1 分 最低得分:1 分,最高得分:4 分	
	9. 图片中的空间关系	检查者向被测试对象展示一张照片,照片中有一个男子坐在桌子前 检查者问被测试对象: (1) 这个人的前面有什么东西? (2) 这个人的左边放着什么东西? (3) 电脑放在这个人的哪一边? (4) 这个人的后面有什么东西?	每次回答正确,得 1 分 最低得分:1 分,最高得分:4 分	※需要使用测试箱中的照片

续表4

项目	项目类别	方法	评分	备注
动作运用	10. 动作模仿	检查者与被测试对象面对面坐。检查者告诉被测试对象："请模仿我的动作，就像在照镜子一样。"如果被测试对象不明白，检查者可以进一步配合动作解释："如果我用左手做动作，请你用右手和我做同样的动作。"检查者做以下动作： (1) 用一侧手的拇指和食指捏住同侧的耳垂； (2) 连续动作：把手掌放在颈后，然后再放在对侧的肩上； (3) 将一手的手背放在对侧的脸颊上（手指伸直）； (4) 拇指先和中指对指，再和无名指对指，重复以上动作3次	每次反应正确，得1分 最低得分：1分，最高得分：4分	※动作模仿中的镜像关系主要是测试身体左右侧的识别，而不是动作的镜像的运用，因此，不论动作是对侧的还是同侧的，只要动作正确，都可以获得满分
	11. 物品使用	检查者向被测试对象展示以下物品，每次一组：一把梳子；一个信封和一张纸；一支铅笔和一块橡皮。检查者对被测试对象说："请使用这些物品。"检查者对被测试对象说："用铅笔和橡皮时，检查者要求被测试对象说：请在纸上画一条直线，然后把它擦掉。"	每次反应正确，得1分 最低得分：1分，最高得分：4分	
	12. 象征性动作	检查者要求被测试对象做以下动作： (1) 请示范给我看，你怎么刷牙（检查者要求被测试对象示范整个刷牙，从往牙刷上涂牙膏，把牙刷放进嘴里，到开始刷牙）； (2) 请示范给我看，你如何用钥匙开门； (3) 请示范给我看，你如何使用餐刀切面包； (4) 请示范给我看，你怎样打电话（检查者要求被测试对象示范整个动作，从拿起听筒，拨号，到把听筒放在耳朵上）	每次示范正确，得1分 最低得分：1分，最高得分：4分	

实训四 认知功能评定

续表4

项目	项目类别	方法	评分	备注
视运动组织部分的测试（在这一部分的测试中,需要记录测试时间,并把时间填写在评分表内）	13. 临摹几何图形	检查者把一张纸,一支铅笔放在被测试对象的面前,对被测试对象说:"我会给你5个图形,请在测试纸上顺序摆出图形:圆形,三角形,菱形,正方体和一个复合图形"	1分:不能画出任何一个图形,或只能画出其中1个 2分:能画出2或3个图形 3分:能画出4个图形 4分:能画出5个图形	※需要使用测试箱中的几何图形卡片（橘色） ※在画正方体时,被测试对象必须将图形每条边的位置都画准确,才能得分。也就是说,被测试对象能表现出对图形的三维空间感 ※请按照以上提供的顺序排列卡片来排列,不要在卡片的背后标号来排列顺序
	14. 复绘二维图形	检查者向被测试对象展示一幅几何图案,包括一个圆形,一个矩形（正方形）,两个三角形以及一些相关测试图案的形状。检查者要求被测试对象:"在这个图案旁边画出这个图形"。如果被测试对象不能做到这一点,检查者可以引导被测试对象:"直接在这个图案上面描画。"	1分:不能画出图案 2分:直接在图案上面描画,但经过反复尝试并出现过错误 3分:能画出图案 4分:能画出图案	※需要使用测试图册的第20页
	15. 插孔拼图	检查者把以下工具放在被测试对象面前:一块插孔板,一些塑料插钉和测试图册第21页的三角形图案设计。检查者要求被测试对象:"用插钉在插孔板上完成相应的图案。"	1分:不能完成 2分:只能完成垂直线和水平线,不能完成斜线和或图案没有封闭 3分:能完成图案,但图案在插孔板上的位置不正确（见测试图册第21页） 4分:能正确完成图案	※需要使用测试图册的第21页

续表4

项目	项目类别	方法	评分	备注
视运动组织（在这一部分的测试中，需要记录测试时间，并把时间填写在评分表内）	16. 彩色方块拼图	检查者把以下工具放在被测试对象面前：10块彩色方块和测试图册中第22页的图案。检查者要求被测试对象："请按照图案拼出模型。"	1分：不能完成 2分：只能在桌面上建立一个平面模型，没有高度或深度，或部分为平面模型 3分：建立的模型只有高度或者只有深度 4分：能正确完成拼图	※需要使用测试图册的第22页
	17. 无色方块拼图	检查者把以下工具放在被测试对象面前：10块五色方块和测试图册第23页的图案。检查者问被测试对象：（1）要拼好这个模型需要几个方块？（2）请开始拼图	1分：不能完成或答错了方块的数目 2分：只将看到的方块拼出，忽略了后面看不见的方块 3分：答对了方块的数目，但拼不出模型 4分：能正确完成拼图	※需要使用测试图册的第23页
	18. 碎图复原	检查者向被测试对象展示测试图册第24页的彩色蝴蝶图案和相应的9块图案碎片，要求被测试对象在图案上把碎图片拼起来	1分：不能完成 2分：只能拼出图案中间的垂直三个碎片 3分：经过反复尝试能正确拼出图案 4分：不需尝试就能把图案正确拼出	※需要使用测试图册的第24页
	19. 画钟	检查者给被测试对象一支铅笔和一张上面画好了一个圆形的纸（如测试图册第25页），然后对被测试对象说："请把时钟内的数字写出来。再按照10点15分把时针、分针的正确位置画出来"	1分：不能完成 2分：画出的钟面图形大致符合意图，但标出的时间不正确 3分：画出的钟面时间刻度正确，或标出的钟面时间正确，但刻度和时间有偏差 4分：能正确完成	※需要使用测试图册的第25页

实训四 认知功能评定

续表4

项目	项目类别	方法	评分	备注
	20. 物品分类	检查者将印有以下物品的14张卡片随机地摊在桌面上：帆船、直升机、自行车、轮船、火车、小轿车、锤子、剪刀、针、螺丝刀、缝纫机、锄头、把子。然后检查者要求被测试对象：（1）请将卡片按物品的类型分组（2）请给每组命名 当被测试对象完成第一次分组操作后，检查者会再提问：（1）还可能有另外一种分类方式吗？（2）请按新的分类方式给每组命名	1分：不能完成 2分：能完成部分物品的分类（可以是粗分或者是细分） 3分：能够完成两次物品的分类，但需要提示和/或无法完成全部分类 4分：能够完成物品的分类，可以有或无提示，但不能用语言概括出分类标准 5分：能完成分类标准，并能用语言描述出分类标准。如果被测试者因语言问题无法得到最高分，检查者应在评定表得分的旁边予以说明	※需要使用测试箱中的物品分类卡片（红色）
思维操作	21. Riska无组织图形分类	此项测试需要使用测试箱中18块具有3种不同颜色（深褐色、浅褐色和奶油色）和3种不同形状（箭头、椭圆和1/4扇形）的塑料板块。所有板块随机地摆放在被测试对象的面前。检查者说："把你觉得相似的物体分组。"被测试对象完成分组后，检查者问被测试对象："为什么把这几个分成一组？"（或："你是按什么原则分组的？"）当被测试对象描述完其分组标准后，检查者要求被测试对象："现在，用另外一种方式分组。"	1分：精确配对（颜色和形状相同的板块都收集（把板块排成一行或一朵花的图案） 2分：按照一个不完整的标准分类（例如，漏了一些板块没分组，或将两个标准混合在一起） 3分：按照一个标准对板块立体排列（例如，将椭圆板块排成一行，将箭头排在其下方等） 4分：按照一个标准随机分类，能够从一个标准转成另一个标准（如，先按颜色，再按形状） 5分：能同时根据两个或以上的标准分类（例如，在一组中组合2种以上的形状和颜色）	※为了保持和LOTCA整体评分标准一致，特将Riska图形分类的评分标准加以缩减

续表4

项目	项目类别	方法	评分	备注
思维操作	22. Riska有组织图形分类	需要使用与测试第21项相同的塑料块。检查者在被测试对象的面前摆出一组：一个深褐色箭头，一个奶油色1/4扇形，一个浅褐色椭圆。然后对被测试对象说："我分出了一个组，你现在开始分出和我这个相似的全部分成一组，检查者再问："你分出的组数目和我分的组有哪些相似的地方？"如果测试对象能说出三种不同形状和三种不同颜色的标准，则测试结束。如果被测试对象说不出来，检查者再说："你分的组很像我分的组，但在某些方面又不像，试让它们像一点。"如果未完成，检查者可以给被测试对象一点提示："用完成所有的板块。"	1分：精确配对（颜色和形状相同的板块）和/或收集（把板块排成一朵花的图案） 2分：按照一个不完整的标准分类（例如，漏掉了一些板块没分组，或将两个标准混淆在一起） 3分：按照一个标准分类 4分：经过检查者的提示后，第一次尝试才能同时按照两个标准分类 5分：第一次尝试时就能同时根据两个标准分类	
	23. 图片排序（A）	检查者按照下面顺序在被测试对象面前铺开5张卡片，连起来是一个小故事 4　1　3 　5　2 检查者要求被测试对象： （1）请将卡片按正确顺序排列 （2）请描述故事情节	1分：不能完成 2分：只使用了部分卡片，但不符合整个顺序 3分：能描述故事情节，但卡片排列不正确，或卡片排列正确，但无法描述故事情节 4分：正确完成	※需要使用测试箱中的图片排序故事卡片（A和B均为紫色）

续表 4

项目	项目类别	方法	评分	备注
	24. 图片排列（B）	如果被测试对象在图片排序 A 中的测试得到 4 分，或因失语症无法描述故事，只能按正确顺序排列出卡片，则需要接受本项图片排序的测试。卡片按照下面顺序铺开： 5　1　4 2　6　3 对被测试对象的要求以及评分方式和图片排序 A 测试中的方式一样。如果被测试对象因为语言问题不能得到满分，检查者应该在评分表上予以注明。如果被测试对象在图片排序 A 测试中得分低于 4 分，则不需要测试图片排序 B（此项没有分）	1 分：不能完成 2 分：只使用了部分卡片，但不符合整个顺序 3 分：能描述故事情节，但卡片排列不正确；或卡片排列正确，但无法描述故事情节 4 分：正确完成	
思维操作	25. 几何图形排序推理	检查者给被测试对象看第一套几何图形排序图形（测试图册第 26 页），并给被测试对象一支铅笔。对他说："在这一栏中，这些图形是按照一种特定的顺序排列的，请根据这个顺序接着画下去。"按照这个方法重复第二套第二套几何图形的测试（测试图册第 27 页）。 第一套图形排序的正确答案是：圆形，正方形。第二套图形排序的正确答案是：四条水平线段，五条垂直线段。在第二套图形中，如果被测试对象理解图形排列的顺序而不能正确接着画下去，或被测试对象无法接着画其中某一部分的图形（例如，画开头的图形顺序接着画下去），这时，检查者应引导被测试对象："还有没有另外一种可能的方法来延续这种图形的排列顺序？"	1 分：不能完成 2 分：只完成第一套图形的接续 3 分：经过几次尝试后，能完成两套图形顺序的接续 4 分：能正确地完成图形排序	※需要使用测试图册的第 26 和 27 页

续表4

项目	项目类别	方法	评分	备注
思维操作	26. 逻辑问题	检查者给被测试对象看列有以下问题的一页纸,然后和他一起阅读。每次一题。被测试对象可以按照自己的意愿采用口头或书写的形式作答。如果被测试对象有语言障碍,此项测试可能很困难。问题: (1) 张明是1930年出生,在哪一年他应该35岁了? (2) 李达是1950年出生,他今年多大了? (3) 小丽有5个苹果,小珊比小丽少3个,她们俩一共有几个苹果? (4) 小南出生比小珍早,但比小莎晚。谁的年纪最大?谁在中间?谁最小?	每答对一题,得1分 最低得分:1分,最高得分:4分	
注意力及专注力		根据上述测试过程所观察到的被测试对象的表现进行评分	1分:注意力集中时段非常短,被测试对象注意力集中不超过5分钟,并需要不停地重复提示。需要停止测试过程(一次不能完成整个测试过程) 2分:被测试对象能短时间集中注意力,专注力超过15分钟;反复测试需要一些提示。整个测试过程需要分两次才能完成 3分:被测试对象在注意和专注力上有轻微困难,但通过多次重新集中注意力后,仍能完成所有测试项目 4分:没有任何注意和专注力方面的问题	

实训五 认知功能障碍作业治疗

【实训目的】

1. 掌握脑卒中、脑外伤及痴呆患者常见的注意障碍、记忆障碍、感知觉功能障碍的评定方法,熟练使用认知评定表格。

2. 熟练应用注意障碍、记忆障碍、感知觉功能障碍的作业治疗方法,能够了解患者认知功能障碍的主要表现、严重程度,制订全面、有效的康复治疗计划。

【学时数】

4学时。

【实训器材】

1. 桌子、椅子、纸、笔、录音机、多媒体设备。
2. 相关评估量表。
3. 照片、颜色图片、日常用品、拼版等。
4. 硬币、积木、涂色图画、拼图、训练用卡片等。
5. 各种几何图形、火柴棍、木钉板等。
6. 计算机辅助训练系统。

【实训内容与步骤】

一、多媒体演示复习认知功能障碍的相关理论课内容

主要包括注意障碍、记忆障碍、失认症、失用症、单侧忽略的重点内容,介绍实训课的内容与流程。

二、示范讲解

1. 教师分别模拟注意障碍和记忆障碍、失认症、失用症、单侧忽略认知障碍患者的表现。

2. 教师分别演示注意障碍和记忆障碍、失认症、失用症、单侧忽略认知障碍患者的评定与治疗方法。

(一)注意障碍的评定与治疗

评定:
(1)点光源跟踪。
(2)声音识别。
(3)在杂音背景中辨认词。
(4)字母删除。
(5)连线测试。
(6)数字顺背和倒背测验。

治疗:
(1)猜测游戏。
(2)删除作业。
(3)击鼓传球游戏。
(4)数字顺背和倒背训练。

(二)记忆障碍评定与治疗

评定:Rivermead行为记忆测试,具体方法详见第一部分第四章第三节内容。

治疗:给患者说苹果、太阳、衣服三个词语,让患者跟着重复一遍,后进行别的活动。五分钟后让患者复述刚才说的三个词语。根据患者情况逐渐增加记忆时间和词汇难度。

(三)知觉评定与治疗

评定:

1.失认症。

(1)触觉失认。

1)质地觉评定:患者闭目触摸辨认光滑的表面以及磨砂的表面。

2)形态觉评定:患者闭目触摸辨认用木制的不同形状的模型块。

3)实体觉评定:患者闭目触摸辨认笔、球、书等。

(2)视觉失认。

1)相同物品配对:如别针、钥匙、钢笔等各两枚,混在一起,让患者把相同物品分开。

2)按物品用途分组。

3)指物呼名或按口令指认物品。

4)按指令使用物品,如"戴眼镜"等。

(3)躯体失认。

1)按指令触摸躯体的某些部位,如"请指你的鼻子",不能正确地完成。

2)拼接躯体/面部的图板拼图,不能完成。

3)回答问题,如"手在胳膊的下面吗?"可能回答错误。

4)令说出检查者所触患者手指的名称,可有错误。
5)按指令完成动作如"请指你的左膝""请摸一下我的右手",不能正确完成。
(4)单侧空间忽略。
1)二等分试验。
2)删除试验。
3)自由画:如钟表、房子、人脸等。
2.失用症。
(1)听命令执行以下动作。
1)面部:闭眼、开口、露齿、伸舌、舔唇、吹口哨、鼓腮、咳嗽等。
2)颈部:低头、仰头、左右转头等。
3)肢体:关节的各个方向活动、敬礼、再见、握拳、吸烟、踢球、搭腿等。
4)躯干:鞠躬、左右转身等。
5)动作转换:拍腿-握拳-立掌、指天花板-指地板-指鼻子等。
(2)使用道具听命令执行以下动作。
1)单一物品使用:用牙刷刷牙、用梳子梳头等。
2)复数物品系列操作:模拟沏茶、装信封、搭积木等。
治疗:
(1)触觉失认。
1)先用粗糙物品沿患者手指向指尖移动,待患者有感觉后用同样的方法反复进行刺激。
2)反复触摸不同粗细的砂纸、棉、麻、丝、毛等布料,先睁眼后闭眼。
3)让患者反复触摸需辨认的物体,然后将此物和其他几个物体放入不透明的箱中,让患者从中取出先前辨认过的物体。反复练习几次成功后,改让患者看图片,按图在箱中找出实物。
(2)听觉失认。
1)建立声与发声体之间的联系:治疗师吹一个口哨,患者吹另一个口哨,然后让他将口哨的图片与写有口哨字样的图片配对。
2)分辨发声和不发声体:治疗师让患者细心听(不让看)吹口哨的声音,然后让患者从画有锤子、水杯、闹钟、口哨的图片中认出口哨。
3)声-词联系:用录音带提供猫叫、狗吠、鸟鸣等声音,让患者找出与叫声一致的动物的词卡。
(3)视觉失认。
1)按物品用途分组,如钥匙-锁、牙刷-牙膏。
2)指物呼名或按口令指物。
3)按指令使用物品,如"戴眼镜"等。
4)按指令指出不同颜色。

5)从不同照片中寻找患者熟悉的人。

(4)躯体失认训练。

1)感觉-运动法,让患者自己用粗糙布擦拭治疗师所指的身体部位。

2)让患者按命令模仿治疗师的动作,如用右手摸你的左耳,左手放在右膝上等。

3)让患者按照"让我看你的手"或"触摸你的膝盖"的指令动作。

4)练习组装人体模型拼板。

(5)空间关系辨认障碍训练。

1)按功能将日常生活物品分类。

2)让患者完成含有空间成分的活动,如"请把门后的椅子拿来""请站在桌子与床之间"。

3)让患者将一些折纸物品、积木、动物形状的木块、木钉盘等构成三维立体的情景模型。

(6)单侧空间忽略。

1)感觉输入法:浅感觉:对忽略侧肢体的皮肤进行冰刺激。深感觉:在患者的注视下,用健手摩擦其忽略侧手。视觉:训练患者面对镜子进行一系列动作。

2)进行拼图训练:拼图块放置在忽略侧。

3)让患者删除几行字母中指定的字母,有漏删时让他大声地读出漏删的字母后再删去。

(7)失用症训练。

1)治疗师握患者的手去完成动作,在纠正错误动作时不仅通过语言,更要用动作帮助指导。如患者用牙刷梳头,此时治疗师应握着患者的手,将手从头慢慢移到口部,并帮助做刷牙动作。

2)在进行特定的活动前,给予本体觉、触觉、运动觉的刺激,如在制动轮椅手闸前,可将肢体做所需范围的关节活动。

3)指导患者完成桌面上的二维、三维(积木)作业,并逐渐增加其复杂性。

4)指导患者组合螺钉、螺母。

三、分组练习及点评

(1)实训小组成员充分了解患者认知功能障碍的主要表现、严重程度,小组成员分别扮演注意障碍、记忆障碍、感知觉功能障碍患者。

(2)参与实训的学生每2人一组,其中一人模拟作业治疗师,一人模拟认知功能障碍标准化患者。

(3)师生根据练习效果进行点评。

四、相关案例

1.李某,男,65岁,商人,脑卒中后言语不清,左侧身体无力,转入康复科治疗。现不能自己穿衣或按照正确的顺序和部位穿衣。李先生穿衣时会顺序颠倒,内外反穿或穿错部位。有时他会有少许短期记忆的困难,较难学习新事物。家人说他经常注意力不集中,且有很多时候容易忽略一些事物与声音。

2.患者,李某,女,68岁,右利手,因"脑出血术后左侧偏瘫近4个月"入院。后因左侧肢体活动不能,收入医院康复医学科。既往史高脂血症病史十余年。入院查体:神清,精神可,理解力可,言语流利,口齿欠清。简易精神状态检查正常,改良Barthel指数35分。据家属描述平时表现如下:①发病初期对左侧肢体的不认识,表现为患者触摸自己左上肢时很疑惑,询问家属这是什么东西并要将其扔掉;入院时询问患者左侧在哪里,患者找不到自己的左侧肢体,当把其左手展示给患者,患者承认这是其左手,但不能具体指出每一根手指。②当站在患者左侧与之交谈时,不能定位声源方向,找不到说话的人;起床时不能准确抓握来自左侧的扶手;数床边人数时,不数左侧的人数。③吃饭时只吃盘子的一侧。④当患者左下肢恢复一定运动功能后,给以运动指令时,患者在一段反应时间后开始出现不连贯的下肢运动。⑤端坐位时身体中线右偏,坐位平衡功能障碍。

五、实操训练

1.实训小组进行讨论案例。
2.拟定认知评定方案,制订全面、有效的作业治疗计划,并进行认知作业训练练习。

【实训总结】

认知功能障碍的评定与康复训练是作业治疗师的重要工作内容,了解患者认知功能障碍的主要表现、严重程度,制订全面、有效的康复治疗计划,并进行认知及知觉功能训练,能够帮助患者最大限度回归社会。

【注意事项】

1.进行认知功能训练时要注意患者的情绪问题,训练过程中及时安抚。
2.进行感知功能训练时要注意应用丰富多彩的功能性活动治疗。

【思考题】

1.简述单侧忽略患者在日常生活中的行为表现。
2.如遇到阿尔茨海默病的老年人,你会对其进行哪些评估?

(司雷婕)

实训六

感觉统合治疗

【实训目的】

1.掌握感觉统合治疗器具的作用与使用方法。

2.掌握感觉统合治疗临床操作的基本动作。

【学时数】

2学时。

【实训器材与场所】

实训器材:滑板、滑梯、触觉球、平衡板、彩虹桶、蹦床、羊角球、袋鼠跳袋、大笼球、震动隧道、万向组合、套圈、独脚椅等。

实训场所:儿童康复实训室。

【实训内容与步骤】

一、复习理论课相关知识

1.感觉统合及感觉统合障碍的概念。

2.感觉统合障碍的分类。

3.感觉统合障碍的临床表现。

二、示范演示

1.结合儿童康复实训室,向同学们介绍并示范滑行类、触觉类、平衡类、弹跳类等感觉统合治疗器具的作用。

2.教师模拟一位身体平衡能力差,手脚协调不良的儿童。请同学们分析并评定该儿童的情况,并选择适当的感觉统合治疗器具对其进行训练。

3.讲解针对模拟患者的情况,可以利用袋鼠跳袋对患者进行评定,观察患者是否会出现身体前倾、双脚无法跟上的情况。训练时可以采用增加前庭平衡觉活动以及两侧协调及手眼协调活动,例如平衡台活动和蹦床接球活动。

三、分组练习

同学们以小组为单位,进行各种感觉统合器具的使用练习,每组学生派代表操作展示。

【实训总结】

感觉统合治疗的有效实施必须依靠训练器具的辅助,其核心是通过使用滑板、滑梯、蹦床等器具整合前庭感觉、本体感觉、触觉、视觉等刺激,控制感觉信息的输入,提高感觉统合能力。掌握正确的感觉统合治疗器具的使用方法是保证治疗效果的前提。

【注意事项】

1.在进行感觉统合器具练习时,要注意每项感觉统合治疗器具的承重极限。

2.如需要在地垫上进行的训练,则需要注意保持训练时的正确姿势。

【思考题】

1.如何利用大笼球对患者进行感觉统合功能的评估。

2.在对儿童进行感觉统合训练时,如何根据儿童的兴趣爱好调整治疗计划。

【案例实操】

康康今年5岁,性格活泼好动,爱好拍球。平时喜欢乱跑、手闲不住。上课时小动作多,屁股总是在座椅上扭动。课堂上对老师的话经常不听,喜欢招惹同学,有时会与同学争吵,甚至打架。医生诊断康康为注意力缺陷多动障碍。请你运用感觉统合理论针对康康的情况,为其设计一套感觉统合训练方案。

(孙 启)

实训七 治疗性作业活动训练

【实训目的】

1.掌握各种治疗性作业活动的训练方法及实施步骤。

2.熟悉各种治疗性作业活动的训练注意事项。

3.了解各种治疗性作业活动所使用治疗器材的原理。

【学时数】

2学时。

【实训器材】

1.砂磨板、多功能OT训练平台、手指楼梯、分指板、木钉、篮球、滚筒、插孔板、小圈及套圈用的架子、手指抓握练习器、手指屈伸牵拉重量练习器、感知觉训练用器材、桌、椅、板凳、橡皮泥、黏土、色卡纸等。

2.剪刀、笔、胶水等。

3.多媒体设备。

【实训内容与步骤】

一、讲解治疗性作业活动基础知识

1.识别复习各种作业训练器材的外形、结构、原理、作用、适应证、使用方法。

2.分组假定患者病情,进行上肢功能评定。

3.根据评定结果,制订治疗性作业活动治疗方案。

4.进行治疗性作业活动训练。

(1)改善上肢关节活动度的治疗性作业活动的训练方法。

(2)改善上肢肌力治疗性作业活动的训练方法。

(3)改善手指精细动作治疗性作业活动的训练方法。

(4)改善感觉功能治疗性作业活动的训练方法。

二、示范演示

1.教师模拟一位右上肢肘关节屈曲活动度受限的患者,模拟患者在家中进行家务卫生的操作。

2.请同学们运用作业活动分析方法,可以选用合适的器材进行作业康复训练,记录患者的完成情况。

三、分组练习

同学们以小组为单位,先以自身活动为参照对象,从日常生活活动、工作生产活动、休闲娱乐活动中,选择实训活动1~2项,分组进行,运用作业活动分析方法,进行治疗性作业活动的设计。

四、实训考评

每组学生派代表展示治疗性作业活动设计的结果,考核评分。

【实训总结】

治疗性作业活动是以患者为中心,根据患者躯体功能、心理状态和社会角色的需要,协助患者选择、参与和执行有目的和有意义的治疗性作业活动,以预防和改善其与生活有关的功能障碍,最大限度地恢复患者精神和躯体方面的适应能力,促进健康,使个人可以在其所处的环境中得以生存和发展,并主动参与到其所需的日常活动当中。

【注意事项】

1.治疗性作业活动分析设计时要考虑患者个人的生活习惯及所处的环境条件。

2.在完成治疗性作业活动时要考虑作业活动与患者的作业角色是否匹配。

【思考题】

临床如何选择及运用治疗性作业活动?

【案例实操】

患者,张某,男,42岁,右侧肢体乏力3月余,拟诊断为"脑梗死恢复期"收入院并转介康复治疗。神清,认知功能正常,言语欠流利,进食无呛咳。右侧鼻唇沟变浅,伸舌偏右。左侧肢体肌张力正常,右上肢屈肌张力1级,右下肢伸肌张力1级(改良Ashworth)。右侧上肢–手–下肢Brunnstrom分期分别为Ⅳ-Ⅱ-Ⅳ期。可独立完成翻身、卧坐转移、坐站转移及站立,使用拐杖可独立步行,偏瘫步态。双腿站立平衡2级,右腿单腿站立不能,改良巴氏指数评分72分。

请根据患者情况,运用作业活动分析方法,为其设计一套治疗性作业活动。

(赵宿睿)

实训八 压力治疗

【实训目的】
1. 掌握压力衣的制作流程。
2. 熟悉常用压力衣、压力垫的制作方法。

【学时数】
2学时。

【实训器材与场所】
实训器材:直尺、软尺、纸、笔、剪刀、压力布、缝纫机等。
实训场所:康复工程实训室。

【实训内容与步骤】

一、讲解压力衣的制作和应用步骤

压力衣的制作和应用步骤见图1。

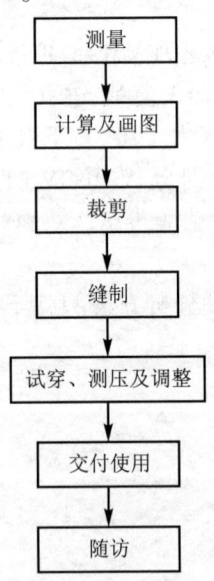

图1 压力衣的制作和应用步骤

二、示范演示

1.教师模拟一位右侧上肢肿胀的患者。请同学们分析该如何应用压力治疗对患者进行压力臂套的设计及制作。

2.讲解针对模拟患者的情况,可以对患者进行压力臂套的制作。

3.演示压力臂套的制作方法。

(1)测量:手臂自然下垂,测量起点和终点在瘢痕上、下5 cm位置,成人每隔5 cm测量一个数据,儿童每隔3 cm测量一个数据,关节位置需测量。成人缩率10%~15%,儿童缩率5%。

(2)画图:如图2。

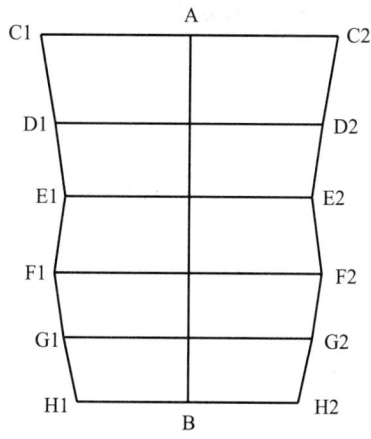

图2 压力臂套画图

(3)裁剪:画好图纸后,裁剪出纸样。固定于压力布上,裁剪出相同大小的布料,并用缝纫机缝合。

(4)试穿:压力臂套制作完成后,让患者试穿,检查是否合适及压力是否足够。并观察压力臂套是否会影响患者的关节活动度及局部皮肤组织的血供情况。

(5)交付使用:教会患者正确的穿戴方法。

三、分组练习

同学们以小组为单位,进行压力臂套的测量与缝制练习,每题学生派代表操作展示。

四、操作展示

每组学生派代表操作展示。

【实训总结】

上肢是较易遭受烧烫伤和其他外伤的部位,上臂和前臂因形状较规则,呈圆柱形,是最易加压的部位，也是压力容易控制且控制效果较好的部位。压力臂套适用于上肢烧伤、手术或其他原因所致的瘢痕、上肢肿胀、上肢截肢残端塑形。

【注意事项】

1. 压力臂套制作容易，穿戴方便，压力易于控制。
2. 手部如有瘢痕，需同时配合压力手套一起使用。
3. 臂套的长度应覆盖瘢痕以外 3~5 cm。

【思考题】

1. 压力臂套使用的过程中需要注意哪项事项？
2. 怎样对压力臂套进行保养？

【案例实操】

患者，丁某，男，45 岁。2 月前因右上肢烧伤入院，诊断为右上肢深Ⅱ度烧伤。目前患者右上肢可见多处瘢痕组织，右侧前臂肿胀明显。请针对患者情况，运用压力治疗为患者设计一种预防肢体肿胀、预防瘢痕的压力衣。

（孙　启）

实训九 助行器的适配与使用训练

【实训目的】
1. 掌握助行器的适配方法。
2. 掌握助行器的使用方法。

【学时数】
2学时。

【实训器材】
1. 单足、多足手杖。
2. 腋拐。
3. 肘杖。
4. 前臂支撑拐。
5. 助行架。
6. PT床。

【实训内容与步骤】

一、讲解助行器的作用与使用原则

(一) 助行器的作用

1. 减轻下肢负荷,支持体重。
2. 保持平衡。
3. 增强肌力。
4. 缓解疼痛,改善步态。
5. 辅助移动及行走。
6. 其他。

(二) 助行器使用的注意事项

1. 上肢和躯干必须要有一定的肌力,为固定上肢来支撑体重,需要背阔肌、斜方肌、胸大肌、肱三头肌等用力;为使腋拐前后摆出,需要三角肌用力;为牢固握住把手,需要前臂屈肌和伸肌及手部屈肌用力。

2.上臂应夹紧,控制身体的重心,避免身体向外倾倒。

3.腰部应保持直立或略向前挺出姿势,而不能向后弯。

4.拐杖的着地点应在脚掌的前外侧处,肘关节维持弯曲 20°~30°,有利于手臂的施力,手腕保持向上翘的力量。

5.腋拐应抵在侧胸壁上,通过加强肩和上肢得到更多的支持,正常腋拐与躯干侧面应成 15°的角度。

6.使用腋拐时着力点是在手柄处,而不是靠腋窝支撑,以避免伤及臂丛神经。

二、示范讲解

1.教师模拟一位握力好,上肢支撑力强的下肢功能障碍患者,讲解并示范手杖的适用对象、长度测量及步行方法。

2.教师模拟一位双侧下肢严重无力的患者,讲解并示范肘拐、前臂支撑拐的适用对象及长度测量方法。

3.教师模拟一位下肢不能承重,且手杖、多足手杖或前臂支撑杖无法提供足够稳定的患者,讲解并示范腋拐的适用对象、长度测量及步行方法。

三、分组练习

同学们以小组为单位,2~4 名同学为一组,分组进行角色扮演进行助行器的长度测量以及使用方法的训练。

【实训总结】

助行器的应用是康复医学的一项重要治疗手段。随着科技的发展,有关助行器的研究及制作有了较大发展,各种类型助行器层出不穷,给患者的选择使用带来了方便,同时,为患者生存质量的提高提供了极大的支持和帮助。根据治疗需要,作业治疗师经常需要为患者及下肢残疾者配备合适的助行器。

【注意事项】

1.观察患者在步行过程中是否有不良反应的发生,如果患者出现疼痛或不适,需要立即停止训练。

2.患者在进行训练时应注意步行地面的平整、干燥,避免患者发生安全问题。

3.患者在进行训练时,治疗师需要进行监督和保护,保证患者的安全和训练的成效。

【思考题】

1.简述手杖的两点步行和三点步行。

2.简述单足手杖与多足手杖的区别。

3.简述腋拐的摆过步、摆至步、三点步及四点步。

【案例实操】

黄女士,65岁,脑卒中左侧偏瘫2个月入院,健侧下肢肌力4级,患侧3级,日常生活活动能独立完成,与丈夫同住小区单元楼2楼。请为黄女士选配合适的助行器,并设计一套训练方案。

(马璐瑶)

实训十 辅助器具的制作与使用

【实训目的】
1. 掌握常见辅助器具的制作。
2. 掌握常见辅助器具的使用。

【学时数】
2学时。

【实训器材】
1. 普通不锈钢勺子或叉子。
2. 聚乙烯或聚丙烯塑料板材。
3. 铆钉。
4. 电吹风。
5. 砂纸或打磨机。
6. 铆钉枪。
7. 钳工工具箱。

【实训内容与步骤】

一、示范讲解

1. 评定。教师模拟一位右侧前臂和腕关节活动受限者,但是希望可以自主进餐的患者,与同学们进行系统的评定,判断患者是否需要辅助器具。
2. 辅助器具的确定。根据评定结果确定辅助器具,并向患者和患者家属进行解释。
3. 辅助器具制作方法。①切割塑料板材;②打磨边缘使其光滑平整;③将勺子和叉子的末端每隔2 cm钻2个直径6 mm的小孔,再用8 mm的钻头沉孔;④将手柄末端6 cm处在钳台上弯成直角;⑤用铆钉将汤勺和叉固定在一起;⑥塑料板材的两端用电吹风加热变弯;⑦戴上手套试样;⑧最后交付使用。
4. 观察患者用自助具进行功能性活动的情况。
5. 追踪随访。进行再评定、自助具保养和必要的维修。

二、分组练习

同学们以小组为单位,2~4名同学为一组,分组进行角色扮演,进行辅助器具的制作以及使用方法的训练。

【实训总结】

辅助器具对于功能障碍者、活动限制者、社会参与受限者而言,可以通过采用适配的辅助器具或辅助技术来代偿已丧失的功能,帮助他们省时、省力,更大程度独立地完成日常生活活动和一些生产性活动,以提高其生活质量。

【注意事项】

注意保护和操作安全。

【思考题】

利用业余时间针对脑卒中患者制作一款生活辅助器具。

【案例实操】

刘爷爷,70岁,退休,脑梗死后1个月。查体:神志清楚,言语欠流利。左侧肢体活动自如,右上肢肌力2级,右手能完成抓握而不能主动伸指;右上肢肩、肘关节活动受限;右侧上肢协调能力不佳。结合刘爷爷的情况,为他设计制作一款方便进食的辅助器具。

(马璐瑶)

实训十一

轮椅训练

【实训目的】
1. 掌握轮椅的选配。
2. 掌握轮椅的基本操作。
3. 掌握轮椅的转移技术。

【学时数】
2学时。

【实训器材】
1. 轮椅和轮椅配件。
2. 床、椅子。
3. 坡道与楼梯。
4. 软尺。

【实训内容与步骤】

一、讲解轮椅的选配以及不同人群使用轮椅的注意事项

(一) 轮椅的尺寸选择

选择一部轮椅,需要考虑到各种因素,如患者残疾和功能障碍程度、年龄、爱好、经济状况、居住及工作环境等。轮椅尺寸合适与否,特别是座位宽窄、深浅与靠背的高低以及脚踏板到坐垫的距离是否合适都影响到轮椅的合理使用。

1. 座宽指轮椅两侧扶手侧板之间的距离。坐好后,臀部与轮椅座位两内侧面之间的距离应各有2.5 cm间隙为宜。座位过窄,不但使患者上下轮椅不便,还容易擦伤患者皮肤,甚至挤压股骨周围而产生压疮;座位过宽则使乘坐者驱动轮环十分困难。

2. 座长指靠背到座位前缘之间的距离。当乘坐者坐好后,腘窝部与座位前缘的间隙应以6.5 cm为宜。座长过短会使坐骨结节承重太大,容易在坐骨结节处产生压疮。座长过长又会使座位前缘压迫腘窝部小腿的上端而影响血液循环,并易致皮肤擦伤。

3. 靠背的高度应根据乘坐者的坐高及躯干功能情况而定。靠背越低,上半身及双臂的活动越方便;靠背越高,乘坐者越稳定。一般情况下,若伤残者躯干机能是完好的,靠背上缘高度应在乘坐者腋下约 10 cm 为宜。

4.坐垫与脚踏板之间的距离乘坐者坐好后。双脚放在脚踏板上,腘窝处大腿前端底部约有 4 cm 不接触坐垫。坐垫与脚踏板的距离过小,可使大腿前端与坐垫离开的部分过长,造成坐骨结节承重过大;坐垫与脚踏板距离过大,乘坐者的脚不能够踏上脚踏板,双脚失去依托而自由摆动,很容易导致碰伤。

(二)不同疾病患者使用轮椅的注意事项

轮椅的适用范围非常广泛,对于不同的患者应有不同的要求,只有满足这些不同的要求,轮椅才能使用得当且可避免意外发生。

1.脊髓损伤患者。脊髓损伤患者损伤部位的高低决定了肢体功能的恢复水平,因此对轮椅提出了不同的要求。高位颈髓(颈 4 以上)损伤者,由于自主呼吸功能减弱或丧失,所乘用的轮椅必须配有小型呼吸机;此外,这些患者上肢运动功能虽已基本丧失,但仍有可能残存一些微弱的动作能力,为使这仅有的残存功能充分发挥作用和克服上肢肌肉的痉挛性抽动,轮椅上应装有上肢悬吊架。对于脊髓损伤部位较低,上肢功能健全的患者,特别是年轻患者,为了增强康复后独立生活的能力,可使用标准轮椅并应努力训练好轮椅使用技能。

2.下肢伤残者。无论是下肢功能减退或丧失者,还是下肢截肢者,由于他们身体的其他部分一般是健康的,轮椅对于他们来讲,常是在做较长距离活动时才使用。由于下肢疾患伤残的情况各异,有些人的膝关节强直,因此他们乘坐的轮椅应根据具体体位参数,配以下肢托架。有些人只是单腿残疾,乘坐轮椅时常以一条健康腿为动力行走。对于他们,坐垫上面与地面的距离非常重要,这要通过调节大轮轴在轮椅架上的固定位置和坐垫厚度来解决。

3.颅脑疾病患者。部分颅脑疾病患者存在着共济运动失调、意识及精神方面的障碍,在驱动轮椅时必须有护理人员陪同。脑瘫等病残患者体态多各有变异,乘坐的轮椅要求配有适当的托板靠垫,这种托板靠垫可使用低温热塑性板材,根据患者体态要求进行配制,表面应包有软泡沫塑料等衬垫材料。配制这种托板靠垫一定要根据试用情况反复认真修整,否则患者容易出现压疮。

4.年老和体弱多病者。年老和体弱多病者一般只需使用普通轮椅进行室内外活动,以增加身体的活动程度,达到方便生活的目的;同时,适当扩大活动范围,也可丰富生活,调整心态。

二、示范讲解

1.教师讲解并示范轮椅尺寸的测量方法。

目前国内尚无统一的轮椅处方内容与格式,具体处方可参考表 5。

表5　轮椅处方

一、基本资料

姓名_____　性别_____　年龄_____　职业_____　联系电话_____

临床诊断_____

使用者类型_____

二、尺寸测量

座宽_____cm　座长_____cm　座高_____cm　身高_____cm　体重_____kg

三、轮椅选配

1. 车型：□固定式　　　　□可折叠式
2. 驱动方式：□手动(□双轮、□单轮；□左、□右)　□电动(□手控、□下颌控、□气控)　□其他
3. 大车轮尺寸：_____cm　　　　□无手推圈　　　□有手推圈
4. 小车轮尺寸：_____cm　　　　□带锁　　　　　□无锁
5. 轮胎：　　□实心　　　　□一般充气　　　□低压充气
6. 座位：　　□硬座　　　　□软座　　　　　□特殊要求
7. 坐垫：　　□海绵坐垫　　□真空棉坐垫　　□充气坐垫　　□充水坐垫　　□凝胶坐垫
　　　　　　□复合型坐垫　□硅胶坐垫　　　□其他_____
8. 靠背：　　□普通　　　　□背靠头枕　　　□靠背可倾　　□拉链式
9. 扶手：　　□普通固定　　□阶梯式　　　　□一般可掀式　□可移动　　　□可装轮椅桌
10. 制动刹车：□凹口式　　　□肘节式　　　　□延长杆式
11. 脚踏板：　□普通固定　　□可拆卸　　　　□可移动翻转　□其他_____
12. 腿托：　　□固定式　　　□可旋开式　　　□可拆卸式　　□腿托护板　□其他_____
13. 其他附件：□前臂手托或支撑架　□便桶　　□固定带　　　□多用托盘　□拐杖存放器
□其他_____

四、特殊说明事项

治疗师：_____

年　月　日

2.教师讲解并利用模拟化患者示范轮椅常用的使用方法。

三、分组练习

同学们以小组为单位,2~4名同学为一组,分组进行角色扮演,进行轮椅的尺寸测量以及使用方法的训练。

【实训总结】

轮椅现在不仅是肢体病伤残者的代步工具,更重要的是使他们能借助于轮椅进行功能锻炼和参与社会活动,这不但使他们在生活和工作中实现了自理,而且有助于患者获得心理方面的平衡与康复。

【注意事项】

在进行轮椅的使用训练时应该加强安全保护,避免患者出现二次伤害。

【思考题】

1.在轮椅和附件选择时应掌握什么原则?

2.不同疾病患者如何选择合适的轮椅?

【案例实操】

李某,男,45岁,因车祸导致T_{12}以下截瘫,患者目前上肢功能正常,长坐位平衡1级,站立平衡不能,大小便均不能自由控制。请为该患者选配一个合适的轮椅,并进行轮椅使用的训练。

(马璐瑶)

实训十二 环境评定与改造

【实训目的】
1. 掌握无障碍环境的基本要求。
2. 掌握环境评估的方法。
3. 掌握简单环境改造方法。

【学时数】
2学时。

【实训器材】
1. 桌子、椅子、纸、笔、测量尺、工具箱。
2. 环境评估量表。
3. 多媒体设备(电脑、相机等)。

【实训内容与步骤】

一、讲解环境评估方法

1. 复习环境改造理论课内容,介绍实训课的内容与流程。
2. 学习环境评估方法及无障碍环境要求。
3. 学习环境改造方法。
4. 体验无障碍环境的好处。

(一)住宅户外物理环境的评估

通过观察、实际测量以获取以下信息。

1. 所在楼层及到达方式。了解所居住的公寓是电梯公寓还是楼梯式公寓,居住的楼层,以及到达楼层的方式。
2. 楼梯相关情况。了解楼梯总阶数、单阶楼梯高度及深度、楼梯宽度及扶手安装情况、照明情况以及楼梯边缘线清晰与否等情况。
3. 台阶。了解台阶总阶数、台阶的高度及宽度、扶手的安装情况以及台阶边缘线等情况。
4. 走廊。了解走廊的宽度(是否允许辅具使用者顺利通行)、走廊长度、有无转角以及照明情况等。

5.通道地面情况。了解通道平坦与否,有无地砖、障碍物、防滑性等情况。

(二)室内物理环境的评估

通过观察、实际测量以获取以下信息并记录。

1.家具摆放安排情况。了解家具高度、预留通行空间大小及是否存在安全隐患等情况。

2.照明情况。了解室内开关高度、开关类型以及照明的亮度等情况。

3.室内地板情况。了解地板完整与否、地板材质以及防滑性等情况。

4.通道情况。了解通行的空间大小(对辅具使用者是否便于通行及转弯)、通行途中有无杂物或障碍物、是否便于拿取日常生活所需物品及是否允许必需辅助器具的正常使用等情况。

(三)实施家居环境及社区环境的改造

1.根据环境改造计划,对家居环境及社区环境进行改造。

2.通过对活动的方式进行调整、物品的有序摆放、适当的辅助器具的使用及物理环境的更改这几个方面实施。

3.在进行物理环境的改造时,若有必要,可以同建筑工程队合作进行。

4.物理环境的改造标准参考《无障碍设计的标准及环境改造的策略》进行。

5.对患者及家属进行实际训练,包括调整后的活动方法的训练、正确使用辅助器具的训练及正确利用改造后的环境参与作业活动的训练,以帮助患者适应新环境并确保家属采用正确的方法辅助患者参与家居活动及社区活动。

二、示范讲解

1.教师模拟一位脑卒中后遗症期的患者,期望在家庭的日常生活中可以开展各项活动,尽可能提高生活质量。

2.请同学们思考并尝试分析与评估患者的家庭环境,运用环境评估与改造知识,为患者进行家庭环境的设计。

3.教师向同学们示范针对模拟患者的情况及环境改造的效果。

三、分组练习

同学们以小组为单位,先以实训室内外环境为参照对象,进行无障碍环境评定及设计。

四、每组学生派代表展示无障碍环境评定及设计的结果

结合实践结果能够讨论出有创意的改造想法。

【实训总结】

通过对社区、居家环境进行评估、测量以及分析,从而找出其在家居生活及社会生活中遇到的环境阻碍,再针对这些环境阻碍进行分析,设计出一套行之有效的环境改造计划,制作环境改造平面图,并通过同相关专家(如建筑方面专业人士)合作进行家居环境及社区环境的改造,从而使患者能够更加适应家居生活及社区生活,以提高其生存质量并使其获得更高满足感。

【注意事项】

在进行评估或训练过程中注意患者的安全,以防意外的发生。

【思考题】

如何有效地保护和利用无障碍设施?

【案例实操】

老旧居民楼有三层台阶如图3所示,如何对其进行无障碍改造?

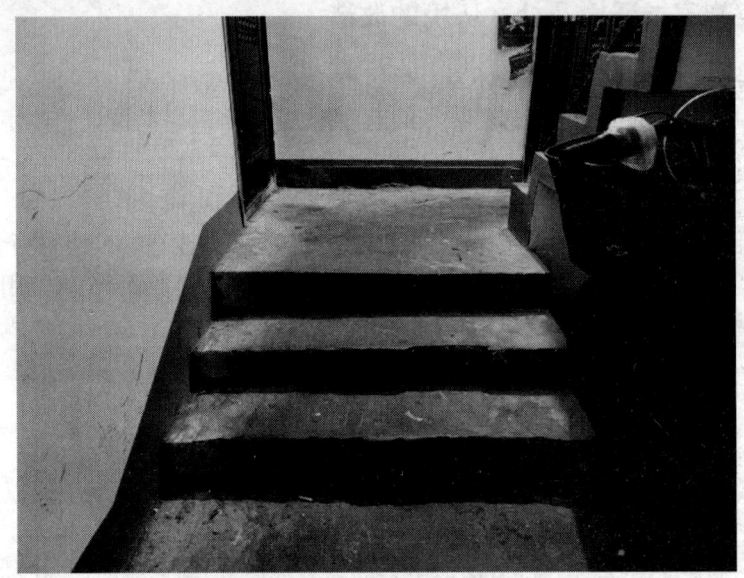

图3 老旧居民楼的三层台阶

(赵宿睿)

实训十三 职业康复

【实训目的】

1.掌握常用的职业评定与康复训练方法。

2.能够根据患者情况制订出个性化的职业康复训练计划,使伤残者的工作能力提高,回归工作岗位。

【学时数】

2学时。

【实训器材】

1.握力计、量角器、米尺、秒表、磅秤等。

2.沙袋、哑铃、水桶等。

3.工作模拟工具、清洁工具、维修工具等。

【实训内容与步骤】

一、多媒体演示

多媒体演示复习职业康复理论课内容,介绍实训课的内容与流程

二、示范讲解

教师模拟患者:陈女士,32岁,超市售货员,初中文化,因高处坠落致腰椎椎体压缩性骨折8个月。

入院诊断:"腰椎椎体压缩性骨折(内固定术后)"。主要不适为腰痛,腰部活动受限。可以独立步行,步态基本正常,但步速较慢;上下楼梯可完成,但下台阶时不能两腿交替完成。

(一)职业评定

1.工作分析。

受伤前在连锁店从事营业员工作,2人/班,每星期工作6天,工作分两班。

早班7:00~15:15,晚班15:00~23:00。

(1)主要工作任务:①长时间站姿销售商品、电脑收款;②入货时需将货品从商店搬

运到隔壁的储物仓库,其中最重需搬运21.6 kg的货品;③整理货架(三层,高1.7 m)商品,底层货品需蹲姿;④出货时将仓库货架上的商品取下并拿到铺面并逐一摆放到售货架上,其中需借助铝梯伸手拿取5.4 L桶装油。

(2)需处理物料:较重商品有15 kg或18 kg一箱的汽水、每箱20 kg或21.6 kg的四只桶装食用油、每袋重5~10 kg的米,从商店门口到小仓库距离约10 m。

(3)对应的身体要求:①站立耐力;②步行;③伸手拿取;④提举(包括地面至腰间、肩水平以上至腰间等);⑤运送;⑥站姿弯腰;⑦攀爬;⑧蹲姿耐力。

(4)工作分级:最主要的工作是①销售商品、电脑收款,站立时间大于3/4工作时间,根据DOT工作分析结果属于中等以上体力强度;②出入仓库时搬运及整理货品,偶尔重量达20~50 kg,根据DOT工作分析结果属于中等体力强度。

2.功能性能力评估(FCE)。

(1)躯体功能:①移动能力,可以独立步行,步态基本正常但步行速度慢;上下楼梯可完成但下台阶时不能两腿交替完成,移动能力轻度受限。②手部及上肢功能,正常。③姿势变化能力,腰部活动部分受限,腰椎前屈30°,后伸20°,左侧屈15°。站姿弯腰中指离地面距离为40 cm;连续蹲姿拾物可以>10次/分钟,弯腰拾物受限。④耐力,坐位耐力30分钟,站立耐力45分钟,步行耐力约45分钟,自述长时间站立、步行后腰背酸胀明显,右下肢会出现麻痹。⑤平衡,双足站立平衡可,但单脚站立能力稍差,睁眼维持时间20秒,闭眼维持时间10秒。⑥搬运及提举运送能力,可最大提举10 kg重物至膝水平,3 kg重物至腰水平;可最大搬运8 kg重物行走10米。

(2)智能评估:正常。

(3)工作行为评估:应用腰背功能自评问卷进行评估,结果显示个案自我评估工作能力只达到轻微体力劳动强度;治疗行为情况尚可,工作守时。林氏就业准备问卷结果提示处于考虑阶段。

3.工作模拟评估。根据工作分析及功能性能力评估结果,选择主要工作任务中的3项进行工作模拟评估:①蹲姿理货20分钟;②提举货物至货架,最大提举3 kg重物至腰水平5次;③运送货物,双手运送8 kg重物10米。

4.工作匹配。评估对象站立耐力不足;提举和运送能力受限;自评为轻体力劳动强度;就业意愿处于考虑阶段,达不到准备和行动阶段;对从事原部分体力性工作信心不高。评估结论:评估对象目前身体情况部分不符合原工作任务要求。

(二)职业康复方案

1.目标。

(1)远期目标:3个月重返售货员工作岗位。

(2)近期目标:①两周内学会正确的人体功效学处理工作任务方法并初步形成习惯;②3周内站立耐力达1小时;③两周内可连续提举5 kg货物至货架10次;④两周内双手

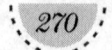

运送 12 kg 重物 10 米。

  2.职业康复方案。

  (1)人体功效学指导:搬运姿势、下蹲取物姿势、体力处理等。

  (2)工作能力强化训练:站立耐力、转移能力、提举搬运及运送能力。

  (3)工作模拟训练:蹲姿理货、搬运货物至货架、使用梯子拿取货物等。

  (4)工作行为训练:疼痛处理、压力处理、就业动机提升训练等。

  (5)适时进行工厂探访和现场工作能力强化训练:出院前两周进行。

  (6)适时进行工作安置:出院前两周开始进行。

(三)结果

经职业康复两个月出院,休息两周后重返原工作岗位,但个别较重体力工作需工友协助完成。随访至出院后 6 个月,可正常从事原工作。

三、分组练习

同学们以小组为单位,以案例实操病例为康复对象,根据患者目前情况进行功能性能力评定、工作分析、工作模拟评定、工作能力配对、制订职业康复计划、进行工作模拟训练;每组学生派代表展示练习结果。

【实训总结】

职业康复不是简单的工作安置,是一项复杂的工作,对不同的患者,需要根据其现有的自身条件,结合既往的工作史和兴趣爱好,进行系统科学的评估,制订相应的职业技能训练目标和计划,进行职业康复训练,让患者最大限度地恢复和增强重返工作的能力。

【注意事项】

1.职业康复训练时要注意体力因素以及安全问题,防止出现意外。

2.根据患者现有的自身条件,结合既往的工作史和兴趣爱好进行评估与制定方案。

【思考题】

1.职业康复应该何时介入?与其他康复治疗内容的联系与区别有哪些?

2.如何制定出科学合理的职业康复方案?

3.我国现阶段在医院中进行职业康复是否可行?有什么困难?如何克服?

【案例实操】

患者,王某,女,50 岁,受伤前在某公司从事清洁服务工作,2 月前工作中因意外跌倒导致右侧尺桡骨骨折,行"右尺桡骨骨折钢板内固定术"。术后已行康复治疗两月余,现为重返工作岗位入院进行职业康复。现根据患者目前情况进行功能性能力评定、工作分析、工作模拟评定、工作能力配对、制订职业康复计划、进行工作模拟训练。

(司雷婕)

参考文献

[1] 窦祖林.作业治疗学[M].3版.北京:人民卫生出版社,2018.
[2] 燕铁斌.物理治疗学[M].3版.北京:人民卫生出版社,2018.
[3] 孙增鑫,闫彦宁.作业治疗的临床思路与实践[J].华西医学,2020,35(5):608-612.
[4] 恽晓平.康复疗法评定学[M].北京:华夏出版社,2005.
[5] 陈小梅.临床作业疗法学[M].2版.北京:华夏出版社,2013.
[6] 闵水平,孙晓莉.作业治疗技术[M].3版.北京:人民卫生出版社,2019.
[7] 何成奇.作业治疗技能操作手册[M].北京:人民卫生出版社,2017.
[8] 陆建霞,章琪.作业治疗技术[M].北京:中国医药科技出版社,2019.
[9] 梁娟.作业治疗技术[M].北京:中国中医药出版社,2018.
[10] 刘璇.日常生活技能与环境改造[M].2版.北京:华夏出版社,2013.
[11] 周维金,魏北星,王佳伟.康复医学与治疗技术(士/师/中级)习题集[M].北京:北京大学医学出版社,2011.
[12] 全国卫生专业技术资格考试用书编写专家委员会.康复医学与治疗技术[M].北京:人民卫生出版社,2011.
[13] 姜志梅.作业治疗学实训指导[M].2版.北京:人民卫生出版社,2019.
[14] 李奎成.作业治疗学学习指导及习题集[M].2版.北京:人民卫生出版社,2019.
[15] 全国卫生专业技术资格考试用书编写专家委员会.康复医学与治疗技术[M].北京:人民卫生出版社,2018.
[16] 王小井.作业治疗技术导论[M].郑州:郑州大学出版社,2022.